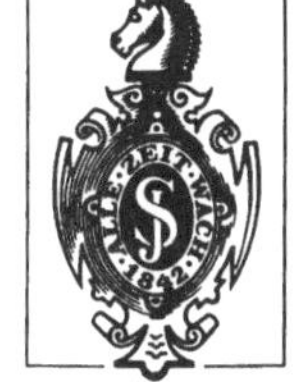

F. Matakas H. Berger H. Koester
A. Legnaro

ALKOHOLISMUS
als Karriere

Unter Mitarbeit von
G. Akkermann H. Forst G. Zill

Mit 42 Tabellen

Springer-Verlag
Berlin Heidelberg New York Tokyo 1984

ISBN-13: 978-3-642-82283-4   e-ISBN-13: 978-3-642-82282-7
DOI: 10.1007/978-3-642-82282-7

CIP-Kurztitelaufnahme der Deutschen Bibliothek

Alkoholismus als Karriere : mit 42 Tab. /
F. Matakas . . . Unter Mitarb. von G. Akkermann . . . –
Berlin ; Heidelberg ; New York ; Tokyo : Springer, 1984.
  (Monographien aus dem Gesamtgebiet der
  Psychiatrie ; Bd. 36) ¯
  ISBN-13:978-3-642-82283-4

NE: Matakas, Frank [Mitverf.]; GT

2125/3130-543210

Vorwort

Die in diesem Buch dargestellte Untersuchung ist im Hinblick auf praktische Bedürfnisse entstanden. Die Studie wurde so angelegt, wie der Arzt es gewohnt ist, sich mit den Beschwerden seiner Patienten zu befassen: Er läßt sich die Vorgeschichte schildern, die Entwicklung der Symptome, deren mögliche Verbindung zu auslösenden Faktoren, sodann die Folgen der Krankheitssymptome für das subjektive Befinden, für die sozialen Beziehungen und die Arbeitsfähigkeit. Er schließt die eigene klinische Untersuchung an und formuliert eine Diagnose. Bevor er, daraus abgeleitet, eine Strategie für die Therapie entwickelt, wird er sich nach vorangehenden diagnostischen und therapeutischen Maßnahmen erkundigen. Schließlich wird er an dem weiteren Verlauf die Richtigkeit der Diagnose und Therapie zu überprüfen versuchen. So ist auch dieses Buch aufgebaut. Mehr oder weniger alle Bereiche, in denen sich der Alkoholismus auswirkt, wurden in die Untersuchung einbezogen: das private Leben, organische Erkrankungen, die Arbeit, aber auch die hilfreichen, frustranen oder irreführenden vorherigen Behandlungsversuche durch Hausarzt und Klinik.

Der Leser wird jedoch zwei Dinge vielleicht vermissen. Die Therapie des Alkoholismus ist nicht beschrieben. Noch sind die typischen Probleme, die sich im Umgang mit Alkoholikern ergeben, dargestellt: die Frustration, das Gefühl des Vergeblichen, die häufig unoffene Kommunikation und die Verschleierungsversuche des Alkoholikers. Diese Besonderheiten jeder therapeutischen Beziehung zum Alkoholiker verlangen vom Arzt an erster Stelle eine unbestechliche Realitätskontrolle. Sie ist die Voraussetzung dafür, daß überhaupt eine therapeutische Beziehung zustande kommen kann. Sie ist ferner Voraussetzung dafür, daß der Alkoholiker sich ernsthaft auf eine Behandlung einlassen kann. Der Arzt muß dem Alkoholiker helfen, ein realistisches Bild seiner Situation zu gewinnen. Nicht umsonst setzen die Anonymen Alkoholiker die „Kapitulation" an den Anfang der Genesung.

Sicherlich ist Realitätskontrolle immer ein wichtiges Moment der psychiatrischen Behandlung. Aber nur selten ist sie so schwierig und kompliziert wie im Falle des Alkoholabhängigen.

Die in diesem Buch wiedergegebenen Ergebnisse der Umfrage bei den behandelnden Hausärzten und bei den vorbehandelnden Krankenhäusern geben ein beredtes Beispiel dafür, daß der Alkoholiker wie kein anderer ständig auf der Suche nach Hilfe ist und dabei doch immer wieder den Arzt zu einem Komplizen seiner Sucht zu machen versteht.

Eine realitätsgerechte Sicht der Problematik auf seiten des Arztes setzt aber voraus, daß dieser weiß, welche Gesetzmäßigkeiten für den Verlauf der Alkoholkrankheit gelten. Es mag ein Spiegel der Schwierigkeiten, eine adäquate Realitätskontrolle im Umgang mit dem Alkoholkranken zu bewahren, sein, daß die Forschung gerade auf diesem Gebiet so spät eingesetzt hat und in vielen Bereichen immer noch in ihren Anfängen steckt. In diesem Sinne ist diese Studie mehr als nur ein Hilfsmittel für die richtige Diagnostik, sondern auch die Grundlage für eine adäquate Therapie. Der Arzt muß die Regelhaftigkeiten in der Entwicklung des Alkoholismus, aber auch die möglichen Abweichungen, die Folgen und die möglichen Erfolge kennen, um überhaupt die Grundlage für eine Behandlung legen zu können.

Nicht selten ist dies der entscheidende Schritt. Nicht selten bedarf es nur dieses Anstoßes, um die Abstinenz möglich zu machen. Es ist sicher kein Zufall, daß die wirksamste und größte Selbsthilfeorganisation gerade im Bereich des Alkoholismus entstanden ist. Sie beweist, daß es vielfach weniger auf besondere und ausgetüftelte therapeutische Methoden ankommt, sondern daß eine realistische Selbsteinschätzung oft den entscheidenden therapeutischen Schritt bedeutet, um Abstinenz zu erreichen.

Die Autoren sind nicht der Meinung, daß die Selbsthilfegruppen allein ausreichen, um mit den Problemen des Alkoholismus fertig zu werden. Abgesehen von den vielfältigen organischen Folgen und den psychiatrischen und sozialen Spätschäden, die eine sehr spezielle Hilfe erfordern, gibt es sicher zahlreiche Patienten, die einer professionellen therapeutischen Hilfe bedürfen, um sich aus ihrer Abhängigkeit zu befreien, vor allem dann, wenn der Alkoholabhängige seine Abhängigkeit wirklich überwinden und nicht ein trockener Alkoholiker bleiben will.

Der Studie hat kein bestimmtes Modell einer Ätiologie oder Pathogenese des Alkoholismus zugrunde gelegen. Dennoch wird sich an vielen Stellen des Buches der Eindruck aufdrängen, daß die Fakten eigentlich im Kontext eines entwicklungstheoretischen Konzepts zu lesen sind. Aber eine solche Theorie zu entwickeln, wäre eine gesonderte Aufgabe, für die erst einmal das empirische Material gesammelt werden muß.

Die Untersuchung wäre nicht möglich gewesen ohne die sehr großzügige finanzielle Förderung durch das Ministerium für Arbeit, Gesundheit und Soziales des Landes Nordrhein-Westfalen. Aber auch die hilfreiche Unterstützung zahlreicher Mitarbeiter der Rheinischen Landesklinik Düren war für die Durchführung notwendig. Ihnen sei an dieser Stelle gedankt.

Köln, April 1984   Frank Matakas

Inhaltsverzeichnis

Autorenverzeichnis

Dr. med. Gabriele Akkermann, Ritterstraße 5, D-5000 Köln 1

Dr. rer. pol. Herbert Berger, Märker Weg 11, D-5250 Engels-
kirchen-Hahn

Dr. med. Harald Forst, Höfestraße 43, D-4400 Münster

Dr. med. Helmut Koester, Rheinische Landesklinik Düren,
Meckerstraße 15, D-5160 Düren

Dr. rer. pol. Aldo Legnaro, Zugweg 12, D-5000 Köln 1

Professor Dr. med. Frank Matakas, Tagesklinik Alteburger
Straße, Alteburger Straße 8–12, D-5000 Köln 1

Gerda Zill, Im Ferkulum 21, D-5000 Köln 1

1 Theorie und Methodik der Untersuchung

H. Berger und A. Legnaro

1.1 „Alkoholismus als Karriere":
Zielsetzung und Konzeption

Für den Nichtsoziologen mag es zunächst verblüffend (oder auch zynisch) erscheinen, den Begriff Karriere mit einem solchen Phänomen wie dem des Alkoholismus in Verbindung zu bringen. Im alltäglichen Sprachgebrauch bedeutet ja ‚Karriere‘ oder, als Begriff zielgerichteten Handelns, ‚Karriere zu machen‘, eine berufliche Fortentwicklung mit eindeutiger Richtung, nämlich aufsteigend. Für den berufssoziologischen Sprachgebrauch, in dem ‚Karriere‘ als Konzept zuerst verwendet wurde, entfällt die eindeutige Aussage über die Richtung der beruflichen Entwicklung; es geht nur darum, daß in der Abfolge verschiedener beruflicher Positionen Prozesse des Lernens und der Sozialisierung stattfinden, die auf das Selbstbild des Handelnden zurückwirken. Orientierung und Handeln bedingen einander: „Die Orientierung beeinflußt die Entscheidung für eine bestimmte Position und das Spielen der entsprechenden Rolle wandelt die berufliche Orientierung" (Dahcim 1967, S. 75). Damit liegt ein Hauptakzent auf der Entwicklung durch die Zeit, gesehen als ein Auf- oder Abstieg von Stufe zu Stufe, jede Stufe mit ihr eigenen Initiationsriten und Anpassungserfordernissen. Mit Hilfe des Karrierekonzepts lassen sich also berufliche Zuweisungsprozesse und ihre jeweiligen Auswirkungen auf den Handelnden beschreiben und untersuchen.

Dieses Konzept wurde für die Analyse abweichenden Verhaltens in dem Moment bedeutsam, als sich das Hauptinteresse wegverlagerte von statischen Modellen und ihrer Suche nach kausal bedingenden Faktoren für Devianz hin zu Versuchen, den Prozeß des ‚zum Abweichler Werdens‘ zu beschreiben. Auf der Suche nach einem „sequential model", einem Zeitreihenmodell, wie Becker (1963) diese theoretische Anforderung benannte, bot sich die Übernahme des Karrierekonzepts an, weil es eben ein primär zeitliche Abläufe beschreibendes Modell darstellt. Bei dieser Sichtweise, für die die prozeßhafte Erfassung sozialer Abläufe von Etikettierung und Sanktionierung auf der einen, Reaktionen des Abweichenden auf der anderen Seite im Vordergrund steht, spielt die Frage nach der Soziogenese keine Rolle. Der erste abweichende Verhaltensakt („primary deviance" – vgl. Lemert 1960) interessiert nur noch als Ausgangspunkt einer von da an – zumindest eine Zeitlang – abweichenden Karriere. So steht bei einer Untersuchung, die den Titel „Alkoholismus als Karriere" trägt, die Fragestellung nach Kausalität und Genese des Alkoholismus definitiv nicht im Blickpunkt. Die hierfür entwickelten theoretischen Ansätze psychologischer, medizinischer und soziologischer Art finden im Rahmen dieser Forschungsanlage kaum Berücksichtigung. Es handelt sich hier um eine Längsschnittbetrachtung jener komplexen sozialen, psychologischen und physiologischen Entwicklung, die nach einem einmal gesetzten Beginn zum Alkoholismus hinführt. Nicht die Gründe dieses Beginns, sondern der soziale Verlauf dieser Entwicklung, eben die Karriere als eine Abfolge von Lern- und Interaktionsprozessen, bildet den Bezugsrahmen dieser Untersuchung.

Eine solche Entwicklung zum Alkoholiker läßt sich nach Zeitphasen abgrenzen und nach verschiedenen Bereichen des sozialen Lebens unterscheiden, so daß die chronologische Reihung der Phänomene und ihre Verkettung untereinander während einer bestimmten Phase deutlich werden. Die Darstellung folgt im wesentlichen dieser zeitlichen Abfolge. Außerdem wird die soziale Lebenswelt der Patienten in vier Bereiche aufgegliedert beschrieben, die den Alltag nach diversen Rollensets sektorisieren, und zwar in den Bereichen Familie, Arbeit, Öffentlichkeit und Gesundheit. Damit sind Gesamtheit der sozialen Kontakte und wechselseitige Rollenerwartungen erfaßt, so daß sich die für die Karriere wesentlichen Zusammenhänge differenziert analysieren lassen.

Am Anfang steht eine sozialmedizinische Übersicht von Patienten, die in einer psychiatrischen Großklinik als Alkoholiker zur Aufnahme und Behandlung kommen. Auf diese beschränkt sich unsere empirische Untersuchung. In den Umrissen demographischer Daten wird die gesamte Population beschrieben. Als Anamnese folgt dann die Analyse der prämuralen Krankheitsphase, prämural zumindest insofern, als die jetzige Behandlung, während der die Datenerhebung erfolgte, betroffen ist. Ziel war dabei vor allem, die zeitliche Abfolge der Alkoholismusentwicklung näher zu beschreiben und von daher erste Schlüsse auf Möglichkeiten zu ziehen, präventiv bzw. mit frühen therapeutischen Interventionen beeinflussend zu wirken.

Es zeichnen sich in der Anamnese schon bestimmte Muster von Verhalten und sozialen Konstellationen ab, die die Karriere entscheidend bestimmen. Sehr viel deutlicher werden diese Muster im zweiten Teil, der Katamnese, die die Krankheitsentwicklung im Anschluß an die klinische Behandlung beschreibt. Der relativ kurze Zeitraum von einem Jahr, dessen Geschehnisse hier erhoben worden sind, ist einerseits von einer Länge, die Aufschlüsse auf das weitere Alkoholverhalten zu geben vermag, andererseits aber auch so kurz, daß sich zahlreiche soziale Geschehnisse, die die Lebenswelt des Patienten prägen, sehr viel detaillierter, von Erinnerungslücken ungetrübt, erfragen lassen. Dieser zweite Teil liefert also einen vollständigen Überblick der postmuralen Krankheitskarriere in einem beschränkten Zeitraum und fächert die Gesamtheit der Patienten nach den Mustern ihres Alkoholverhaltens und den damit korrelativ verbundenen sozialen Gegebenheiten auf. Es entsteht so eine Typologie von Alkoholikern und von Alkoholikerkarrieren, die nicht ohne Bedeutung für die klinische und außerklinische Praxis ist: Sie erlaubt die Zuordnung des Patienten zur gegebenen Phase seiner Entwicklung und damit auch eine gewisse Prognostik. Darüber hinaus lassen sich auf der Grundlage einer solchen typologischen Auffächerung der Patienten konkrete Aussagen über die Zugänglichkeit der Patienten für die Formen ambulanter und stationärer Behandlung und die jeweilige Notwendigkeit solcher Interventionen machen. Das Konzept ‚Karriere‘ eröffnet hier gerade wegen seiner nicht-kausalen Ausrichtung einen Bezug zur Praxis und zu einer spezifischen Ausrichtung therapeutischer Maßnahmen auf verschiedene Patientengruppen.

1.2 Anlage und Methodik

Die hier vorgelegte Untersuchung stellt eine Analyse der Karriereprozesse von Alkoholikern dar, die in einem psychiatrischen Großkrankenhaus, der Rheinischen Landesklinik Düren, zum ersten oder wiederholten Mal zur Behandlung kamen. Dieses Design, die Befragung stationär behandelter Alkoholiker, bringt eine wesentliche inhaltliche Begrenzung mit sich: Die komplexen Definitions- und Etikettierungsprozesse, die einer klinischen Behandlung vorausgehen bzw. sie vorbereiten, lassen sich in einer solchen Population zwar untersuchen, aber schon die Tatsache dieser Prozesse selbst bedeutet bereits eine Vorauswahl derjenigen, die überhaupt in eine Untersuchung dieser Art aufgenommen werden. Anders ausgedrückt: eine so angelegte Untersuchung erlaubt nur Aussagen über die Prozesse der Etikettierung und Sanktionierung bei denjenigen, deren Verhaltensweisen mit einer Etikettierung bis zur Einweisung hin begegnet worden ist. Dagegen fällt die Untersuchung solcher Formen von Devianz, die nicht so weitreichend sanktioniert wurden, aus dem Forschungsdesign heraus. Es ist dies eine Crux vieler sozialwissenschaftlicher Forschungsarbeiten zum abweichenden Verhalten, daß sie die zahlreichen Formen von Devianz, die nicht ‚auffällig‘ werden, gänzlich unberücksichtigt lassen müssen. Erklärbar ist das freilich aus pragmatischen Forschungsgründen: Wie in diesem Falle auch bieten Institutionen der sozialen Kontrolle, zu denen ungeachtet ihres Krankenhauscharakters auch die Psychiatrie gehört, den leichtesten Zugang zu den Befragten und hinlängliche Sicherheit, daß diese Befragten auch tatsächlich die interessierenden Verhaltensweisen aufweisen. Gleichwohl sind solcherart gewonnene Ergebnisse mit den oben skizzierten Einschränkungen zu betrachten.

Was die Methodik dieser gesamten Untersuchung anbelangt, so standen dafür vorab die herkömmlich in den Sozialwissenschaften benutzten Formen des Interviews zur Auswahl, die sich unterscheiden nach dem Grad ihrer Strukturierung: vollständig strukturierte Interviews, die nur ein vorgegebenes Antwortspektrum zu codieren zulassen, halbstrukturierte Interviews, bei denen der Interviewer etwas flexibler auf die Antworten des Interviewten reagieren und eher nicht vorgesehene Nachfragen stellen kann, oder Leitfadengespräche, bei denen zwar die einzelnen Themen der Befragung noch vorgegeben sind, ihre Reihenfolge und jeweilige Akzentuierung sich aber weitgehend nach der aktuellen Situation des Interviews richtet, also Variablen wie Befindlichkeit, Intelligenz- und Konzentrationsleistung des Interviewten oder auch seine individuelle Problemlage (nicht zuletzt auch die momentane Verfassung des Interviewers) die Gesprächsführung entscheidend beeinflussen (zur Methodik des Interviews vgl. Scheuch 1973). Nach den bisherigen Erfahrungen mit Alkoholikern bzw. mit institutionell verwahrten Personen überhaupt erscheint nur die letztere Form des Interviews als eine Möglichkeit, einen Zugang zum Interviewten zu finden und – zumindest in begrenztem Umfang – sein Vertrauen zu gewinnen.[1] Die Aufnahme in eine psychiatrische Klinik bedeutet für den Betroffenen nämlich in der Regel die Zuweisung einer neuen bzw. Bekräftigung einer bereits erhaltenen Identität als „Alkoholiker" (Garfinkel 1956; Goffman 1961). Das stellt ein schwerwiegendes Ereignis in seinem Leben dar und hat anhaltende Folgen für sein Selbstbild (Legnaro 1980). Der Patient empfindet daher eine schriftliche oder geschlossene mündliche Befragung als degradierendes und kränkendes Verhör, auf das er mit Rationalisierungstechniken (Sykes u. Matza 1968) oder sogar mit einer Verweigerung des gesamten Interviews reagiert. Ein qualitatives Interview hat dagegen durch den intensiveren Kontakt und die spontanen Reaktionsmöglichkeiten eher den Charakter eines normalen Gesprächs. Damit dürfte sich die Auskunftsbereitschaft der Patienten ebenso erhöhen wie die Validität der erhaltenen Informationen.

Alle in dieser Untersuchung vorgeführten sozialwissenschaftlichen Daten sind ursprünglich qualitativ, d. h. durch auf Tonband genommene Leitfadengespräche, erhoben worden. Anschließend wurden diese Interviews mit Hilfe eines komplexen Codeplans codiert, also in eine Form überführt, die erst eine computerunterstützte quantitative Analyse erlaubt. Die hier gewählte zweistufige Form der Datenaufbereitung hat allerdings Vorzüge, die von vorneherein nur qualitativ oder nur quantitativ angelegte Studien nicht aufweisen: Diese liegen in der sich gegenseitig ergänzenden Aussage-

---

1 Vgl. die Diskussion der gleichen Problematik für eine andere Population (Fixer) bei Berger (1976)

fähigkeit beider Arten von Daten. Beleuchten qualitative Aussagen den singulären Einzelfall, so geben quantitative Daten den generellen Überblick und sind statistischen Methoden zugänglich. Die Kombination beider eröffnet einen analytischen Zugang zur gegebenen Problematik, die sowohl das Allgemeine wie auch das Besondere präzise darzustellen und zu würdigen in der Lage ist.

1.2.1 Anamnestische Befragung und Untersuchung in der Klinik

Die anamnestische Erhebung war als eine Totalerhebung all jener Patienten angelegt, die innerhalb des vorgesehenen Untersuchungszeitraums in der Rheinischen Landesklinik Düren zur Aufnahme kamen und im Verlauf der klinischen Untersuchung als Alkoholiker diagnostiziert wurden (es handelte sich dabei um die WHO-Diagnosen).

Insgesamt wurden dabei im Zeitraum zwischen dem 16. Oktober 1977 und dem 30. April 1978 258 Patienten sowohl von einem der beiden am Projekt beteiligten Sozialwissenschaftler befragt als auch von den beteiligten Medizinern allgemein-somatisch und psychiatrisch untersucht.

Die Erhebung der medizinischen Daten konnte integriert werden in die an jedem aufgenommenen Patienten routinemäßig vorgenommene allgemeinmedizinische und psychiatrische Untersuchung. Wie in Krankenhäusern üblich erfolgte die erste körperliche und psychiatrische Untersuchung unmittelbar nach der Aufnahme und wurde im Verlauf der Behandlung entsprechend der Verfassung des Patienten komplettiert. Die medizinische Standarduntersuchung mußte lediglich um einige Fragen- und Untersuchungskomplexe erweitert werden; dabei gab es gegenüber dem Patienten keinen Erklärungszwang wie bei den sozialwissenschaftlichen Daten. Die Grundgesamtheit der Patienten ist dabei für beide Datensätze – medizinische wie sozialwissenschaftliche – die gleiche, mit dem einen Unterschied, daß in die medizinische Untersuchung alle Patienten ungeachtet ihrer Aufenthaltsdauer aufgenommen wurden. Daraus erklärt sich das höhere N der medizinischen Daten. Während in die sozialwissenschaftliche Untersuchung nur 258 Patienten einbezogen werden konnten, wurden zur Erhebung der medizinischen Daten 313 Patienten untersucht. Dennoch schwankt das N, das einzelnen Variablen zugrundegelegt werden konnte, bei einigen Fragen erheblich; dies erklärt sich durch die außerordentlich schwierige Erhebungssituation, in der die am Projekt beteiligten Mediziner die Datenerhebung in ihre alltägliche psychiatrische Arbeit integrieren mußten und darüber hinaus Patienten manchmal sehr schnell entlassen wurden, obgleich noch nicht alle projektrelevanten Daten erhoben werden konnten.

Bestandteil der medizinisch-psychiatrischen Anamnese war auch ein Fragenkomplex zur vorangehenden ambulanten Behandlung des Patienten durch seinen Hausarzt. Folgende Fragestellungen sollten bei dieser Fragestellung verfolgt werden: Thematisierung des Alkoholproblems, Art der Therapie, Einbeziehung der Familie, therapeutische Beziehung. 190 Patienten konnten Angaben zu ihren Hausärzten machen (157 dieser Patienten gehörten in die Gruppe derer, die auch soziologisch untersucht werden konnten).

In einer parallelen Fragebogenaktion wurden die betreffenden Hausärzte schriftlich zu demselben Themenbereich befragt. In einem Erfragungszeitraum zwischen Oktober 1977 und Juni 1978 wurden 180 Ärzte zu 220 Patienten angeschrieben. Mahnungen erfolgten bis zu zweimal bis zum Juli 1978. 169 Fragebögen zu 147 Patienten konnten schließlich statistisch ausgewertet werden. Insgesamt war der Rücklauf mit 74% hoch.

Die Befragung durch die Sozialwissenschaftler fand in der Regel drei bis fünf Tage nach der Aufnahme statt. Ein solcher Zeitraum ist notwendig, um das Abklingen der durch den Entzug hervorgerufenen Ausfallerscheinungen oder das Abklingen eines akuten Deliriums abzuwarten. Diese zeitliche Planung bedingt, daß Patienten, die bis zu drei Tagen oder gar nur eine Nacht in der Klinik zu einer Ausnüchterung blieben, in diese Erhebung nicht aufgenommen werden konnten. Der sich daraus ergebende Informationsverlust bzw. die damit verbundene Reduzierung der Stichprobe kann als gering veranschlagt werden, weil systematische Verzerrungen durch solche Patienten nicht unbedingt zu erwarten stehen bzw. viele von ihnen so oft zur Aufnahme kommen, daß sie bei einem zweiten Aufenthalt doch in die Stichprobe gelangten.

Während die allgemeinmedizinische und psychiatrische Untersuchung im Rahmen einer psychiatrischen Klinik keine Ausnahme darstellt, sondern routinemäßig bei allen neu aufgenommenen Patienten vorgenommen wird, bedeutete die soziologische Exploration aus der Sicht des Patienten eine zusätzliche Untersuchung. Die beiden Soziologen des Projekts hielten sich, mit geringen Ausnahmen, täglich auf den beiden Suchtaufnahmestationen der Klinik auf und waren so in der Lage, neue Patienten so bald wie möglich zu interviewen, und überdies auch in einem über das Interview hinausgehenden sporadischen Kontakt mit dem Patienten zu bleiben. Wir haben uns bemüht, die soziologische Befragung gegenüber den Patienten als einen Teil der klinischen Routine darzustellen, dazu gedacht, die gesamte Lebenssituation des Patienten zu eruieren, um ein optimales therapeutisches Angebot machen zu können. Deswegen bezeichneten wir das Interview als „soziale Untersuchung". Da beide Soziologen zudem promoviert sind, fügten sie sich nahtlos ein in die Erwartungen des Patienten an das klinische Geschehen. Es läßt sich nicht leugnen, daß die Untersuchung dabei vom intraklinischen Herrschaftsgefälle profitiert hat, das zwischen dem Patienten auf der einen und dem gesamten, besonders aber dem akademischen Personal auf der anderen Seite, besteht: Wenn ein „Doktor" einen Patienten zur Untersuchung bittet, werden kaum noch Fragen nach Sinn und Zweck solcher Befragungen gestellt (es entsteht dabei ein situationsspezifischer bias, denn im Vergleich zum Besuch in der Wohnung des Patienten ist die klinische Situation eine besondere – vgl. 1.2.2). Dementsprechend sind im klinischen Rahmen Verweigerungen überhaupt nicht vorgekommen, Fragen nach dem Sinn des Interviews nur sehr selten. Es versteht sich, daß Patienten, die Besorgnisse über das Bandgerät äußerten, auf die ärztliche Schweigepflicht des Fragers hingewiesen wurden. So hat auch kein Patient darauf bestanden, das Bandgerät ausgeschaltet zu lassen.

Im Gegensatz zu den medizinischen Erhebungen fanden die sozialwissenschaftlichen Interviews in Büros statt, die nicht in direktem räumlichen Zusammenhang mit den Stationen standen. Das vermittelte den Patienten den Eindruck, mit einem Doktor gesprochen zu haben, der im klinischen Leben eine Rolle spielte, aber nicht in alle Alltagsabläufe integriert ist. Sie nahmen die Sozialwissenschaftler in einer Sonderrolle wahr, irgendwo zwischen Ärzten einerseits und Psychologen und Sozialarbeitern andererseits angesiedelt. Besonders dann, wenn sich während des Interviews ein Vertrauensverhältnis zwischen dem Patienten und dem Interviewer ergab (wie das oft, aber keineswegs immer geschah), sind manchmal auch während des weiteren klinischen Aufenthaltes die Soziologen als Ratgeber oder ‚Zwischenträger' angesprochen worden, d.h. die Patienten erhofften sich von ihnen einen Einfluß auf die behandelnden Ärzte in ihrem Sinne. Für solche Patienten bedeutete der katamnestische Hausbesuch ein Jahr später dann einen tatsächlich persönlich gefärbten Besuch, aber auch bei den anderen ist das Wiedererkennen eines Doktors, mit dem man in der Klinik schon gesprochen hat, von Bedeutung gewesen und hat die Hausbesuche wesentlich erleichtert.

1.2.2 Katamnestische Befragung und Untersuchung in der Wohnung der Patienten

In der Anamnese wurden 258 Patienten erfaßt, die die Grundgesamtheit der katamnestischen Untersuchung bilden. Die Katamnese fand im Durchschnitt gut ein Jahr (55,8 Wochen) nach Entlassung der Patienten aus dem anamnestisch erfaßten klinischen Aufenthalt statt; der Zeitraum zwischen Entlassung und Hausbesuch betrug dabei mindestens 22, höchstens 85 Wochen. Im Zeitraum bis zu einem halben Jahr nach der Entlassung wurden 3%, zwischen einem halben und einem ganzen Jahr wurden weitere 29% der Patienten erfaßt. Die Hälfte der Interviews (50%) entstand nach 12 bis 16 Monaten. Bei 18% der Patienten lag der Entlassungszeitraum höher als 16 Monate. Der katamnestische Zeitraum ist für 68% der Patienten damit vergleichsweise lang und dürfte für diese ausreichen, sowohl zuverlässige

8

Aussagen über die nachklinische Karriere wie auch die weitere Prognose zu erlauben (Wieser 1966).

Es war prinzipiell vorgesehen, die katamnestischen Daten beim Hausbesuch in der Wohnung des Patienten zu erheben. Zu diesem Zweck wurden die Patienten anhand ihrer Entlassungsadressen – soweit vorhanden – angeschrieben. In der Mehrzahl aller Fälle kam der erste vorgeschlagene Termin zustande, wenn auch manchmal mit erheblichen Verspätungen von seiten der Patienten. War der Kontakt aber erst einmal hergestellt, dann war die Bereitschaft zu einem Interview sehr hoch. Soweit es überhaupt zu einer Verweigerung kam, so geschah diese in der Regel auf das Anschreiben hin. Zu Verweigerungen vor Ort – bei dem persönlichen Besuch also – kam es lediglich in zwei Fällen. Die häufigere Form von Verweigerung bestand darin, daß die Patienten entweder das Anschreiben nicht beantworteten oder zu vorgeschlagenen Terminen nicht anzutreffen waren.

Um eine möglichst große Zahl von Patienten in die Katamnese einzubeziehen, wurden mit Hilfe der Einwohnermeldeämter intensive Nachforschungen nach dem Verbleib derjenigen Patienten angestellt, die unter ihrer Entlassungsadresse zunächst nicht auffindbar waren. Patienten, die auf das erste Anschreiben nicht reagierten, wurden mehrfach angeschrieben und schließlich gebeten, einen strukturierten Fragebogen auszufüllen, um auch für diese Patienten ein Minimum an Daten zu gewinnen. Im Einzelfall wurde ein Patient dreimal aufgesucht, erhielt zwei Fragebögen und drei Mahnungen.

Auf diese Weise gelang es uns, 57,6% der Patienten mündlich in ihrer Wohnung zu erreichen, weitere 8,1% mit dem strukturierten Fragebogen. Sofern ein Patient vor dem Einsetzen unserer schriftlichen Bemühungen in der Klinik erneut zur Aufnahme kam, wurde er allerdings dort untersucht. Der Mindestabstand zwischen anamnestischer Entlassung und katamnestischer Wiederaufnahme betrug hierbei 8 Monate. Auf diese Weise gelang es auch, einen Teil jener Patienten, die vorher nicht erreichbar gewesen waren, zu untersuchen. So wurden bei 28,3% der Patienten klinische Interviews durchgeführt. Darüber hinaus gelang es, 6,1% der Patienten in anderen Institutionen, wie Gefängnissen, Heimen und Einrichtungen der Rehabilitation, zu befragen. 2,3% der Patienten sind im katamnestischen Zeitraum verstorben. Summa summarum ließ sich also die katamnestische Entwicklung bei insgesamt 79,1% der Patienten ermitteln.

Die Quote von 79,1% erreichter Patienten liegt im Vergleich zu anderen katamnestischen Untersuchungen an der Obergrenze dessen, was sich für eine Katamnese überhaupt erwarten läßt. Darüber hinaus stellt die katamnestische Stichprobe – gemessen über zentrale Merkmale (Alter, Geschlecht, Beruf, Familienstand, Wohnsituation, Aufnahmehäufigkeit) – ein nahezu repräsentatives Abbild der Gesamtpopulation dar. Erwähnt werden soll jedoch, daß bei den übrigen 20,9% die Tatsache der Unauffindbarkeit für sich genommen als Indikator für eine hohe Rückfallgefährdung gewertet werden kann.[2]

Die geschilderten Bemühungen, mit entlassenen Patienten einen Gesprächstermin zu vereinbaren, wurden von den beiden Sozialwissenschaftlern des Projekts durchgeführt. Es gelang bei der oft komplizierten Termingestaltung deswegen nur selten, die Hausbesuche in Begleitung eines Mediziners durchzuführen, wie dies ursprünglich vorgesehen war. Medizinische Daten der katamnestischen Phase liegen deswegen nur bei 132 Patienten vor, und zwar bei allen, die während des katamnestischen Zeitraums wieder in die Klinik eingewiesen wurden, und bei einigen derjenigen Patienten, die zuhause besucht wurden.

Vereinzelt haben wir, wenn ein Treffen mit den Patienten partout nicht zustande kam, Daten aus Gesprächen mit Personen der nächsten sozialen Umgebung (Ehepartner, Kinder etc.) gewonnen. Sie sind in den oben genannten 79,1% enthalten. Einige der Daten stammen ausschließlich aus Gesprächen mit Vormündern, Heimleitern etc.

Wir haben uns bemüht, die in der Wohnung lebenden nächsten Familienangehörigen des Patienten (Ehe- oder Lebenspartner, Eltern) als Gesprächsteilnehmer zu gewinnen. Das scheiterte allerdings in manchen Fällen am Unwillen des Patienten selbst oder der Angehörigen. Gespräche in der Klinik oder in sonstigen Institutionen konnten selbstverständlich nur mit dem Patienten alleine geführt werden. Die Gesprächsdauer variierte zwischen ca. einer bis zu etwa dreieinhalb Stunden. Im Durchschnitt betrug sie etwa eineinhalb Stunden.

Die große Gesprächsbereitschaft der Mehrheit der Patienten deutete schon darauf hin, daß ein Besuch nur von einer Minderheit als unerwünschte Kontrolle von seiten der Klinik empfunden wurde. Dieser Eindruck verstärkte sich bei der Durchführung der Gespräche. Die Kontaktbemühungen der Klinik und der Besuch eines „Doktors" wurde als durchaus willkommenes nachsorgendes Interesse wahrgenommen. Dementsprechend war die Atmosphäre bei den Besuchen in der Regel vertrauensvoll und entspannt. Nur 5,4% der Patienten führten das Gespräch eher unwillig, während 20,2% sich eher neutral verhielten. Die weit überwiegende Mehrzahl jedoch (74,4%) führte bereitwillig ein Gespräch. Unterscheidungsmerkmal ist hier, ob der Patient nur knapp die gestellten Fragen beantwortete oder von sich aus darüber hinaus erzählte. Bei den Patienten selbst spielte hier gewiß die persönliche Bekanntschaft mit dem Gast aus der Klinik eine Rol-

---

2 Vgl. Pittman u. Tate 1973. Seine mit 94,8% überaus hohe Rücklaufquote erklärt sich vermutlich aus einer systematischen Zusammenarbeit zwischen Forschern einerseits und den Institutionen sozialer Kontrolle andererseits und kann deswegen zum Vergleich mit dieser bzw. anderen hiesigen Untersuchungen nicht herangezogen werden; die hiesigen Datenschutzbestimmungen machen solche Zusammenarbeit unmöglich

le. Bei den Ehepartnern, für die dies ja nicht zutrifft, liegt die Bereitwilligkeit mit 60% etwas niedriger, aber immer noch recht hoch.

Die Offenheit und Bereitwilligkeit bei den Gesprächen äußerte sich in erster Linie in der Bereitschaft der Patienten, über ihre Probleme offen zu reden. Allerdings wurden relativ selten Lösungsvorschläge für konkrete Probleme erbeten. Dabei standen soziale Probleme (Unterhalt, Arbeit etc.) im Vordergrund, gefolgt von Problemen des familiären Zusammenlebens. Erstaunlicherweise nehmen die insgesamt zurückhaltenderen Partner etwas häufiger die Gelegenheit wahr, um Ratschläge zu erfragen. Auch bei ihnen bilden soziale und familiäre Probleme die wichtigsten Themen.

Insgesamt aber haben die Patienten den Besuch eher als Gelegenheit betrachtet, sich auszusprechen, entweder alleine gegenüber einer für vertrauenswürdig und fachkundig gehaltenen Person oder im Familienkreis. In manchen Fällen schienen solche Familiengespräche nur in Anwesenheit des neutralen Fachmanns überhaupt möglich zu sein. Das Bedürfnis nach solchen Aussprachen ist wohl weit verbreitet. Öfter schienen die Patienten auch weitere Besuche zu erwarten; in einigen Fällen fragten sie sogar ausdrücklich danach. Dies erklärt, warum unser Besuch als positiv bewertetes Therapieangebot der Klinik in den meisten Fällen begrüßt wurde.

1.3 Demographische Bestandsaufnahme der Patientenschaft in der Anamnese

Im folgenden soll die untersuchte Klientel nach ihren allgemeinen sozialen Merkmalen beschrieben werden. Zum Vergleich dienen dabei – soweit verfügbar – Daten der Bevölkerung aus dem Einzugsgebiet[3], sonst aus dem gesamten Bundesgebiet. Für die Demographie liegen außerdem zum Teil Vergleichsdaten anderer Alkoholfachkliniken vor.

1.3.1 Geschlechtsverteilung

Wie erwartet sind Frauen, verglichen mit ihrem Anteil von 52,2% an der Allgemeinbevölkerung, in unserer Untersuchung erheblich unterrepräsentiert: Sie machen hier ein Fünftel der Stichprobe aus (19,8%). Ihr Anteil liegt damit etwas niedriger als beispielsweise in einer offenen Fachklinik, wo er 25% beträgt.[4] Dieser Unterschied läßt sich mit unterschiedlichen Auf-

---

3 Alle Angaben auf Kreisebene basieren auf Daten, die freundlicherweise von den Kreisverwaltungen bzw. vom Landesamt für Datenverarbeitung und Statistik NW zur Verfügung gestellt wurden

4 Diese Daten beziehen sich auf die Patienten des DRK-Landhauses Streithof in Mülheim/Ruhr für das Jahr 1977 (persönliche Mitteilung)

nahmekriterien begründen. Der drastische Unterschied des Frauenanteils zu einer anderen Landesklinik, der Rheinischen Landesklinik Düsseldorf, wird damit jedoch keineswegs erklärt. Dort sind nämlich (im ersten Halbjahr 1976) 39,3% der Erstaufnahmen und sogar 45,8% der Wiederaufnahmen Frauen. Hier dürfte sich deutlich die andere, nämlich großstädtisch geprägte, Struktur des Einzugsgebietes und die Nähe zur Klinik auswirken.

1.3.2 Alter

Das Alter der untersuchten Patienten variiert zwischen 17 und 66 Jahren. Der überwiegende Teil (60%) fällt dabei in die Altersklassen zwischen 30 und 50 Jahren.

Im Durchschnitt sind die Patienten 39,5 Jahre alt, wobei sich zwischen Männern und Frauen kein signifikanter Unterschied ergibt. Dieser Wert entspricht recht genau dem anderer empirischer Untersuchungen. Das Durchschnittsalter behandelter Alkoholiker scheint sich demnach im Laufe der letzten 30 Jahre kaum verändert zu haben.[5]

Im Vergleich zu den von Antons u. Schulz bei Patienten in zwölf offenen Fachkliniken (1977) ermittelten Werten zeigt sich, daß bei diesen Autoren die deutlich stärkste Gruppe (44%) die 30- bis 39jährigen bilden, während es in der Landesklinik Düren (mit 33% weniger stark ausgeprägt) die 40- bis 49jährigen sind. Ursächlich dafür könnte sein, daß offene Fachkliniken ihre Patienten nach der Prognose auswählen, wobei jüngere Patienten mit vermutlich kürzerer Karriere als prognostisch günstiger gelten.

1.3.3 Wohnort

Das Einzugsgebiet der Klinik, aus dem die Patienten stammten, umfaßt eine Fläche von ca. 50×50 km mit insgesamt etwas mehr als 1 Million Einwohner. Anteilmäßig entfallen davon auf die Großstadt Aachen und einen Teil der Stadt Köln ca. 24%, auf die mittelgroßen Stadtgebiete Kreis Aachen, Düren und Erftkreis ca. 57% und auf die Kleinstädte bzw. ländlichen Gebiete Kreis Euskirchen, Heinsberg und Pulheim ca. 14% dieser Einwohnerzahl. Die Herkunft der untersuchten Patienten entsprach ziemlich genau dieser Verteilung, wobei jedoch ca. 5% ohne festen Wohnsitz waren.

---

5 Auch in anderen Untersuchungen oszilliert das Durchschnittsalter um die 40 Jahre. Vgl. hierzu: Landis u. Cushman (1944); Zwerling (1959); Menzel (1961); Dietrich u. Herle (1963); Salzmann (1967); Berger (1972)

1.3.4 Schulausbildung

In ihrer Schulausbildung unterscheiden sich die Patienten nicht von der allgemeinen Bevölkerung: Die Mehrzahl (69,4%) hat den Volks- bzw. Hauptschulabschluß. 12,5% der Patienten haben eine niedrigere Schulausbildung, nämlich Sonderschule bzw. unvollständige Hauptschule. Aus ihnen rekrutieren sich auch die 10 Analphabeten der Stichprobe. 17,9% der Patienten haben eine über die Hauptschule hinausgehende Ausbildung angefangen, gut die Hälfte von ihnen diese auch abgeschlossen.

Im Vergleich mit den Daten von Antons u. Schulz (1977) zeigt sich eine nahezu gleich hohe Rate an Hauptschülern in den Fachkliniken, jedoch ein höherer Anteil von besser Ausgebildeten. Hier dürften sich wiederum deren Selektionsmechanismen auswirken.[6]

Frauen finden sich deutlich häufiger als Männer in den mittleren Ausbildungsbereichen, Männer dagegen stellen alle höher Ausgebildeten (Abitur, Hochschule), fast alle Hauptschulabbrecher und Sonderschüler und übrigens auch alle Analphabeten.

---

6 Wenn man davon ausgehen kann, daß die für Gesprächstherapie wichtigen Merkmale Verbalisations- und Introspektionsfähigkeit bei besser Ausgebildeten stärker ausgeprägt sind

2 Die Determinanten der Lebenswelt

H. Berger und A. Legnaro

2.1 Die Herkunftsfamilie der Patienten

Im folgenden wird kurz die strukturelle und ökonomische Situation der Herkunftsfamilien skizziert. Obgleich man theoretisch vermuten kann, daß der Erziehungsstil der Eltern in der primären Sozialisation von großer Bedeutung für die Wahrscheinlichkeit ist, im späteren Leben Alkoholiker zu werden (McCord u. McCord 1960), war dies nicht Thema der Untersuchung. Solche Fragestellungen bleiben deswegen ausgespart, weil der hier gewählte Karriere-Ansatz soziogenetische Aspekte ausschließt. Überdies kann bei einem Altersdurchschnitt der Patienten von ca. 39 Jahren nicht erwartet werden, daß sie sich auf Anhieb detailliert an Kindheitsgeschehnisse erinnern.[1]

2.1.1 Strukturelle Situation der Herkunftsfamilie

Der Anteil der Patienten, die bei beiden Elternteilen großgeworden sind, liegt mit 70,8% recht hoch, wenn man davon ausgeht, daß in der Literatur ein strukturelles ‚broken home‘ in der Herkunftsfamilie als typisch für spätere Devianz und auch für Suchtkrankheiten gilt (vgl. zum Überblick Sack u. König 1968; Moser 1970). Weitere 12,1% wachsen in Familien mit einem Elternteil auf, darüber hinaus 7,8% in Familien mit einem Eltern- und einem Stiefelternteil. Nur in 2,7% aller Fälle spielt Heimerziehung eine Rolle.

Die große Mehrzahl der Patienten wächst also nicht in familiären Verhältnissen auf, die nach bisheriger Meinung spätere deviante Verhaltensweisen begünstigen. Dieses Ergebnis stimmt weitgehend überein mit den Befunden von Antons u. Schulz (1977), deren Patienten zu 80,8% in einer strukturell vollständigen Familie aufgewachsen sind.

Im Durchschnitt haben die Patienten drei Geschwister, stammen also nach heutigen Begriffen aus kinderreichen Familien. Da sich jedoch ein positiver Zusammenhang zwischen Lebensalter und Geschwisterzahl zeigt, jüngere Patienten also erheblich weniger Geschwister haben, erscheint die-

---

1 Zur Erinnerungsproblematik vgl. Reuband (1980)

ser Wert generationsspezifisch nicht ungewöhnlich. Abweichend von anderen Untersuchungen (Bahr 1971) läßt sich die Dominanz irgendeiner Position in der Geschwisterreihe nicht bestätigen.

2.1.2 Ökonomische Situation der Herkunftsfamilie

Der Beruf des Haupternährers – zumeist des Ehemannes – ist der wichtigste Indikator für die Position der Familie im System der sozialen Schichtung und bedingt zugleich deren materielle Verhältnisse. Zwar ist die berufliche Stellung nicht der einzige bestimmende Faktor; sie hat jedoch das größte Gewicht und ist zudem am leichtesten erfragbar.

Fast zwei Drittel der Patienten stammen aus Arbeiterfamilien. Mehr als die Hälfte der Väter mit Arbeiterberufen hat dabei eine qualifizierte Berufsausbildung. Mit 12% recht hoch ist ebenfalls der Anteil der kleineren Selbständigen, der sich vor allem aus kleineren Bauern zusammensetzt. Alle übrigen Berufsgruppen fallen kaum ins Gewicht. Erwartungsgemäß ist außerhäusliche Berufstätigkeit der Mütter mit 14% kaum von Bedeutung. Die vorliegenden Daten zur Herkunftsfamilie zeigen also insgesamt keine hervortretenden Merkmalsausprägungen, die sich als mitauslösend für die spätere Devianz deuten ließen.

2.2 Die eigene Familie

2.2.1 Struktur der eigenen Familie

2.2.1.1 Familienstand

Nachfolgend wird der aktuelle Familienstand der Patienten unter juristischen und unter sozialen Aspekten betrachtet. Beide sind nicht deckungsgleich, haben aber einen engen Zusammenhang. Der juristische Aspekt wird deswegen dargestellt, um Brüche in der Lebensgeschichte, wie z. B. eine Scheidung, im Hinblick auf die Alkoholkarriere zu verfolgen. Er gibt indes keinen Aufschluß über die soziale Lebensform, so daß sich eine gesonderte Präsentation derselben empfiehlt.

Insgesamt leben 45,3% der Patienten zur Zeit der klinischen Behandlung in einer Ehe (35,6%) oder in einer festen Partnerschaft (9,7%). Jedoch ist der Anteil der in einer Ehe Lebenden, verglichen mit der allgemeinen Bevölkerung, erstaunlich niedrig. Wenn man das Durchschnittsalter der Patienten zugrundelegt, dann ist ihre aktuelle Ehequote wesentlich geringer als die der allgemeinen Bevölkerung. Allerdings muß dagegen gehalten

Tabelle 1. Aktueller juristischer Familienstand

bis zur Untersuchung ledig	28,7%
eine heute noch bestehende Ehe	35,6%
Scheidung mit nachfolgender Wiederverheiratung	13,6%
Scheidung ohne nachfolgende Wiederverheiratung	22,1%
	100,0%

Tabelle 2. Aktueller sozialer Familienstand

alleine lebend	39,6%
bei Eltern/Verwandten lebend	15,1%
mit Partner zusammen lebend (verheiratet oder in fester Partnerschaft)	45,3%
	100,0%

werden, daß 71,3% der Patienten schon einmal verheiratet waren. Von der Ausgangslage her unterscheiden sich die späteren Alkoholiker also nicht von der allgemeinen Bevölkerung; sie weisen jedoch einen ganz anderen, offenbar vom Alkohol mitbestimmten Eheverlauf auf. Jetzt leben noch 35,6% in der ersten Ehe, bei 35,7% ist sie wieder geschieden (d.h. also, daß jede zweite Ehe geschieden ist).[2] Gut ein Drittel der Geschiedenen heiratet ein zweites Mal oder häufiger, ein knappes Fünftel lebt nach der Scheidung in einer Partnerschaft ohne Ehe. Heute leben noch 22 Patienten in zweiter und drei in dritter Ehe.

Für die Scheidungen machen zwar die meisten der betroffenen Patienten (51,1%) alkoholunabhängige Gründe verantwortlich, jedoch spielt nach Ansicht von 39,1% der geschiedenen Patienten der Alkoholkonsum eine wichtige oder entscheidende Rolle. Bei solchen Angaben muß der Rationalisierungsdruck berücksichtigt werden, den die Patienten durch die Tatsache der Diagnostizierung als Alkoholiker und die klinische Behandlung empfinden, so daß die Angabe, die Scheidung sei nicht aus alkoholbedingten Gründen erfolgt, mit Einschränkungen aufgenommen werden muß.[3]

In den Familienbeziehungen kristallisieren sich also deutlich drei unterschiedliche Typen heraus: Eine Gruppe kann nie eine feste Partnerbezie-

---

2 Diese Scheidungsquote ist höher als die in anderen Untersuchungen. Vgl. dazu u.a. Dietrich u. Herle (1963); Berger (1972). Allerdings zeigen sich insgesamt große Unterschiede zwischen den einzelnen Stichproben

3 Über den Stellenwert der Scheidung im Verlauf der Alkoholkarriere vgl. 3.3.3

16

hung schließen bzw. gibt den Versuch dazu nach dem ersten Mißerfolg auf; die andere Gruppe sucht trotz der Mißerfolge weiter neue Partner, während die dritte Gruppe eine konstante Beziehung hat.

2.2.1.2 *Zahl der Kinder*

Die durchschnittliche Kinderzahl der verheirateten Patienten liegt mit 2,1 etwas über der in der allgemeinen Bevölkerung (1,9).[4]

2.2.1.3 *Der Partner*

Das Durchschnittsalter der Partner beträgt 40,5 Jahre, liegt also genau ein Jahr höher als das der Patienten. Wenn man bedenkt, daß vier Fünftel der Patienten Männer sind, beinhaltet diese Altersdifferenz einen Unterschied zur allgemeinen Bevölkerung. Während dort die Ehemänner im Durchschnitt 3,4 Jahre älter als ihre Frauen sind[5], sind in diesem sample die Ehefrauen geringfügig älter als ihre Männer. Diese geringe Altersdifferenz deutet schwach darauf hin, daß Alkoholiker wesensmäßig häufiger zu älteren Ehefrauen tendieren (Wieser 1972); damit soll jedoch nichts über die psychische Struktur der Ehebeziehung gesagt sein.

Die Schulausbildung der Partner entspricht derjenigen der Patienten; große Ausbildungsunterschiede treten in keinem Fall auf.

Während die Ehegatten männlicher Patienten weitgehend un- bzw. angelernte Tätigkeiten ausführen, stammen diejenigen weiblicher Patienten vor allem aus den Berufsschichten des Facharbeiters oder des ausführenden Angestellten. Die Patienten bieten also auch hier kein von der allgemeinen Bevölkerung abweichendes Bild: Frauen heiraten leicht nach oben, die Schichtunterschiede zwischen den Ehepartnern sind gering.

2.2.2 Emotionale Beziehungen innerhalb der Familie[6]

2.2.2.1 *Wertvorstellungen*

Die Mehrheit der Patienten – einschließlich der alleine Lebenden – ist sich einig in einer überaus positiven Einstellung zur Familie.

Für drei Viertel stellt die Familie einen ideellen Wert dar, vielen ist sie sogar explizit „das Wichtigste". Vor allem die Geschiedenen bilden jene kleine Minderheit, die die Familie ganz ablehnt. Weitere 15% der Patienten

---

4 Statistisches Bundesamt (1977) S. 24

5 Bezogen auf die Altersdifferenz bei Ehebeginn; Statistisches Bundesamt (1977)

6 Ebenso wie im vorigen Abschnitt wird nicht nur auf aktuell bestehende Familienverhältnisse, sondern auch auf frühere eingegangen. Ehebeziehungen werden also auch bei jetzt Geschiedenen erfaßt. Bei mehreren Ehen gilt jeweils die letzte

Tabelle 3. Bedeutung der Familie

Familie grundsätzlich abgelehnt	5,4%
nur soziale (Wohn-)Basis/ Versorgungseinheit	15,1%
Familie zusätzlich ideeller Wert	74,4%
k. A.	5,0%
	100,0%

messen ihr nur einen funktionalen Wert bei und äußern damit eine emotionslos-sachliche Einstellung, die von der Idealisierung der Familie, wie sie die Mehrheit verbalisiert, weit entfernt ist, und dem tatsächlichen Verhalten sehr vieler Patienten auch weitaus eher entspricht (vgl. u.).

2.2.2.2 Subjektive Beurteilung der familiären Situation

Die Beurteilung der Familienbeziehung, die die Patienten geben, orientiert sich zum Teil an ihrer überaus positiven Bewertung von „Familie". Ihre Angaben lassen sich deswegen auch verstehen als der Versuch, ein konsistentes Bild von Ideal und familiärer Realität zu zeichnen. So geben 45,5% an, ihre Ehe sei harmonisch oder verlaufe ohne größere Spannungen.

34,0% der Patienten sehen ihre Ehe als spannungsgeladen an. Starke Schwankungen, die 20,5% als charakteristisch erscheinen, hängen wohl mit dem jeweiligen Intoxikationszustand des Patienten zusammen, wenn man berücksichtigt, daß die Familie zeitweilige Phasen niedrigen Alkoholkonsums oder völliger Abstinenz positiv bewertet. Diese Erfahrung dürfte das Urteil vieler Patienten über ihre Ehe beeinflussen: Auf dem Hintergrund der Tatsache, daß Alkohol ein dauerndes Konfliktthema ist und latent auch den anderen Konfliktstoffen zugrunde liegt, gehen sie davon aus, daß selbst bei großer Belastung der Ehe immer noch genügend emotionale Anknüpfungspunkte bestehen und das eigentlich vorhandene gute Verhältnis nur vorübergehend überschattet ist.

Tabelle 4. Beurteilung der familiären Beziehung[7]

harmonisch	16,2%
ohne größere Spannungen	29,3%
eher gespanntes Verhältnis	16,2%
dauernd gespanntes Verhältnis	17,8%
stark wechselnd	20,5%
	100,0%

7 Diese und die folgenden Tabellen beziehen sich auf jene 198 Patienten, die entweder jetzt noch mit einer eigenen Familie leben oder einmal mit einer eigenen Familie gelebt haben

Versucht man freilich, diese subjektiven Einschätzungen des Familienlebens anhand der situativen Schilderung des familiären Alltags zu objektivieren, so gewinnt man ein etwas anderes Bild. Auch solche Schilderungen sind zwar notwendigerweise subjektiv, geben aber ein gewissermaßen ‚ungeschminkteres' Bild der familiären Wirklichkeit als die direkten Fragen nach deren persönlicher Bewertung.

2.2.2.3 Kontakte innerhalb der Familie

Mehr als die Hälfte der Patienten mit Partnern (54,1%) hat eine Familienbeziehung, die über die alltagsnotwendigen Abläufe nicht hinausgeht. Die Ehe ist hier eine arbeitsteilig funktionierende Versorgungsinstitution, wobei sich jeder der beiden Partner auf seinen eigenen Bereich beschränkt und es darüber hinaus zwischen beiden wenig Berührungspunkte gibt, eine Art von Beziehung also, die sich als „Fassadenfamilie" charakterisieren läßt.

Demgegenüber bereden 37,9% der Patienten ausführlich die alltäglich anfallenden Probleme (Geldverteilung, Kindererziehung, Anschaffung usw.). Eine Partnerschaft, die sich über die unmittelbaren Probleme der eigenen Lebenswelt hinaus erstreckt, führen lediglich 8,9%.

Insgesamt scheint in den Familien der Patienten ein eher beziehungsarmes Nebeneinanderleben die typische Form des Umgangs zu sein, wobei gemeinsames Interesse und Konsens reduziert bleiben auf Erhaltung der Familie als einer funktionierenden sozialen Basis.

Ähnliches läßt sich auch aus den Daten über das Ausmaß der gemeinsam verbrachten Zeit ablesen. Fast die Hälfte der Patienten (49,7%) verbringt nur wenig Zeit mit den Familienangehörigen. Ebenso geben die Patienten denn auch bei der Frage nach einer Gewichtung von Familie und Beruf deutlich dem Beruf den Vorrang. Wenn die berufliche Position es forderte, würden von denjenigen Patienten, bei denen sich dieses Problem ergeben könnte (also ausgenommen Hausfrauen, alleine Lebende usw.) 45,3% die Familieninteressen zeitweise zurückstellen, 36,0% sogar auf Dauer. Ebenso ist die breite Mehrheit der Auffassung, daß die Familie Verständnis

Tabelle 5. Intensität der Kontakte

Gespräche soweit wie möglich vermieden	6,2%
nur notwendige funktionelle Kontakte	47,9%
Alltagsprobleme ausführlich miteinander besprochen	37,9%
Gespräche über allgemeine Themen (Politik, Literatur, Sport usw.)	8,9%
	100,0%

für diese Priorität des Berufs haben müßte, vor allem, wenn sie nur zeitweilig besteht (52%). 35,8% erwarten das aber auch bei dauernder Priorität des Berufs.

Diese Angaben relativieren die eingangs vorgeführten Idealisierungen der Familie deutlich. In der Konkurrenz zwischen einem ‚emotionalen Grundwert‘, der Familie, und einem ‚funktionalen Grundwert‘, dem Beruf, scheint letzterer im Handeln der Patienten viel dominanter als sie bei der direkten Frage nach der Bedeutung der Familie zugestehen. Die auf diese Frage gegebene Antwort wird sicherlich durch eine Tendenz von ‚social desirability‘ beeinflußt: Nur wirklich enttäuschende Erfahrungen mit Familie erlauben es, sie rundweg abzulehnen.

Zwar wirkt vermutlich eine gleiche Tendenz, die als sozial wünschenswert geltende Antwort zu antizipieren, in umgekehrter Richtung bei der Frage nach der Gewichtung von Familie und Beruf: Berufliches Weiterkommen bzw. die materielle Sorge für die Familie sind ja ebenfalls von zentraler Bedeutung, so zentral, daß materielle Aspekte unter Umständen emotionale Aspekte durchaus dominieren dürften. Auf dem Hintergrund der weiter unten geschilderten Einstellung zur Arbeit, die die Patienten hegen, läßt sich jedoch vermuten, daß ‚Arbeit‘ ihr Selbstwertgefühl sehr viel nachhaltiger bestimmt als ‚Familie‘ und deren ideale Wahrnehmung in alltäglicher Abwägung gegenüber dem Realitätsprinzip des Berufs nicht sonderlich handlungsprägend ist. „Die statusverleihende Berufsrolle generalisiert hier über alle anderen Rollen, und ihre Erfüllung stützt den Konformitätsanspruch, den der Alkoholiker erhebt, um die Konsonanz seines Selbstbildes zu bewahren" (Legnaro 1973, S. 415).

Überblickt man die Angaben zum Freizeitverhalten insgesamt, dann lassen sich also zwei fast gleich große Patientengruppen unterscheiden: Die einen sind in der Freizeit fast gar nicht, die anderen fast ausschließlich mit dem Partner zusammen. Der Eindruck einer höheren Stabilität der Beziehung bei den letzteren erhärtet sich dadurch, daß sie signifikant häufiger angeben, ihr Verhältnis zum Partner sei harmonisch oder spannungslos, und ebenso, es habe sich in den letzten Jahren nicht verändert. Diese Fakten zusammengenommen, kristallisiert sich eine Gruppe von etwa 25% der in Partnerschaft lebenden Patienten heraus, die mit ihren Partnern offenbar unverändert recht gut auskommen. Allerdings ist der Anteil der Ehen, die sich (nach den gleichen Gesichtspunkten) in einem desolaten Zustand oder sogar in Auflösung befinden dürften, mit 30% noch höher.

2.2.2.4 Familiäre Konflikte

Diese beobachtete Tendenz zur Polarisierung in zwei Gruppen setzt sich auch dann fort, wenn man Inhalt, Austragung und Ausgang familiärer Konflikte hinzunimmt. In der Gruppe derjenigen, die wenig Zeit miteinander verbringen, gibt es deutlich häufiger Konflikte. Aufkommendem Streit aber weichen die Patienten aus, so daß gemeinsame Lösungen sehr selten sind gegenüber einseitig durchgesetzten. Da die Patienten in ihren familiären Interaktionen vorwiegend mit Ausweich- und Vermeidungsverhalten reagieren, kann man hier vom Typ des „Familienflüchters" sprechen, der aber offensichtlich nie daran denkt, die Familie als soziale Versorgungsbasis ganz aufzugeben, obgleich er in ihrem Beziehungsgeflecht nur eine Randposition einnimmt. Auch von seiten der Familie wird diese – mehr oder minder marginale – Integration aufrechterhalten, indem sie sich auf ein solches Verhalten einstellt und Strukturen herausbildet, die ein relativ stabiles Gleichgewicht der Beziehungen gewährleisten.[8]

Demgegenüber steht der Typ der vom Patienten als harmonisch wahrgenommenen Ehe, in der die Partner ihre Zeit vorwiegend miteinander verbringen. Hier treten Streitigkeiten signifikant seltener auf, und anfallende Probleme werden in sachlicher Auseinandersetzung gelöst. In dieser Gruppe kommt es signifikant häufiger als in der anderen zu erfolgreichen, von beiden Partnern getragenen Lösungen. Bei solchen Besprechungen kommen die Vorschläge offensichtlich eher vom Patienten und werden dann auch von den Angehörigen akzeptiert. Allerdings neigt diese Gruppe stärker als die andere dazu, Konflikte totzuschweigen (die Form der Konfliktaustragung kommt insgesamt jedoch nur selten vor, und wenn, dann hauptsächlich bei Frauen).

Es sind bisher zwei deutlich abgrenzbare Ausprägungen familiären Verhaltens geschildert worden. Betrachtet man indessen die Patienten in ihrer Gesamtheit, so ergibt sich das folgende Bild: Die Patienten neigen mehrheitlich zu nicht rationalen, sondern affektiven Formen der Konfliktaustragung, allerdings deutlich häufiger auf einer verbalen Ebene denn durch Handgreiflichkeiten. Eine Lösung der Konflikte wird dadurch aber selten herbeigeführt.

Tabelle 6. Gemeinsam verbrachte Zeit und Problemlösung bei Konflikten

	keine Konflikte	Konflikte bleiben offen	beidseitig akzeptierte Lösung	einseitig durchgesetzte Lösung
„Familienflucht"	25,0%	57,0%	21,9%	70,8%
Freizeitorientierung auf den Partner	75,0%	43,0%	78,1%	29,2%
	100,0%	100,0%	100,0%	100,0%

$p < 0,0001$

---

8 Vgl. dazu Wieser (1972, S. 420), der den Endpunkt dieser Entwicklung darin sieht, daß die Ehefrau „die Kontrolle über die Familie übernimmt", sobald der Alkoholiker der Familie endgültig dazu nicht mehr in der Lage erscheint. „Die Ehefrau und die Kinder schließen sich zusammen und betrachten sich als eine Familie unter Ausklammerung des Mannes"

2.2.2.5 *Sexualität*

Nüchtern empfindet die überwiegende Mehrheit der Patienten (72,1%) ihre sexuellen Beziehungen als sehr befriedigend oder als befriedigend, 16,5% als unbefriedigend. Die Unzufriedenheit ist damit fast doppelt so häufig wie in der allgemeinen Bevölkerung. Zufrieden sind vor allem die männlichen Patienten, während die weiblichen Patienten Sex signifikant häufiger als unbefriedigend erleben.[9]

Im nüchternen Zustand geht bei den männlichen Patienten die Initiative etwa gleich verteilt von ihnen selbst oder von beiden Partnern gemeinsam aus, während die Patientinnen seltener selber initiativ werden. Nüchtern folgen die Patienten also weitgehend konventionellen Mustern.

Dies alles ändert sich auf bemerkenswerte Weise, wenn Alkohol ins Spiel kommt: Zwar bleibt die vom männlichen Patienten ausgehende Initiative gleich hoch, nimmt bei den weiblichen sogar etwas zu, aber die Ablehnung durch den Partner steigt drastisch (von 19,3% auf 34,8%). Dabei reagieren die Partner geschlechtsunabhängig gleich. Entsprechend rapide steigt jetzt die Zahl derjenigen an, die gar keine sexuellen Kontakte haben. Kommt es aber noch zu sexuellen Beziehungen, so werden sie deutlich seltener als befriedigend empfunden (insgesamt nur noch von 28,1%). Durch Alkoholwirkung sinken also gleichermaßen die Intensität sexueller Kontakte, die sexuelle Harmonie und die sexuelle Befriedigung.

Neben dem Fakt, daß die sexuellen Beziehungen unter Alkohol jeweils aktuell unbefriedigender werden oder ganz ausbleiben, zeigt sich langfristig bei etwa der Hälfte der Patienten (48,3%) eine allgemeine Verschlechterung der sexuellen Beziehung zum Partner, deren Beginn im Durchschnitt vor drei Jahren angesetzt wird. Während diese Änderung als Begleitumstand fortschreitender Alkoholkarrieren nicht unerwartet kommt, verwundert es, daß mehr als die Hälfte (51,1%) ihre Beziehung in dieser Hinsicht als unverändert einschätzt. Eine mögliche Erklärung dafür wäre, daß den Patienten schleichende und allmähliche Veränderungen nicht aufgefallen sind oder mit fortschreitendem Alkoholismus die Sexualität an Bedeutung einbüßt. Beide Erklärungsmuster schließen sich natürlich nicht aus.

2.2.3 Patienten ohne eigene Familie

Als Patienten ohne eigene Familie werden hier diejenigen Patienten bezeichnet, die nie eine Familie gehabt haben oder verwitwet, geschieden bzw. getrennt sind und jetzt alleine leben. Wie bereits erwähnt, haben viele Patienten mindestens eine gescheiterte Ehe hinter sich (35,7%). Fast zwei

---

9 Dieser geschlechtsspezifische Unterschied tritt bei der allgemeinen Bevölkerung nicht auf (Noelle-Neumann 1977, S. 148)

Drittel davon haben danach nicht wieder geheiratet. Einige wenige gehen zwar noch eine oder mehrere Ehen ein, bleiben nach deren Scheitern aber allein. Nur wenige (5%) leben nach der Scheidung bei den Eltern bzw. sonstigen Verwandten und ersetzen damit die eigene Familie als Bezugsgruppe durch die Herkunftsfamilie. Die überwiegende Mehrheit lebt alleine in einer Wohnung oder öfter noch in einem Zimmer; der Verlust des Partners als fester Bezugsperson wirkt sich in aller Regel ungünstig auch auf die anderen sozialen Beziehungen und die Berufsposition und damit wiederum den Alkoholkonsum aus.

28,7% der Patienten haben hingegen nie eine eigene Familie gehabt. Dabei leben 10,1% unverändert bei den Eltern. Bei gut einem Drittel von ihnen, die unter 25 Jahre alt sind, ist das altersmäßig nicht untypisch. Für die übrigen aber kann man eine psychologisch bedenkliche Elternfixierung und Unreife annehmen. Auch bei den übrigen 2,3%, die mit sonstigen Verwandten zusammenleben, dürfte ein hohes Maß an Unselbständigkeit vorliegen.

Der größte Teil dieser Patienten ohne eigene Familie aber lebt alleine. Mehrheitlich sind sie in einem Alter, in dem Ehelosigkeit sehr untypisch ist. Als Grund für diese fehlende Bindung geben sie am häufigsten (40,6%) an, noch nicht „den Richtigen"/„die Richtige" gefunden zu haben, angesichts der Altersklumpung zwischen 30 und 40 Jahren wohl eher eine Rationalisierung. Der Wahrheit näher kommen dürften diejenigen 17,4%, die sich ihrer Meinung nach bisher vergeblich um einen Partner bemüht haben. 10,1% sind prinzipiell gegen eine Ehe. Nicht aus eigenem Antrieb, sondern mit Rücksicht auf die Beziehung zu den Eltern bleiben 15,9% ehelos: Entweder weil sie es bei ihnen so gut hatten, daß sie nicht an Heirat dachten (13,0%) oder weil sie für sie sorgen mußten (2,9%).

In ihrer Wohnsituation unterscheiden sich die Alleinlebenden signifikant von den anderen Patienten: Sie haben selten eine eigene Wohnung (zu 59,8% gegenüber 98,2% der Verheirateten) und leben statt dessen häufiger in Heimen, Asylen oder sind ohne festen Wohnsitz (22,5% versus 1,8%). Weitere 17,6% wohnen zur Untermiete. Wenn man berücksichtigt, daß gerade Untermietsverhältnisse und ebenso Heimunterbringung generell für den Typ des Alleinlebenden zugeschnitten sind, erscheint die Wohnsituation dieser Subgruppe im sample als nicht so bemerkenswert. Als dissozialisiert kann man danach nur die im Obdachlosenasyl (5,9%) untergebrachten und die ohne festen Wohnsitz (7,8%) lebenden bezeichnen.

Geht man den Gründen für das Alleinleben nach, so bestätigt sich, was bereits oben bei den Erklärungen der Patienten für ihre Ehelosigkeit anklang. Diese Gruppe erweist sich als signifikant kontaktschwächer als die übrigen Patienten. Alleinsein entspringt bei ihnen weniger dem Wunsch nach Ungebundenheit als einer geringen Kommunikationsfähigkeit. Gerade bei den Alleinlebenden jedoch steigt unter Alkoholeinwirkung die Kontaktfähigkeit deutlich ausgeprägter als bei den übrigen Patienten. Alkohol spielt also besonders für diese Subgruppe eine spezielle Rolle als Katalysator für soziale Kontakte.

2.3 Der Beruf

2.3.1 Soziale Mobilität

Wie bereits erwähnt, gehört die Mehrheit der Patienten der Arbeiterschicht an. Entsprechend verteilt ist auch die aktuelle Schichtzugehörigkeit der Patienten. Sie treten größtenteils (77,5%) als Arbeiter ins Berufsleben ein, und zwar 11,2% der Patienten ohne jede Ausbildung, weitere 21,3% als Anlernlinge.[10] Die Mehrheit (43,8%) beginnt eine Facharbeiterausbildung, die von 35,3% auch erfolgreich abgeschlossen wird. Die Quote der Abbrecher liegt mit 8,5% nicht über den Normalwerten. Eine erwähnenswerte Gruppe bilden daneben noch mit 15,6% die Angestellten. Geschlechtsspezifisch betrachtet, konzentrieren sich die Männer auf die Arbeiterberufe, während die Frauen eher – vor allem bei den ausführenden Tätigkeiten – als Angestellte ins Berufsleben eintreten.

Mit 2,0% sind die Beamten erheblich unterrepräsentiert, was wohl auf die spezifische Selektion einer Landesklinik zurückzuführen ist.[11]

Die berufliche Karriere verläuft während der Ausbildung und in den folgenden Jahren ganz unauffällig. Im weiteren Verlauf kommt es, parallel mit dem Krankheitsprozeß, jedoch in erheblichem Ausmaß zu einem beruflichen Abstieg.[12] Vergleicht man nämlich den letzten erlernten mit dem letzten ausgeübten Beruf, so zeigt sich deutlich eine Zunahme der un- und angelernten Arbeiter um die Hälfte (von 32,5% auf 49,0%), während der Anteil der Facharbeiter von 43,8% auf 20,2% absinkt.

Tatsächlich sind es gerade die Facharbeiter, die zum Hilfs- oder angelernten Arbeiter absteigen. Zwar haben sie auch die höchste Aufwärtsmobilität, allerdings nur im bescheidenen Ausmaß von 3,5%. Ihr Aufstieg besteht dabei in der Gründung einer kleineren selbständigen Existenz. Bei den anderen Berufen ist die Aufstiegsmobilität etwa genauso gering.

---

10 Diese Quote liegt auch für die allgemeine Bevölkerung im Rahmen des üblichen (Heinen 1972)

11 Gerade Beamte (aber auch Angestellte) des öffentlichen Dienstes beginnen ihre Behandlungskarriere nicht in einer Landesklinik. Bei ihnen nimmt der Arbeitgeber einen aktiven Einfluß auf die Behandlung und zieht dabei anfänglich die Kooperation mit offenen Fachkliniken vor

12 Eine Ausnahme bilden hier die Jugendlichen bis zu 21 Jahren: Bei ihnen setzt diese Entwicklung früher ein bzw. verläuft zeitlich geraffter, so daß die Phase beruflicher Kontinuität nur kurz ist und es gerade bei ihnen besonders häufig zu Ausbildungsabbrüchen kommt

Betrachtet man die Verteilung der verschiedenen Berufe auf die Berufsbranchen, dann ergibt sich, daß ein mit 20,6% ungewöhnlich hoher Anteil der Patienten im Baugewerbe tätig ist. Das mag seinen Grund darin haben, daß der Bau durch sein reichliches Angebot an Hilfsarbeitertätigkeiten ein Auffangbecken für Absteiger ist.

2.3.2 Betriebszugehörigkeit und Betriebswechsel

Ein gutes Viertel der Patienten (26,6%) hat den Betrieb nie gewechselt, die mit 43% relativ größte Gruppe nur selten. Entsprechend beträgt die durchschnittliche Zugehörigkeit zu einem Betrieb 11,5 Jahre, mit einer Spannbreite bis zu 31 Jahren. Zusammen genommen zeigen also mehr als zwei Drittel der Patienten eine große Betriebstreue. Lediglich 29,5% wechseln häufig den Betrieb, davon knapp die Hälfte aber erst in den letzten drei Jahren, einem Zeitraum also, in dem man mit Sicherheit ein Alkoholproblem unterstellen kann.

2.3.3 Einstellungen zur Arbeitswelt

Die positive Einstellung zur Arbeit im allgemeinen und zum eigenen Beruf im besonderen, die bereits anklang beim Fragenkomplex über die Gewichtung von Beruf und Familie, tritt noch deutlicher hervor, wenn man nach den allgemeinen Arbeitseinstellungen fragt. Es wurde hier die gleiche Fragenbatterie benutzt, wie sie das Institut für Demoskopie Allensbach bei einer Befragung der allgemeinen Bevölkerung verwendet hat.[13]

Tabelle 7. 1. Frage: Glauben Sie, es wäre am schönsten zu leben, ohne arbeiten zu müssen?

	Alkoholiker	allgemeine Bevölkerung
ja	6,5%	26,0%
nein	89,4%	65,0%
unentschieden	4,1%	9,0%
	100,0%	100,0%

Alkoholiker können sich also entschieden seltener als die allgemeine Bevölkerung ein Leben ohne Arbeit vorstellen. Daraus läßt sich schließen,

---

13 Noelle-Neumann (1977), S. VII–XXXIX. Zwar hat Noelle-Neumann nur Beschäftigte befragt; zwischen Beschäftigten und Arbeitslosen zeigt sich in dieser Untersuchung jedoch kein Unterschied, so daß der Effekt von ‚social desirability‘ als gering veranschlagt werden kann

daß gerade für den Alkoholiker der Beruf eine sehr wichtige Rolle bei der Strukturierung seines Alltagslebens spielt.

Allerdings dürfte sich diese Verbundenheit mit der Arbeit bei einem guten Drittel bereits verselbständigt haben, wenn man das Ergebnis der folgenden Frage berücksichtigt:

Tabelle 8. 2. Frage: Welche Stunden sind Ihnen ganz allgemein am liebsten – die Stunden während der Arbeit oder die Stunden während Sie nicht arbeiten, oder mögen Sie beide gern?

	Alkoholiker	allgemeine Bevölkerung
wenn ich nicht arbeite	13,8%	47,0%
mag beide gern	47,4%	46,0%
am liebsten Arbeitszeit	35,6%	3,0%
unentschieden	3,2%	4,0%
	100,0%	100,0%

Bei den 35,6%, die die Arbeitszeit höher als die Freizeit bewerten, deutet sich eine bedenkliche Abhängigkeit vom Beruf an. Welch dominante Bedeutung dieser in der Lebenswelt der Patienten einnimmt, wird erst recht beim Vergleich mit der allgemeinen Bevölkerung sichtbar; welche Folgen der Zusammenbruch der beruflichen Rolle bei Arbeitslosigkeit für die Patienten hat, läßt sich aufgrund dieser Einschätzung ahnen. Andererseits hat die knappe Hälfte (47,4%) eine ausgewogene Einstellung zu Arbeit und Freizeit. Auch bei den 13,8%, die der Freizeit den Vorzug geben, kann man nicht auf allgemeine Arbeitsunlust schließen, wenn man bedenkt, welch zunehmend hoher Wert der freien Zeit in dieser Gesellschaft eingeräumt wird.

Die Antwort auf die nächste Frage zeigt denn auch den hohen Gehalt der beruflichen Zufriedenheit bei den Patienten:

Tabelle 9. 3. Frage: Würden Sie sagen, daß Sie Ihre jetzige Arbeit voll und ganz befriedigt, oder nur zum Teil oder überhaupt nicht?

	Alkoholiker	allgemeine Bevölkerung
Berufsarbeit befriedigt voll und ganz	72,0%	61,0%
nur zum Teil	17,3%	35,0%
überhaupt nicht	10,7%	4,0%
	100,0%	100,0%

Damit weisen die Patienten einen höheren Grad an beruflicher Identifikation auf als die allgemeine Bevölkerung. Eine (jedoch nur unbeträchtliche) Verzerrung könnte allerdings darin aufgetreten sein, daß ein Großteil der Patienten arbeitslos ist und der letzte Arbeitsplatz durch eine längerwährende Arbeitslosigkeit an positiver Bedeutung gewonnen haben mag. Gerade bei den Arbeitslosen dürfte auch eine Anpassung an vermutete gesellschaftliche Erwartungen, ‚social desirability' mitspielen: Verrät solch ein Patient eine negative Einstellung zur Arbeit, so gerät er leicht in den Verdacht, arbeitsscheu zu sein.

2.3.4 Arbeitslosigkeit

Zum Zeitpunkt der Klinikeinweisung stehen lediglich 96 Patienten (38,4%) in einem Beschäftigungsverhältnis. Zehn von ihnen (4%) werden während des Klinikaufenthaltes entlassen, so daß insgesamt nur 86 Patienten (34,4%) eine gesicherte berufliche Position über den Klinikaufenthalt hinaus haben. Unter ihnen überwiegen signifikant die Verheirateten:

Tabelle 10. Arbeitslosigkeit nach Familienstand

	beschäftigt	arbeitslos
alleine lebend	27,1%	52,3%
bei Eltern/Verwandten lebend	16,7%	16,2%
verheiratet/mit Partner zusammen lebend	56,3%	31,5%
	100,0%	100,0%

p < 0,0005

Demgegenüber sind 111 Patienten (46,0%) schon bei Behandlungsbeginn arbeitslos, und das im Durchschnitt seit fast 1½ Jahren (16,8 Monaten). In diesen schon recht hohen Durchschnittswert gehen auch die 26 Patienten ein, die vor der Behandlung nicht feststellbar lange arbeitslos waren (erhoben wurde der Zeitraum der letzten 5 Jahre). Erfaßt man das Vorkommen von Arbeitslosigkeit überhaupt in den letzten fünf Jahren, so ergibt sich, daß noch mehr Patienten, nämlich 124 (49,6%) in diesem Zeitraum einmal arbeitslos gewesen sind und zwar im Durchschnitt noch länger, nämlich nahezu zwei Jahre (22,6 Monate) ununterbrochen.

Die berufliche Situation während der letzten fünf Jahre bietet zum Zeitpunkt der Einweisung damit ein erschreckendes Bild. Daß diese Situation für die psychische Verfassung und die Suchtentwicklung nicht ohne Folgen bleibt, liegt auf der Hand. Damit ist keinesfalls gesagt, daß Arbeitslosigkeit kausal für den Alkoholismus ist; es läßt sich jedoch festhalten, daß sich mit der Krankheitsentwicklung berufliche Chancen entscheidend verschlechtern und beide Faktoren in Wechselbeziehung miteinander stehen.

2.4 Die Freizeit

Wie oben gezeigt, ist für die Patienten der Beruf von außerordentlicher Wichtigkeit für die Gestaltung des Lebens und wird von einer breiten Mehrheit auch als befriedigend empfunden. Allerdings bewerten die meisten Patienten Freizeit zumindest genauso hoch wie die berufliche Tätigkeit. Es stellt sich also die Frage, wie diese freie Zeit inhaltlich ausgestaltet ist, d. h. welchen Beschäftigungen die Patienten in ihrer freien Zeit nachgehen und inwieweit sie außerhalb des Arbeitsplatzes sozial integriert sind.

2.4.1 Freizeitverhalten

Hobbys spielen im Budget der freien Zeit nur eine untergeordnete Rolle. Lediglich 26% der Patienten beschäftigen sich hauptsächlich mit ihrem Hobby. Die Mehrzahl aber (31,4%) verbringt ihre Freizeit mit zufälligen Tätigkeiten, wie sie sich gerade ergeben.

Tabelle 11. Dominante Freizeitbeschäftigungen

Hobby ausgeübt	26,0%
gesellige Unterhaltung	7,8%
Familienleben	14,3%
passive Unterhaltung	12,0%
einfach gelangweilt	5,4%
zufällige Tätigkeiten	31,4%
gar keine Freizeit gehabt	3,1%
	100,0%

Überraschend niedrig mit 14,3% rangiert in dieser Liste der hauptsächlichen Freizeitbeschäftigungen das familiäre Leben, obgleich die überwiegende Mehrheit der Patienten die emotionale Bedeutung der Familie für sich immer wieder betont und etwa die Hälfte angab, ihre Freizeit hauptsächlich mit dem Partner zu verbringen. Aufgrund der hier vorgeführten Angaben läßt sich erschließen, daß ‚Freizeit mit dem Partner‘ eben oft nur das Verweilen in der gleichen Wohnung meint, aber nicht unbedingt ein kommunikatives Miteinander. Mit 7,8% recht niedrig besetzt ist auch gesel-

28

lige Unterhaltung in Wirtschaften und bei Besuchen, was die Aussagen der Patienten über ihre Kontaktfähigkeit in ein besonderes Licht rückt (s. u.).

Insgesamt schildern die Patienten das Bild eines Freizeitverhaltens, das weitgehend außengeleitet, also von aktuell auftretenden Anstößen und Angeboten bestimmt ist. Es fällt auf, wie wenig sie selbst aktiv diese Zeit gestalten können. Mit diesen Daten korrespondieren auch die Angaben der Patienten darüber, ob sie sich öfter langweilen. Für 40,3% stellt Langeweile – in der Regel Ausdruck von Depression – ein permanentes oder häufig erlebtes Lebensgefühl dar.

Dieses Angewiesensein auf Außenleitung verursacht gerade bei den Arbeitslosen dieses samples – neben dem Gefühl sozialer Minderwertigkeit, das Arbeitslosigkeit per se hervorruft – einen subjektiv stark empfundenen Leidensdruck, da bei ihnen die Arbeit als wichtigste Strukturierung des Tagesablaufes entfällt und sie außerstande sind, dem Tag eigenverantwortlich eine Struktur zu geben.[14] In diesem empfundenen Leidensdruck ist ein Faktor zu sehen, der die Verselbständigung von Alkoholkonsum zu einem chronischen Verhalten begünstigt.

2.4.2 Kontaktfähigkeit

Arbeitslosigkeit wirkt sich um so bedrückender aus, als die Patienten mit der Arbeitsstelle auch ihr hauptsächliches soziales Kontaktfeld einbüßen; denn außerhalb der Arbeitsstelle scheinen die meisten Patienten keineswegs so sozial integriert zu sein, wie sie sich selbst darstellen.

Die Mehrzahl (57%) hält sich nämlich für durchaus kontaktstark, weitere 19,8% finden einigermaßen Kontakt zu anderen Menschen. Lediglich 23,3% geben Kontaktschwierigkeiten an.

Diese behauptete Kontaktstärke findet sich im Freizeitverhalten kaum wieder. Die Mehrheit der Patienten verbringt ihre Freizeit ganz alleine oder im sozialen Bezugsfeld der Familie, und da zwei Drittel von ihnen auch noch nie Mitglied eines Vereins gewesen sind, nehmen sie auch solche strukturierten Angebote von Aktivität und Geselligkeit nur wenig wahr.

Dies alles deutet also nicht auf eine rege Teilnahme am gesellschaftlichen Leben hin. Dieser Eindruck wird noch verstärkt, wenn man bedenkt, daß gesellige Unterhaltung in der Freizeit der Patienten nur eine geringe Rolle spielt. Hingegen gibt die Mehrheit (57,8%) an, hauptsächlich mit Freunden und Bekannten zusammen Alkohol zu trinken. Alkoholkonsum scheint damit zu einer Freizeitbeschäftigung per se geworden zu sein.

---

14 Es ist bekannt, daß bei langandauernder Arbeitslosigkeit dem Arbeitslosen die Zeitstruktur des Tages zerfällt und er tendenziell in einen Zustand psychischer Apathie gerät, der nicht nur durch den ökonomischen Druck, sondern auch durch ein Gefühl von Wert- und Perspektivelosigkeit bedingt ist. Vgl. hierzu: Jahoda et al. (1975); Kutsch u. Wiswede (1978)

Setzt man diese Informationen zueinander in Beziehung, dann wird deutlich, daß Freundschaften und Bekanntschaften vorwiegend auf der Basis gemeinsamen Alkoholkonsums vermittelt und aufrecht erhalten werden. Offenbar handelt es sich hier um rein situative Beziehungen: Für den Moment schließen solche Thekenbekanntschaften ein engeres Vertrauensverhältnis nicht aus, haben aber über diesen speziellen Bereich hinaus keine Bedeutung. Alkohol ist hier offensichtlich die conditio sine qua non für den Kontakt. Diese Funktion des Alkohols wird von einem Teil der Patienten gesehen.

Tabelle 12. Wirkung von Alkohol auf die Kontaktfähigkeit

unter Alkohol besser Kontakt	24,6%
unter Alkohol gleich	41,5%
unter Alkohol schlechter Kontakt	11,2%
k.A.	2,7%
	100,0%

Manche Patienten (24,6%) finden also unter Alkohol besser Kontakt, besonders die Gruppe derjenigen, die ohne Alkohol Kontaktschwierigkeiten hat. Dagegen sehen Patienten, die sich auch ohne Alkohol für kontaktstark halten, bei sich weniger eine diesbezügliche Wirkung. Man kann also sagen, daß die einen gerade diese spezifische Alkoholwirkung suchen, die anderen dagegen ihrer Meinung nach immer nur mittrinken.

Immerhin bei 11,2% der Patienten tritt eine Verschlechterung der Kontaktfähigkeit unter Alkohol ein. In dieser Gruppe sind Frauen überproportional häufig vertreten, während sie spiegelbildlich seltener als Männer eine Verbesserung bemerken. Das steht in bezug zu ebenfalls geschlechtsspezifischen Trinkmustern (vgl. 3.1).

Resümierend läßt sich feststellen, daß im Freizeitbereich das Selbstbild der Patienten sich nicht deckt mit dem Eindruck, den man aus den Schilderungen ihres Verhaltens gewinnt. Sie stellen sich integrierter dar, als sie ihrem Verhalten gemäß sein können, und sie schätzen auch die Bedeutung des Alkohols für diese Integration wohl zu gering ein. Die Einsicht in diese Funktion der Droge entwickelt sich erst mit wiederholter Therapieerfahrung.

3 Die Alkoholkarriere der Patienten

3.1 Frühes Alkoholverhalten

H. Berger und A. Legnaro

3.1.1 Trinkverhalten der Eltern und alkoholspezifische Sozialisation

Im Alkoholverhalten der Eltern ergeben sich keine Anhaltspunkte dafür, daß die Patienten ihre spätere Alkoholdevianz direkt aus vorgegebenen Mustern übernehmen konnten. Nach Angaben der Patienten trank die überwiegende Mehrheit der Eltern unauffällig: Die meisten Mütter (63,6%) sind, im Einklang mit der tradierten weiblichen Rolle, völlig abstinent. Wenn die Mütter überhaupt etwas trinken, dann fast ausschließlich im sozialen Rahmen (Feste, Feiern) ohne jeden Exzeß. Nach Angaben der Patienten tranken nur 1,4% der Mütter exzessiv. Dagegen waren immerhin 7,1% der Väter in den Augen der Patienten exzessive Trinker. Fast drei Viertel der Väter (72,3%) tranken indes sozial konform, wobei es bei 17,2% zu gelegentlichen Exzessen kam. Der Anteil der abstinenten Väter erscheint mit 20,7% vergleichsweise hoch, legt man das spezifisch männliche Trinkverhalten und die Abstinenzquote der allgemeinen Bevölkerung zugrunde.[1]

Die Abstinenzquote in den Herkunftsfamilien ist damit überrepräsentiert hoch.[2] Diese Ergebnisse deuten darauf hin, daß auch Abstinenz der Eltern zu späterer alkoholspezifischer Auffälligkeit der Kinder führen kann. Da sozialisationstheoretisch Kinder vorwiegend am Verhalten der Eltern lernen, bieten sowohl abstinente wie exzessiv trinkende Eltern kein Verhaltensvorbild für den kontrollierten Umgang mit Alkohol. Das Fehlen eines solchen Vorbildes bedeutet aber ein Defizit für den Jugendlichen, sobald er mit trinkenden Gleichaltrigen ("peers") in Kontakt kommt, was ihn deren Trinkmustern gegenüber besonders kritiklos macht.

Es scheint so, daß die Eltern bezüglich ihrer Alkoholerziehung eine rigorose Haltung bevorzugen. 40% erlauben ihren Kindern bis zum 14. Lebensjahr überhaupt keinen Alkoholkonsum. Hier dürfte der Einfluß der in

---

1 Wieser (1973) nennt 2% Abstinente
2 Allerdings erscheint Alkoholikern oft ein geringfügiger Konsum bereits als Abstinenz

ihrer Mehrheit abstinenten Mütter die entscheidenden Akzente setzen. Weniger streng zeigten sich 33,6% der Eltern, die das Abstinenzgebot bei besonderen Gelegenheiten aufhoben. Damit kamen 73,6% der Patienten in der Kindheit und Jugend mit Alkohol kaum oder gar nicht in Berührung.

Bei 17,3% der Patienten dehnen die Eltern mit wachsendem Alter das Ausmaß der Trinkerlaubnis aus. Für diese letzte Gruppe (und eingeschränkt auch bei denjenigen Jugendlichen, die bei besonderen Gelegenheiten Alkohol trinken dürfen) läßt sich sagen, daß der Kontakt mit Alkohol nicht unvermittelt außerhalb der Familie stattfand und ihnen die konsumregulierenden Normen bereits vorgegeben waren. Ungewöhnlich permissiv gegenüber dem Alkoholismus ihrer Kinder verhalten sich 9,1% der Eltern: Sie erlegen ihnen somit keinerlei Beschränkungen auf. Diese Daten bestätigen also insgesamt die in der Literatur vertretene Meinung, daß den Eltern als Trägern der alkoholspezifischen Sozialisation zwar eine Bedeutung zukommt, aber bei weitem nicht eine so entscheidende wie außerfamiliären Gruppen (Forslund 1970).

3.1.2 Alter des ersten Alkoholkonsums

Das Durchschnittsalter des Trinkbeginns unterscheidet sich bei den Patienten nur minimal von dem der allgemeinen Bevölkerung.[3] Der Wert für die Patienten liegt bei 18,8 Jahren. Die Spannbreite schwankt zwar zwischen 6 und 53 (!) Jahren, jedoch haben zwischen 15 und 20 Jahren schon 70%, bis zu 25 Jahren sogar schon 92% aller Patienten den regelmäßigen Alkoholkonsum begonnen. Ein Trinkbeginn über 35 Jahren ist ausschließlich bei Frauen zu finden. Insgesamt liegt das Einstiegsalter bei Männern deutlich niedriger als bei Frauen.

3.1.3 Trinkverhalten im Zeitablauf

Alle Patienten machen zunächst eine Phase konformen Trinkverhaltens durch, wobei sich der Umfang des Alkoholkonsums und die Zeitdauer bestimmen nach den spezifischen Normen der jeweiligen Bezugsgruppe. Ein besonders geringer Toleranzspielraum besteht z. B. bei der Gruppe der unter 14jährigen, da hier Alkoholkonsum per se vielfach bereits als normübersschreitend betrachtet wird. Eine andere Gruppe, für die ebenfalls ein vergleichbar geringer Spielraum des Alkoholverhaltens besteht, bilden ältere

---

3 1968 stellte Wieser ein Durchschnittsalter von 18 Jahren fest, 1973 ist es auf 16 abgesunken (Wieser 1968, 1973)

Frauen. Bei ihnen fällt offensichtlich bereits geringer Konsum auf, um so mehr, wenn sie erst relativ spät damit beginnen. Für beide Gruppen ist der Weg von der Konformität zur ersten Auffälligkeit deswegen relativ kurz. Für die überwiegende Mehrheit indes gilt, daß sie sich im Rahmen ihrer Bezugsgruppe lange Zeit konform verhält.

Bei fast allen Patienten steht am Beginn ihrer Karriere geselliges Trinken. Eine Ausnahme machen mit 7,8% diejenigen, die von Anfang an ausschließlich alleine trinken. Weitere 23,3% trinken häufig alleine. Die große Mehrheit der Patienten trinkt jedoch immer gesellig.

Die Bedeutung des Alkohols liegt hier offensichtlich in einem sozial-integrativen Wirkungserlebnis, wie das auch für die allgemeine Bevölkerung bekannt ist (Wieser 1973).

Existiert bei diesen Patienten noch ein soziales Umfeld, das als soziale Kontrollinstanz dem Alkoholkonsum Grenzen setzen kann, so entfällt diese Verhaltenskontrolle bei denjenigen, die schon in einer frühen Phase vorwiegend alleine oder mit Zufallsbekannten trinken. Damit zeichnet sich schon in dieser frühzeitigen Phase von Lebensstil und Trinkverhalten her eine Risikopopulation ab.

Als Trinkort ist die Wirtschaft weitaus am beliebtesten. 54,5% trinken nur oder vorwiegend hier. Wirtschaften werden signifikant häufiger von Männern bevorzugt, während Frauen lieber in der eigenen Wohnung trinken. Lediglich 2% der Männer, aber 24% der Frauen trinken ausschließlich zuhause. Als Trinkgelegenheiten spielen gesellige Veranstaltungen bei Vereinstreffen oder in der Wohnung anderer Leute kaum eine Rolle.

Obwohl 30,2% der Patienten häufig mit Arbeitskollegen zusammen trinken, scheint das in der Regel nicht auf der Arbeitsstelle selbst zu geschehen. Hier trinken 35,3% nie. Die Mehrheit (54,8%) trinkt gelegentlich am Arbeitsplatz bzw. im Rahmen betrieblicher Feierlichkeiten; dabei verhält sie sich durchaus konform.[4]

Ausschließlich oder vorwiegend trinken dagegen 9,9% der Patienten auf der Arbeitsstelle. Auch diese können sich noch betriebsintern konform verhalten im Rahmen einer stark konsumierenden Kollegenschaft, die als normative Bezugsgruppe dient (etwa im Bausektor oder in der Metallverarbeitung bei starker Hitzeentwicklung). Die offensichtlich in derlei Betrieben übliche hohe Toleranz stellt insofern ein großes Risiko dar, als sie lange Zeit einen hohen Konsum und auch eine Steigerung in pathologische Quantitäten erlaubt. Die Auffälligkeitsschwelle liegt damit zwar relativ hoch, jedoch treten, wie noch zu zeigen sein wird, drastische Sanktionen dann um so unvermittelter ein.

---

4 Wie oben festgestellt, ist die Mehrzahl der Alkoholiker an der Arbeitsstelle unauffällig integriert auf lange Zeit, unter Umständen sogar bis zur Einweisung

3.1.4 Subjektive Einschätzung des Trinkverhaltens

Die verhältnismäßig lange Phase unauffälligen Trinkens hat weitreichende Konsequenzen für die subjektive Konsumeinschätzung und damit auch für das Selbstbild der Patienten. Fast die Hälfte (47,5%) ist bis zur Diagnostizierung der Überzeugung, nicht mehr als relevante Andere ('relevant others') getrunken zu haben. Besonders Frauen (fast dreimal so oft wie Männer) meinen, erst mit der Zeit ihre Konsumhöhe auf den Standard ihrer Umgebung gesteigert zu haben oder sogar immer unter diesem Niveau geblieben zu sein. Es versteht sich von daher, daß sich bei dieser Gruppe ein Problembewußtsein nur sehr langsam oder gar nicht ausbilden kann.

42% der Patienten haben dagegen ihrem Eindruck nach mit der Zeit mehr als die Umgebung getrunken. Immerhin 8,2% der Patienten sind der Meinung, von Anfang an mehr als andere getrunken zu haben.

Ausschlaggebend für ein Problembewußtsein ist jedoch nicht das perzipierte Konsumniveau, sondern die Klinikerfahrung. Der Grad der Bereitschaft, den eigenen Alkoholkonsum als problematisch anzusehen, variiert signifikant mit der Therapieerfahrung der Patienten: Während in der Gruppe derjenigen, die ihren Alkoholkonsum als unverändert konform einschätzen, die Erstaufnahmen deutlich überrepräsentiert sind (fast ⅔ der Erstaufnahmen sind dieser Meinung), gilt umgekehrt, daß Wiederaufnahmen eher ihren Konsum für abweichend hoch halten (dies gilt für fast 60% der Wiederaufnahmen). Ebenso sind die Erstaufnahmen der Meinung, sie seien vorwiegend oder nur von anderen zum Trinken animiert worden, während die Wiederaufnahmen die Konsuminitiative eher bei sich selbst sehen.

Die Betonung konformen Trinkverhaltens und die damit verbundene relative Uneinsichtigkeit der Patienten in die ihnen zugeschriebene Devianz dürfte sich auf die Chancen einer Therapie, die auf die Mitarbeit des Patienten entscheidend angewiesen ist, ungünstig auswirken. Pointiert läßt sich sogar folgern, daß es einer oder mehrerer Wiederaufnahmen bedarf, um den Patienten für eine aktive Mitarbeit zu aktivieren. Eine vor der stationären Aufnahme angesiedelte ambulante Betreuung, die zumindest Krankheitseinsicht zu vermitteln vermag, könnte die Therapieeffizienz stationärer Behandlung erhöhen, diese vielleicht sogar in manchen Fällen ersetzen.

3.1.5 Wirkungen des Alkohols

In der Literatur herrscht Übereinstimmung darüber, daß Alkohol eine Droge mit vielfältigen Wirkungen ist. Welche der möglichen Wirkungen jeweils aktuell erfahren wird, bestimmt sich dabei vor allem nach set und setting des Konsums, also der gerade vorherrschenden Stimmung und psychischen

Befindlichkeit einerseits und der sozialen Trinksituation andererseits. Darüber hinaus verändert sich die Qualität von Alkoholwirkungen auch je nach Sorte der Alkoholika und nach der genossenen Menge. Es konnte weder von der Anlage noch von der Methodik her Ziel dieser Untersuchung sein, diesen Wirkungsprozeß, der in verschiedenen Stufen innerhalb einer Trinksequenz verschiedene Alkoholwirkungen erfahrbar macht, aufzufächern und darzustellen. Dies Problem ist überhaupt in der wissenschaftlichen Literatur bisher nur selten behandelt worden, wie auch die Tatsache, daß Alkohol keine Wirkungen per se hat, sondern Trinksituation, angestrebte und erfahrene Wirkungen, das Alltagswissen darüber und die Integration solchen Wissens und Handelns in das alltägliche Leben erst ansatzweise erforscht worden sind (Fahrenkrug 1980; Laermann 1978).[5]

Welche Problematik hier angesprochen wird, läßt sich (bezeichnenderweise viel deutlicher als mit einem wissenschaftlichen Zitat) mit einem belletristischen illustrieren:

"Two gallons is a great deal of wine, even for two paisanos. Spiritually the jugs may be graduated thus: Just below the shoulder of the first bottle, serious of concentrated conversation.
Two inches more, thoughts of old and satisfactory loves. An inch, thoughts of old and bitter loves. Bottom of the first jug, general and undirected sadness. Shoulder of the second jug, black unholy despondency. Two fingers down, a song of death or longing. A thumb, every other song each one knows. The graduations stop here, for the trail splits and there is no certainty. From this point on anything can happen."

(John Steinbeck, Tortilla Flat, S. 31 f.)

Die nachfolgend vorgeführten Daten zu den subjektiv wahrgenommenen Wirkungen des Alkohols müssen unter den oben genannten theoretischen Erwägungen eingeschränkt gesehen werden; sie spiegeln die von den Patienten retrospektiv empfundenen dominanten Wirkungen der Droge wieder, ohne set, setting und Wirkungsabläufe zu spezifizieren.

Tabelle 13. Psychische Befindlichkeit nach Alkoholkonsum

Beruhigung/Entspannung	28,3%
Betäubung	8,1%
Anregung	19,0%
Abbau von Hemmungen	33,3%
Unwohlsein	0,4%
Unruhe/Angst	1,2%
neutral	0,8%
erst Erhöhung, dann Reduktion	4,7%
erst Reduktion, dann Erhöhung	3,5%
k. A.	0,8%
	100,0%

---

5 Für eine detaillierte Diskussion des Problems, wie situationsspezifisch unterschiedliches Trinkverhalten zu erklären ist, und eine ethno-methodologisch geprägte Analyse vgl. McAndrew u. Edgerton (1969)

Beruhigung, Entspannung und Anregung sind gesellschaftlich durchaus erwünschte und intendierte Wirkungen. Beide werden dementsprechend häufig genannt und machen zusammen fast 48% der Nennungen aus. Beruhigung und Entspannung tritt bei beiden Geschlechtern völlig gleich verteilt auf, hingegen wird Anregung mehr als doppelt so häufig von Männern erlebt. Das mag mit den Umständen und Örtlichkeiten des Alkoholkonsums zusammenhängen, da Frauen eher alleine zuhause trinken und also die gesellige Anregung fehlt, die die Männer in Wirtschaften erfahren.

Vor dem Hintergrund dieser differentiellen Trinkmuster wird verständlich, daß Frauen eher als Männer eine betäubende Wirkung des Alkohols verspüren. Wenn man von einem Verhaltenskontinuum ausgeht, dessen einzelne Aspekte unterschiedlich bewertet werden, dann stellt Betäubung die gesellschaftlich nicht mehr erwünschte Übersteigerung von Beruhigung dar, während spiegelbildlich gesehen der Abbau von Hemmungen die Übersteigerung von Anregung ist. Da die tradierte weibliche Rolle eher Zurückhaltung verlangt, wundert es kaum, daß Patientinnen die Wirkung von Alkohol eher introvertiert als Betäubung erfahren. Bemerkenswerterweise neigen beide Geschlechter dazu, internalisierte Hemmungen unter dem Einfluß von Alkohol abzubauen, jedoch in unterschiedlicher Weise. Für Männer bedeutet der Abbau von Hemmungen in der Regel Aggressivität gegen Sachen oder andere Personen. Ein aufschlußreicher geschlechtsspezifischer Unterschied läßt sich feststellen, wenn man fragt, wo es zu diesem Abbau von Hemmungen kommt: im familiären Bereich bei Frauen und Männern gleich verteilt, im öffentlichen Bereich dagegen bei Frauen deutlich häufiger. Daraus lassen sich zwei weibliche Trinkmuster erschließen: Die isolierte Trinkerin zieht sich mit Hilfe von Alkohol aus der Alltagsrealität zurück; bei der geselligen Trinkerin führt Alkoholkonsum zu extravertiertem Verhalten, das zunächst als Kommunikationsstärke positiv bewertet wird. Indem sie aber bald dieses Verhalten „überzieht", fällt sie „aus der Rolle". Dies meint im alltäglichen wie im soziologischen Sinne ein Verhalten, das den herkömmlichen Erwartungen an weibliches Verhalten nicht mehr entspricht und deutlich negativ beurteilt wird. Dagegen erreicht extravertiertes Verhalten von Männern in der Öffentlichkeit selten eine Grenze, bei der die Bewertung ins Negative umschlägt.

Im familiären Bereich wirkt sich das Verhalten von Männern häufig destruktiv aus. Destruktivität bedeutet hier ein aggressives Verhalten, das bis zur körperlichen Gewaltanwendung gegen andere Familienmitglieder gehen kann. Frauen dagegen reagieren vorwiegend mit psychischem Rückzug, der sich beispielsweise in der Vernachlässigung der Hausarbeit äußert. Immerhin meinen noch 6,4% der Patienten, Alkohol wirke sich positiv auf ihr Verhalten im familiären Bereich aus. Dabei beziehen sie sich offensichtlich auf die anregende Wirkung des Alkohols. Auch im Arbeitsbereich meinen sogar 12,3% der Patienten – fast ausschließlich Männer –, daß ihre Leistungsfähigkeit durch Alkoholkonsum ansteige. Dabei mag es sich um individuelle, physiologische und psychische Dispositionen handeln oder auch nur um eine Rationalisierung für die Fortsetzung des Alkoholkonsums.[6] Fast die Hälfte (49,8%) schätzt jedoch die Auswirkungen von Alkohol auf die Leistungsfähigkeit negativ ein. Nach ihren sonstigen Angaben zum Arbeitsbereich erscheint das ganz realistisch (vgl. 3.3.1).

In allen Bereichen sind es aber starke Minderheiten, die der Meinung sind, daß Alkohol keine Veränderung ihres Verhaltens bewirke: im Arbeitsbereich 37,9%, im öffentlichen Bereich 46,3%, im familiären Bereich 41,8%. Interessanterweise neigen vor allem die Erstaufnahmen zu dieser Überzeugung. Diese Tendenz, die Alkoholwirkung als neutral und damit das Eigenverhalten als unauffällig einzustufen, entspricht dem oben bereits beschriebenen Wunsch gerade dieser Gruppe, sich selbst als konform wahrzunehmen und von anderen als konform akzeptiert zu werden.

War bisher nur exemplarisch vom Wirkungsmechanismus des Alkohols in bestimmten Situationen die Rede, so soll im folgenden gezeigt werden, welche konkreten Wirkungen Alkoholiker überhaupt kennen. Wir haben dazu den Patienten eine Liste von möglichen Alkoholwirkungen vorgegeben, die – nach einer Untersuchung von Antons u. Schulz (1977) – jeweils mehr als 50% der allgemeinen Bevölkerung aus eigener Erfahrung bekannt sind (vgl. Tabelle 14).

Die Alkoholiker bejahen fast alle Fragen deutlich seltener als die allgemeine Bevölkerung. Dieser ausgeprägte Unterschied erstaunt zunächst. Geht man davon aus, daß in all diesen Feststellungen positive Stimmungsveränderungen angesprochen werden, vor allem im sozialen Bereich, so könnte man nach den allgemeinen Kenntnissen über Alkoholiker von diesen eine höhere Zustimmung erwarten. Man muß hier jedoch die spezielle Situation einer Befragung kurz nach der Klinikeinweisung in Rechnung stellen. Mit der Einweisung ist für den Alkoholkranken das Etikett ‚Alkoholiker‘ entweder überhaupt zum ersten Mal geprägt oder von neuem bestärkt worden. Unter diesem Einweisungsschock wird er versuchen, möglichst ein konformes Selbstbild aufrecht zu erhalten, und das beinhaltet u. a., die subjektive Bedeutung von Alkohol für die Lebenswelt möglichst gering anzusetzen. Aus dieser Motivation heraus entsteht die Tendenz, dem Alkohol möglichst wenig positive Wirkungen zuzuschreiben. Der Abhängige betont hier also seine Alkoholunabhängigkeit.

Dies fügt sich ein in das oben dargestellte Bild mangelnder Problemeinsicht, das gerade die Erstaufnahmen zeigen. In die gleiche Richtung weist

---

6 Möglicherweise wird die simple Aufrechterhaltung der Funktionsfähigkeit als Leistungssteigerung gesehen. Das ist unter der Voraussetzung eine stichhaltige Annahme, daß die Patienten in einem fortgeschrittenen Stadium physischer Abhängigkeit zur Aufnahme kommen und daher alle Alkohol zur Vermeidung von Entzugserscheinungen brauchen

Tabelle 14. Erfahrene Alkoholwirkungen

	allgemeine Bevölkerung	Sample
1. Alkohol bewirkt, daß man sich in Gesellschaft eher wohlfühlt	87,0%	66,5%
2. Alkohol stärkt das Selbstvertrauen	52,0%	57,1%
3. Alkohol erleichtert den Kontakt mit Leuten, die man noch nicht kennt	77,0%	56,3%
4. Wenn man mittrinkt, fühlt man sich mit den anderen mehr verbunden	70,0%	61,9%
5. Alkohol erleichtert die Annährerung an eine(n) Frau (Mann)	52,0%	37,2%
6. Wenn man etwas getrunken hat, fällt es einem leichter, anderen die Meinung zu sagen	68,0%	60,3%
7. Wenn man etwas getrunken hat, fühlt man sich weniger schüchtern	67,0%	59,9%
8. Wenn man etwas getrunken hat, kann man den Menschen leichter Sympathie entgegenbringen	50,0%	33,7%
9. Wenn man etwas trinkt, macht es weniger aus, was andere über einen denken	53,0%	57,5%
10. Durch Alkohol ist man humorvoller, einfallsreicher, witziger	73,0%	55,5%

auch, daß fast die Hälfte (49,5%) der Erstaufnahmen und damit deutlich mehr als die Wiederaufnahmen angeben, Alkohol verbesserte ihre Kontaktfähigkeit überhaupt nicht, weder in positiver noch in negativer Hinsicht. Die Wiederaufnahmen dagegen zeigen deutlich ausgeprägter die Tendenz, dem Alkohol entweder positive oder negative Wirkungen zuzuschreiben.

3.2 Die Phase der ersten Auffälligkeit

H. Berger und A. Legnaro

3.2.1 Die Steigerung des Alkoholkonsums

Oben wurde bereits deutlich gemacht, daß viele Patienten nach Alkoholgenuß eher in der Lage sind, soziale Kontakte zu knüpfen. Hierin liegt für sie eine wesentliche motivationale Bedeutung ihres Trinkens. Dieser Effekt wird zunächst nur in bestimmten Situationen, vornehmlich in der Freizeit, bewußt oder unbewußt gesucht. Mit der Dauer der Karriere löst sich jedoch das Trinken von diesen situativen Umständen (setting) ab. Nur 19,6% der Patienten trinken weiterhin bei unverändert vielen Gelegenheiten, aber jeweils mehr; die Mehrzahl jedoch greift bei wesentlich mehr Gelegenheiten zu Alkohol. Ein kleiner Teil der Patienten (14,5%) hält dabei die Trinkmenge nach eigenen Angaben konstant, in aller Regel jedoch (bei fast zwei Dritteln, nämlich 65,9%) steigt auch die jeweilige Trinkmenge an. Das Trinkmuster verändert sich also in den beiden Dimensionen Quantität und Frequenz, und zwar typischerweise in beiden gleichzeitig. Bei der Generalisierung des Verhaltens über zunächst spezifische Situationen hinaus bleibt die angestrebte Wirkung die gleiche.

Dieser Prozeß vollzieht sich bei mehr als neun Zehnteln der Patienten (91,5%) schleichend und allmählich. Dem entspricht, daß 61,6% keinen markanten Ausgangspunkt für diese Steigerung anzugeben wissen. Das subjektive Fehlen eines Beginns oder eines Anlasses erklärt die Unmerklichkeit des gesamten Prozesses.

Wenn die Patienten überhaupt einen Grund angeben können, so sehen sie ihn vorwiegend in einer einschneidenden Veränderung ihrer Lebensumstände. Für 18,2% ist ein tragisches Ereignis ausschlaggebend, also z. B. die Trennung von oder der Verlust einer nahen Bezugsperson. Bei 17,5% bildet ein Milieuwechsel den auslösenden Grund. Das kann etwa der Wechsel von einem Betrieb, in dem Alkoholverbot herrscht, zu einem anderen sein, in dem Alkoholkonsum geduldet wird. Unter Umständen gerät der Patient hier in einen Anpassungszwang, wenn er sich in eine vieltrinkende Kollegenschaft integrieren muß (etwa im Baugewerbe). Kaum eine Rolle als Auslöser spielen gesundheitliche Veränderungen (2,4%).

3.2.2 Die ersten Schwierigkeiten

Durch die Steigerung ihres Alkoholkonsums überschreiten die Patienten nach einer unterschiedlich langen und kaum bestimmbaren Zeitspanne die Toleranzgrenzen des konformen Trinkverhaltens. Ihr Konsum hat jetzt eine Höhe erreicht, die der sozialen Umgebung als auffällig erscheint und zu den ersten objektiven Schwierigkeiten führt, wobei die geringfügigste Sanktion darin besteht, dem Patienten Vorhaltungen hinsichtlich seines Alkoholkonsums zu machen.

Immerhin behaupten 2,7% der Patienten, nie Schwierigkeiten gehabt zu haben. Treten aber Schwierigkeiten auf, dann weitaus am häufigsten zunächst im familiären Bereich, nämlich bei 42,6%.

Daß der Familie überhöhter Alkoholkonsum am ehesten auffällt, ist insofern nicht verwunderlich, als hier die Möglichkeiten dauernder Kaschierung am geringsten sind. Dem Ehepartner werden nämlich die Auswirkungen des täglichen Alkoholkonsums deutlich, wenn auch nicht unbedingt die Menge, die der Patient am Tage – verteilt auf verschiedene Gelegenheiten – getrunken hat; denn es ist durchaus möglich, daß der Patient, bezogen auf

Tabelle 15. Bereich der ersten Auffälligkeit

keine Auffälligkeit	2,7%
Arbeitsbereich	15,9%
öffentlicher Bereich	15,9%
familiärer Bereich	42,6%[a]
Gesundheitsbereich	13,6%
Gleichzeitigkeiten in mehreren Bereichen	9,3%
	100,0%

[a] Da dieser Abschnitt sich auf die prozeßhafte Entwicklung des Alkoholverhaltens bezieht, ist der aktuelle Familienstand hier ohne Relevanz; bei einem Teil der Patienten hat sich der Familienstand inzwischen verändert

die spezielle Situation, jeweils konform trinkt, sich daraus jedoch kumulativ eine deviante Höhe ergibt. Partiell konformes und unauffälliges Trinken in verschiedenen sozialen Bereichen kann hier also jeweils Verhaltensweisen induzieren, die sich insgesamt zur Devianz summieren. Bedingt durch den Lebensstil der Betroffenen wird diese Devianz zumeist erstmals in der Familie sichtbar. Sie verzögert zum einen das Erkennen des Problems, zum anderen ermöglicht sie dem Patienten, auf seine partielle Trinkkonformität hinzuweisen und damit Vorwürfe über lange Zeit hinweg abzuwehren.

Anders als in der Familie treten Personen anderer Bereiche – Arbeitsbereich, öffentlicher Bereich, Gesundheitsbereich – entschieden seltener als Erstsanktionierende auf. Im Arbeitssektor wie im öffentlichen Bereich tauchen bei jeweils 15,9% der Patienten (vgl. Tabelle 15) die ersten Schwierigkeiten auf; für 13,6% waren gesundheitliche Störungen der Anlaß der ersten Sanktionierung. Bei 9,3% traten Schwierigkeiten in verschiedenen Bereichen gleichzeitig auf. Ungeachtet des Bereichs der ersten Auffälligkeit gaben 11,6% der Patienten an, schon vor der sozialen Umgebung ihren überhöhten Alkoholkonsum selbst bemerkt zu haben.

Die Verteilung der Auffälligkeit auf die verschiedenen Bereiche ist geschlechtsspezifisch recht unterschiedlich. Frauen fallen signifikant häufiger zuerst im familiären und noch stärker im Gesundheitsbereich auf, soweit sie berufstätig sind auch im Arbeitsbereich. Im öffentlichen Bereich fallen sie dagegen seltener auf als Männer. Die familiäre Auffälligkeit der Frauen erscheint dann nicht ungewöhnlich, wenn man berücksichtigt, daß sich bei Frauen das Trinken vorwiegend auf die häusliche Sphäre beschränkt und bei einem Großteil der Frauen, nämlich den nicht berufstätigen, auch darauf beschränken muß, denn den Frauen ist, vor allem in ländlichen Gegenden des Einzugsgebietes, der öffentliche Bereich wesentlich weniger zugänglich als den Männern. Die häufigere Auffälligkeit von Frauen im Gesundheitsbereich läßt sich durch zwei Faktoren erklären: Zum einen mögen Frauen bei somatischen Symptomen eher als Männer einen Arzt aufsuchen.

Eine Rolle mag auch spielen, daß sich die niedrigere Toleranzschwelle gegenüber Alkoholkonsum bei Frauen auswirkt.

Dagegen ist in der Rangfolge der Bereiche für die erste Auffälligkeit zwischen Erst- und Wiederaufnahmen kein Unterschied auszumachen; ihre Bedeutung verändert sich im Zeitablauf nicht. Es deutet sich damit tendenziell an, daß sowohl im Arbeits- wie im öffentlichen Bereich die Sensibilität für hohen Alkoholkonsum in den letzten Jahren nicht gestiegen ist. Einzig und allein im Gesundheitsbereich deutet sich eine geringfügige Erhöhung der Aufmerksamkeitsschwelle an.

Die erste Auffälligkeit liegt im Durchschnitt drei bis vier Jahre zurück. Wie zu erwarten, sind die Erstaufnahmen wesentlich häufiger erst in der letzten Zeit aufgefallen (34,5% von ihnen im Laufe des letzten Jahres) gegenüber 2,5% der Wiederaufnahmen in dieser Zeitspanne. Spiegelbildlich liegt bei mehr als der Hälfte (53,8%) der Wiederaufnahmen die erste Auffälligkeit länger als vier Jahre zurück. Allerdings ist die Zahl der Erstaufnahmen, die ebenfalls vor vier oder mehr Jahren zuerst auffällig wurden, mit 25,9% verblüffend hoch. Es zeigt sich hier sehr deutlich, daß hoher Alkoholkonsum zwar relativ früh auffällt, nämlich zu einem Zeitpunkt, an dem therapeutische Interventionen chancenreicher sein könnten. Aus dieser Auffälligkeit leiten die Beteiligten jedoch weder die Notwendigkeit verstärkter Sanktion noch therapeutischer Intervention ab. Gerade eine therapeutische Hilfe hält die soziale Umgebung in dieser Phase offensichtlich für eine überzogene Maßnahme; sie begnügt sich daher mit relativ milden Sanktionen (Ermahnungen, Vorhaltungen) in der Hoffnung, damit eine Verhaltensänderung beim Patienten bewirken zu können.

Speziell die Familie hält wohl ihr therapeutisches Potential zunächst für ausreichend. Den milden Druck im familiären Bereich kann der Patient subjektiv und objektiv durch Rationalisierungstechniken und/oder Vermeidungsverhalten auffangen. Er ändert also sein Verhalten nicht in bezug auf seine Konsumhöhe, sondern in bezug auf seine Konsumgewohnheiten, indem er etwa heimlich trinkt oder verstärkt auf andere Trinkgelegenheiten ausweicht und derart versucht, das Ausmaß seines Trinkens der Kontrolle des Sanktionierenden zu entziehen. Immerhin unternimmt jeder Siebte (14,3%) Abstinenzversuche, reagiert also in der gewünschten Richtung. Die breite Mehrheit indessen (55,0%) reagiert überhaupt nicht und trinkt genau so viel wie vorher auch.

Nach dem Zeitpunkt der ersten Auffälligkeit dauert es noch ca. ein Jahr, ehe die Patienten selbst bemerken, daß ihr Alkoholkonsum problematisch geworden ist. Auslösend für subjektive Schwierigkeiten sind für 41,5% vorrangig gesundheitliche Beschwerden.[7]

---

7 Es steht zu vermuten, daß es sich medizinisch gesehen hier bereits um Entzugssymptome handelt

Einzig und allein hierdurch wird dem Patienten der überhöhte Alkoholkonsum als Körpererfahrung faßbar; von daher verwundert es nicht, daß der gesundheitliche Bereich der einzige ist, in dem die Patienten eher von sich aus das Problem erkennen als von außen damit konfrontiert werden, was lediglich bei 13,6% der Fall ist (vgl. Tabelle 15). In den anderen Bereichen dagegen ist eigene Problemeinsicht wesentlich schwächer ausgeprägt, nämlich für den familiären Bereich 31,2%, für den Arbeitsbereich 10,3%, für den öffentlichen Bereich nur 6,4%. Allerdings ist es wahrscheinlich, daß die Erkenntnis subjektiver Schwierigkeiten nicht spontan erfolgte, sondern erst reaktiv auf Vorhaltungen der sozialen Umgebung.

Die Rangfolge der Bereiche, in denen subjektive Schwierigkeiten artikuliert werden, scheint von der Möglichkeit abzuhängen, inwieweit sich sanktionierende Interaktionspartner vermeiden lassen. Im öffentlichen Bereich ist dies relativ leicht zu erreichen, etwa durch Rückzug oder Wechsel der Bezugsgruppen. Auch im Arbeitsbereich lassen sich Sanktionen häufig durch Wechsel der Arbeitsstelle auffangen. Weitaus geringer dagegen ist der Spielraum im familiären Bereich; und den gesundheitlichen Beschwerden kann der Patient inzwischen gar nicht mehr entrinnen.

Der Patient bemerkt das Problem erst an den unterschiedlichsten Symptomen, die ihn seine gesundheitlichen und sozialen Schwierigkeiten mit überhöhtem Alkoholkonsum in Verbindung bringen lassen. Dennoch besteht bei 41,1% der Patienten kein Bedürfnis nach Beratung und Hilfe, während 8,9% solche zwar wünschen, aber nicht wissen, an wen sie sich wenden sollen. Ein gutes Drittel der Patienten (33,5%) sucht als erste therapeutische Instanz den Hausarzt auf, während sich 10,9% sofort an einen Facharzt wenden. Staatliche Beratungsstellen und sonstige Hilfseinrichtungen (konfessionelle Beratungsstellen, öffentliche Vertrauenspersonen o.ä.) spielen mit 5,6% nahezu keine Rolle. Den Ärzten kommt also eine Schlüsselposition und eine zentrale Screening-Funktion für Diagnose und Therapie und damit auch den weiteren Verlauf der gesamten Karriere zu.

Der niedergelassene Arzt dürfte für die Patienten deshalb die am ehesten akzeptierte Anlaufstelle sein, weil sie ihre Beschwerden primär als somatische Leiden wahrnehmen. Deswegen erscheinen Beratungsstellen dem Patienten als die falsche Adresse, soweit sie überhaupt bekannt sind. Zusätzlich erschwerend wirkt sich aus, daß sie wegen der geographischen Entfernung oft schwer erreichbar sind. Diese letzten beiden Gründe dürften auch für die Angehörigen ein Hindernis darstellen. Dabei könnten gerade sie Beratungsstellen als geeignete Hilfsinstanz betrachten, da sie das Problem nicht nur als somatisches Syndrom sehen. Es ist zweifellos wichtig, eine mögliche Scheu der Angehörigen vor frühzeitiger Einleitung spezifischer therapeutischer Hilfen abzubauen, da gerade sie hohen Alkoholkonsum in der Regel frühzeitig bemerken und so eine wesentlich bedeutendere Rolle bei der Früherkennung des Alkoholismus spielen könnten.

3.3 Begleitumstände der weiteren Alkoholkarriere

H. Berger und A. Legnaro

3.3.1 Arbeitsbereich

Häufigster Anlaß für Schwierigkeiten im Arbeitsbereich ist Unzuverlässigkeit (Zuspätkommen, häufige Abwesenheit, „Blaumachen"). Sanktionen werden hier nicht unmittelbar durch den Alkoholkonsum während der Arbeitszeit ausgelöst, sondern sind mittelbare Folgen eines Konsums, der in einem anderen Bereich stattgefunden hat. Derartige Schwierigkeiten geben 18,6% der Patienten an. 12,4% haben hingegen Schwierigkeiten wegen nicht ausreichender Arbeitsleistung. Dies kann sowohl die Spätfolge vorherigen Konsums sein als auch Intoxikation während der Arbeitszeit bedeuten. Damit ergibt sich eine bemerkenswerte Diskrepanz zu den Angaben der Patienten darüber, wie sich ihre Arbeitsfähigkeit unter Alkoholeinwirkung verändert. Wie oben erwähnt sind 49,8% der Ansicht, ihre Leistungsfähigkeit sinke unter Alkoholeinfluß. Dementsprechend müßte die Zahl derer, die Probleme wegen mangelnder Arbeitsleistung schildern, wesentlich höher liegen. Offenbar ist aber Abwesenheit vom Arbeitsplatz ein sichtbareres und wohl auch frühzeitiger eintretendes Verhalten, das eher zu Schwierigkeiten führt, da sie von Arbeitskollegen und Vorgesetzten schnell bemerkt wird, während die Betroffenen ihre eigenen Schwierigkeiten beim Erbringen der Arbeitsleistung früher wahrnehmen. Fallen insgesamt 38% der Patienten durch Folgen eines Alkoholkonsums auf, der außerhalb der Arbeitszeit stattgefunden hat, so reicht bei 10,9% bereits Alkoholkonsum per se als Anstoß für Schwierigkeiten. Dies kommt dann vor, wenn in Betrieben das Alkoholverbot strikt durchgehalten wird. Demgegenüber war bei 20,2% der Patienten der Alkoholkonsum im Betrieb bekannt, hatte aber keine negative Folgen.

In fast der Hälfte der Betriebe (44,2%) kommt es nicht zu Sanktionen, selbst dann nicht, wenn der Alkoholkonsum aufgefallen ist. Wenn die Betriebe jedoch reagieren, dann ergreifen sie zumeist sofort die schwerwiegendste Maßnahme, die ihnen zur Verfügung steht, nämlich die der fristlosen Entlassung. Genauere Zahlen über die Häufigkeit alkoholbedingter Entlassungen ließen sich allerdings nicht ermitteln, da hier eine hohe Dunkelziffer zu vermuten ist: zum einen durch das Vermeidungsverhalten der Patienten, etwa indem sie von sich aus kündigen, um einer Entlassung vorzubeugen, zum anderen durch vorgeschobene Entlassungsgründe. Fast nie wurde vom Betrieb aus versucht, eine therapeutische Instanz entweder direkt einzuschalten oder Kontakte zu ihr zu vermitteln. Eine Ausnahme machen hier einzig öffentliche Arbeitgeber und zum Teil Großbetriebe. Die rigorose Haltung der Betriebe trägt dazu bei, daß die Patienten lange Zeit ihre Alkoholproblematik zu kaschieren suchen: entweder durch Verheimlichung des Konsums, durch Verharmlosung seines Ausmaßes oder durch Vermeidungsverhalten. Damit wird die besondere therapeutische Chance dieser frühen Karrierephase vergeben, in der Stabilisierungsversuche gerade vom beruflichen Sektor aus wegen seiner subjektiven und objektiven Bedeutung für die Patienten erfolgreich erscheinen. Eine Entlassung hat aber weitreichende Auswirkungen: Oft bedeutet sie das Ende jeglicher beruflicher Kontinuität. Ein beredtes Indiz dafür ist, daß 27,1% der Patienten nach einer Phase beruflicher Konstanz (operationalisiert als die längste Zugehörigkeit zu ein und demselben Betrieb) häufige Stellwechsel aufweisen oder fortan nur noch arbeitslos sind.

Neben Alkoholismus als Entlassungsgrund schlechthin dürften die krankheitsbedingten Ausfallzeiten zu der hohen Entlassungsquote beitragen. So waren im letzten Jahr mindestens einmal krankgeschrieben 23% der Patienten, zwei- bis dreimal 20,6%, vier- bis fünfmal 4,2% und 3,1% mehr als zehnmal. Entsprechend ist die Zahl der Patienten, die in den letzten fünf Jahren arbeitslos gewesen sind, außerordentlich hoch. Wie bereits oben erwähnt (vgl. 2.3), beschleunigt Arbeitslosigkeit die Krankheitsentwicklung, denn der dadurch entstehende Leidensdruck führt oft zu einem erhöhten Konsumniveau. Dies gilt um so mehr, als mit der Arbeitslosigkeit die tägliche Arbeit als zeitlicher Ordnungsfaktor entfällt.

3.3.2 Öffentlicher Bereich

Im öffentlichen Bereich (Freundeskreis, Nachbarschaft) fällt überhöhter Alkoholkonsum in der Regel erst relativ spät auf. Ebenso kommen Sanktionen seltener und in schwächerem Ausmaß vor. Sie weisen indes in die gleiche Richtung wie im Arbeitsbereich, nämlich Ausschluß und Isolation (bei 26,2% stark ausgeprägt) und sind für den Betroffenen genauso fühlbar. Betroffen sind vor allem diejenigen Patienten, die ihre Randposition durch Alkoholgebrauch eine Zeitlang auflösen konnten, bevor auffallend übermäßiges Trinken sie wieder marginal werden läßt.

Oft versuchen die Patienten auch hier, sanktionierenden Maßnahmen vorzubeugen, indem sie sich zurückziehen: Das tut ein Drittel derjenigen, die jemals einem Verein angehört haben. Insgesamt sieht aber mehr als die Hälfte (50,6%) der Patienten keinen Anlaß, den Alkoholkonsum in der Öffentlichkeit aufzugeben. Selbst die gelegentliche Neigung mancher Patienten zu Aggressivität bleibt offensichtlich noch im Rahmen der großzügigen normativen Regelungen für den Alkoholkonsum von Erwachsenen in der Öffentlichkeit und führt daher nicht zu Konsequenzen.

3.3.3 Familiärer Bereich

Wie bereits erwähnt, fällt der Alkoholkonsum des Patienten in den meisten Fällen zuerst der Familie auf. Hauptsächlichen Punkt des Anstoßes, nämlich bei 72,1% aller Patienten, bildet dabei das allgemeine Auftreten. Es sind eben nicht spektakuläre Ereignisse, sondern es ist gerade die alltägliche Wiederkehr stets gleichbleibender Verhaltensabläufe unter Alkohol, die die Familie nicht mehr kommentarlos hinnimmt. Bereits die Tatsache dauernden Trinkens und häufigen Betrunkenseins mit seinen psychischen und teilweise auch physischen Ausfallerscheinungen wirkt selbst dann sehr destruktiv, wenn der Patient seine zentrale Rolle als Hauptverdiener nicht vernachlässigt. So nimmt die Familie nur bei 1,9% primär an einer mangelnden Versorgungsleistung des Patienten Anstoß. Das geschieht signifikant häufiger bei Frauen, ein Indiz für die auf Frauen gerichteten männlichen Versorgungsansprüche. Gerade Hausfrauen haben wenig Kaschierungsmöglichkeiten, da bei ihnen der familiäre Bereich mit dem Arbeitsbereich identisch ist. Mangelnde Versorgungsleistungen für die Familie werden deswegen sofort sichtbar.

Ebenfalls selten genannt wird zeitliche Vernachlässigung (5,8%). Es handelt sich hier ausschließlich um Männer, die offensichtlich ihre Freizeit nur in Wirtschaften zubringen. Subtilere Auswirkungen des Alkoholkonsums, nämlich emotionale Vernachlässigung, werden nur von 3,9% genannt, dies geschlechtsspezifisch gleich verteilt.

Entsprechend der Bedeutung von Familie sind es – selbst bei dem hohen Anteil von Alleinlebenden – nur 5%, bei denen der Familie der überhöhte Alkoholkonsum überhaupt nie aufgefallen ist. Bei 8,1% der Patienten war der Familie der überhöhte Alkoholkonsum zwar bekannt, führte aber nie zu Schwierigkeiten. Entsprechend haben sich in diesen beiden letztgenannten Gruppen die Patienten auch nie sanktioniert gefühlt.

Die Sanktionen in dieser frühen Phase vor jeder Behandlung bestehen bei zwei Dritteln der Patienten (64,9%) aus Ermahnungen und Beschimpfungen oder, seltener, auch aus Handgreiflichkeiten. Maßnahmen, die die Rolle des Patienten in der Familie oder deren Bestand selbst bedrohen, kommen bei 27,5% vor. Das wären etwa Isolation innerhalb der Familie (9,9%), Drohung mit Trennung (11,7%) und die Trennung selbst (5,9%). Demgegenüber schalten nur 8,1% der Familien einen Arzt oder eine ähnliche Therapieinstanz ein, und zwar tun dies doppelt so häufig betroffene Ehemänner wie Ehefrauen. Es zeigt sich bemerkenswerterweise, daß Familien auch dann, wenn sie das Problem für schwerwiegend genug halten, um rigide Maßnahmen zu ergreifen, familieninterne Lösungen gegenüber Therapieversuchen bevorzugen. Warum, ist schwer erklärbar: Sei es, daß sie die mit der Diagnose Alkoholismus verbundene Etikettierung und Stigmatisierung für den Patienten und auch für sich selbst fürchten, sei es, daß sie die

Therapiebedürftigkeit und -zugänglichkeit des Problems überhaupt nicht erkennen. Möglich ist außerdem, daß die Familie sehr wohl Schritte auf eine Therapie hin unternehmen will, der Patient diese aber erfolgreich abblockt. Für diese letztere Interpretation spricht, daß Frauen eher bereit sind, ärztliche Hilfe zu suchen, wenn man einmal unterstellt, daß die Nichterfüllung von Rollenerwartungen bei Frauen schneller als bei Männern bemerkt und problematisiert wird.[8]

In jedem Falle wäre es sinnvoll, die Familien von der Notwendigkeit und Zweckmäßigkeit einer frühzeitigen therapeutischen Intervention zu überzeugen. Geeignet hierfür erscheinen Beratungsstellen, die schon ihrem Namen nach – und damit auch in der Wahrnehmung der Betroffenen – nicht auf Alkoholproblematiken eingegrenzt sind. Diese müßten in der Lage sein, sowohl den Angehörigen Handlungsstrategien an die Hand zu geben wie auch gegebenenfalls aktiv zu intervenieren, so etwa durch Hausbesuche, Gruppen- und Einzelgespräche für Patienten und Angehörige etc. Solche Maßnahmen könnten gerade deswegen erfolgversprechend sein, weil in dieser frühen Phase der Alkoholkonsum des Patienten noch keine schwerwiegenden gesundheitlichen und sozialen Folgen hervorgerufen hat und man deswegen noch nicht von einer Sucht im klinischen Sinne sprechen kann. In diesem frühen Stadium müßten also therapeutische Maßnahmen nicht unbedingt als Ziel die völlige Abstinenz anstreben, sondern es genügte schon der Versuch, den Patienten auf einem niedrigeren Konsumniveau zu stabilisieren. Dieses Ziel dürfte deswegen leichter erreichbar sein, weil es für den Patienten nicht die eminenten Folgen für Selbstbild und soziale Integration hat wie völlige Abstinenz.

Die Wichtigkeit auch einmaliger therapeutischer Gespräche, in denen die Alkoholproblematik und Familiensituation erklärend analysiert wird, wird belegt durch neuere Untersuchungen (Orford u. Edwards 1977).[9]

Solche Gespräche können die allgemeine Familiensituation und mögliche pathogene Rollenstrukturen oder Verhaltensweisen besser miteinbeziehen als eine spätere klinische Behandlung, die sich nur noch isoliert auf die Devianz des Einzelnen richtet.

Zm Zeitpunkt der ersten familiären Sanktionen ist der Patient in aller Regel noch berufstätig. Solange er diese zentrale Rolle noch ausüben kann,

---

8 Eine gegenteilige Auffassung wird von einigen Therapeuten und besonders von den Anonymen Alkoholikern vertreten. Diese sind der Meinung, daß die Alkoholiker zuerst „auf die Schnauze fallen" müssen, um Einsicht zu erlangen und therapeutischen Interventionen zugänglich zu sein

9 Verglichen wurden hier zwei Patientengruppen, von denen die eine über längere Zeit therapeutisch behandelt wurde. Bei der anderen beschränkte sich die Therapie auf ein einzelnes Beratungsgespräch. Im therapeutischen Erfolg ergaben sich in beiden Gruppen keine Unterschiede. Wichtig ist in diesem Zusammenhang, daß die Patienten übereinstimmend die Bedeutung der therapeutischen Beratungen relativ hoch einschätzten, höher sogar als andere klinisch-therapeutische Bemühungen

halten sich die Sanktionen der Familie in engen Grenzen. Der Patient sucht also primär erst dann den Arzt auf, wenn er gesundheitliche Folgen verspürt, die er jedoch meistens nicht mit Alkohol in Verbindung bringt. Die Geringfügigkeit der gesundheitlichen Beschwerden in Verbindung mit nicht entscheidend verminderter Leistungsfähigkeit im Arbeitssektor sowie einem Verhalten, das der Familie offensichtlich noch als tolerabel erscheint, kann dazu führen, daß es bis zur Einweisung überhaupt nicht zu einer alkoholspezifischen ärztlichen Behandlung kommt.

Demgegenüber verschärfen sich die familiären Sanktionen drastisch, wenn der Patient arbeitslos wird, damit also einer zentralen Rollenerwartung nicht mehr gerecht wird, dies um so mehr, wenn daraus eine dauernde Arbeitslosigkeit resultiert. Gerade chronische Arbeitslosigkeit bedeutet, zumindest subjektiv für den Patienten, einen sozialen Makel, vor dem er in die Isolation ausweicht. Selbst bei gleichbleibendem Konsum wird der Familie jetzt das Ausmaß und die Bedeutung des Trinkens für den Patienten sichtbarer.[10] In der Regel steigern die Patienten aber, schon aus Langeweile, nach dem Verlust des Arbeitsplatzes ihren Alkoholkonsum beträchtlich. Die familiären Sanktionen eskalieren: Der Patient begibt sich unter dem Druck der Familie und der langsam stärker werdenden gesundheitlichen Beschwerden in ärztliche Behandlung. Als letzte Eskalationsstufe der familiären Sanktionen kommt es auch zur Scheidung. Bei 11,9% aller Ehen erfolgt in dieser Phase die Scheidung. Diese Scheidungen kommen einzig und allein durch den Alkoholkonsum per se zustande, ohne daß eine Diagnose, geschweige denn Behandlung stattgefunden hätte: Dagegen werden durch die Diagnostizierung des Alkoholismus und selbst durch wiederholte Behandlungen kaum noch Scheidungen ausgelöst.

Kommt es zu einer ambulanten Behandlung, dann ist die entscheidende Anlaufstelle der Hausarzt. Er bietet sich aus zwei Gründen an: Zum einen ist er den Patienten bekannt und vertraut, zum anderen nehmen sie ihre Leiden vorwiegend als somatisch wahr.

3.3.4 Krankheit

H. Forst und F. Matakas

Bei der Erhebung der folgenden Daten wurden die Patienten nach Krankheiten ihrer Organe in der Vorgeschichte befragt. Die Befragung erfolgte durch einen Arzt anhand einer Checkliste, wobei zuerst nicht nach Symptomen, sondern nach den dem Patienten bekannten Erkrankungen gefragt

---

10 Unter devianztheoretischem Aspekt verbirgt sich hier die Annahme, daß gleiches Verhalten nicht immer gleich bewertet wird. Bewertende Zuschreibungen variieren kontextabhängig mit sozialen Merkmalen, wie zum Beispiel Geschlecht, Arbeitslosigkeit

wurde. Erst in zweiter Linie wurde nach Symptomen gefragt und diese wurden, wenn sie eindeutig waren (z. B. „Brennen beim Wasserlassen") und dem Patienten keine ärztlich gesicherte Diagnose bekannt war, der Diagnose (in dem gewählten Beispiel: „Erkrankung der Harnorgane") zugeordnet. – Anamnestische Angaben zu psychischen Erkrankungen waren naturgemäß sehr ungenau. Die wichtigen und verläßlich erscheinenden Daten sind in Abschnitt 3.7.2.3 behandelt.

3.3.4.1 Nicht alkoholismusspezifische Erkrankungen in der Vorgeschichte

Die Prävalenz organischer Erkrankungen in der Vorgeschichte unserer Patienten wies keine Besonderheiten auf, soweit es sich nicht um Krankheiten handelte, die in direktem Zusammenhang mit dem Alhokolmißbrauch stehen. Die wichtigsten Daten sind in Tabelle 16 zusammengefaßt (vgl. dazu auch den katamnestischen Vergleich unter 5.7).

Aber natürlich ist der Zusammenhang zwischen Alkoholismus und Organerkrankung nicht so ohne weiteres zu erkennen (Remy 1973), da er z. B. auch durch soziale Faktoren (wie Verwahrlosung) bestehen kann.

Die Häufigkeit von Herz- und Kreislauferkrankungen scheint aber doch auf eine direkte Alkoholeinwirkung zurückzuführen zu sein (Murray 1977). Mindestens eine Herzkreislauferkrankung in der Vorgeschichte – Hypertonie, Angina pectoris, Myokardinfarkt, Herzinsuffizienz, Myokarditis und apoplektischer Insult – gaben 15,4% aller Patienten an. Allerdings wird man davon 9,2% der Patienten abziehen müssen, die angaben, bei ihnen sei ein

Tabelle 16. Häufigkeit organischer, nicht alkoholismus-„spezifischer" Erkrankungen in der Anamnese

	%
Lungenerkrankung	20,7
davon Pneumonie	14,5
davon Tuberkulose	4,8
davon chron. Bronchitis	2,5
Tuberkulose (nicht Lunge)	1,6
Harnwegserkrankung	3,9
Nierenentzündung	6,1
Gonorrhö	4,4
Lues	2,3
Stoffwechselerkrankung	2,6
davon Diabetes	1,4
endokrine Erkrankung	4,0
Wirbelsäulenerkrankung	11,8
Herz-Kreislauferkrankung	15,4

Bluthochdruck festgestellt worden. Es dürfte sich dabei nur in seltenen Fällen um manifeste Hypertonien gehandelt haben, vielmehr größtenteils um vasovegetative Dysfunktionen und Dysregulationen im Rahmen der akuten Alkoholintoxikationen bzw. passagerer Entzugssyndrome (s. 3.7.2.1). Die übrigen Herzerkrankungen sind eher manifeste Organerkrankungen. Auffälligerweise sind erstaufgenommene Patienten fast zehnmal häufiger von einer Angina pectoris betroffen wie wiederholt eingewiesene Patienten, vielleicht ein Hinweis dafür, daß Herzerkrankungen stark motivierend sein können, abstinent zu bleiben. Dafür sprechen auch Ergebnisse der Katamnese. Auffällig ist, daß von unseren Patienten alkoholtoxische Herzerkrankungen überhaupt nicht berichtet wurden. Dies ist sicher nicht nur als Informationsmangel der Patienten zu deuten, sondern auch ein Ausdruck dafür, daß im allgemeinmedizinischen Bereich Alkoholkardiomyopathien selten diagnostiziert werden. Nach Murray (1977) wurden unter Patienten mit Kardiomyopathie 26–83% exzessive Trinker gefunden. Es erscheint daher erwägenswert, daß bei chronischem Alkoholismus jeder Patient routinemäßig kardiologisch untersucht werden sollte. So könnten gleichzeitig durch eine psychologische Wirkung die Abstinenzbestrebungen des Patienten verstärkt werden.

3.3.4.2 Alkoholismusrelevante Erkrankungen

3.3.4.2.1 Magen, Darm, Pankreas. 42,5% aller Befragten litten an mindestens einer Krankheit von Magen, Darm oder Pankreas in der Vorgeschichte, wovon ein Drittel deswegen stationär behandelt worden war.

Die Angabe eines Magen- oder Zwölffingerdarmgeschwürs in der Anamnese kann als sehr verläßlich gelten. Zwar ist der Verlauf oft lange Zeit symptomlos, aber der schließlich gestellten Diagnose lag nach Angabe der Patienten gewöhnlich ein gezieltes diagnostisches Vorgehen zugrunde. 22% gaben ein Ulkus an, gleich ob reseziert oder konservativ behandelt wurde. Männer sind etwa 2½mal häufiger als Frauen betroffen (25,3% gegenüber 10,2%). Die Gastritis wird von erstaufgenommenen Patienten häufiger als akute, von wiederholtaufgenommenen Patienten häufiger als chronische Erkrankung angegeben. Das läßt darauf schließen, daß mindestens teilweise aus anfangs akuten Intoxikationsfolgen später chronische werden (insgesamt: 14,5% Gastritis acuta, 13,7% Gastritis chron.). Frauen gaben etwas häufiger eine akute, Männer häufiger eine chronische Gastritis an. Dies mag unterschiedlichen Trinkmustern entsprechen. Gastrobioptisch lassen sich sogar bei ca. ¾ aller Alkoholkranken gastritische Veränderungen beobachten (Schmidt 1971). Wer an einer akuten Gastritis litt, hatte in der Vorgeschichte auch überdurchschnittlich häufig vegetative Störungen (Hypotonie, vegetative Dystonie). Depressionen und Suizidversuche dagegen waren seltener als im Durchschnitt unserer Patienten, so daß man vorsichtig deuten könnte, daß vegetativ-somatisch reagierende Menschen ihre Konflikte weniger in „neurotischen" Symptomen äußern.

Die anamnestische Häufigkeit der akuten Pankreatitis ist 2,7%. Sie wird fast nur von erstaufgenommenen Patienten angegeben. Eine Erklärung dafür bot sich angesichts der recht kleinen Zahl nicht an. Chronische Verlaufsformen wurden nicht angegeben. Sie sind offenbar nicht diagnostiziert, oder auch als Magen-Darm-Beschwerden fehlgedeutet worden. Die „akuten Pankreatitiden" unserer Patienten sind vermutlich weitgehend akute Schübe einer alkoholischen chronischen Pankreatitis. Goebell u. Singer (1978) berichten, daß nach verschiedenen Literaturangaben insgesamt bei 55% der Alkoholiker eine Pankreasfunktionsstörung ohne klinische oder anamnestische Zeichen beobachtet werden kann.

3.3.4.2.2 Leber. Insgesamt wußten 36,4% der Befragten von irgendeiner Lebererkrankung in der Vorgeschichte. Darin sind chronische („Hepatopathie", Fettleber) und relativ akute Erkrankungen enthalten (Ikterus, Hepatitis). Bei 25% dieser Patienten hatte dies irgendwann zu stationären Behandlungen geführt. Die wirkliche Häufigkeit der Lebererkrankungen scheint aber, wie die eigenen Befunde ergaben, erheblich höher. Nach Remy (1973) wird diese häufigste Schädigung der Leber bei 30–40% der Alkoholiker angetroffen. Nach Roschlau (1977) liegt der Häufigkeitsgipfel von Leberschäden bei Männern im 4. Lebensjahrzehnt, bei Frauen im 6. Lebensjahrzehnt. Als Erklärung werden unterschiedliche Trinkertypen vermutet. Dementsprechend liegt auch bei uns der Gipfel im 4. Lebensjahrzehnt, da die Gesamthäufigkeit maßgeblich durch die Männer bestimmt ist. Die Angabe „Fettleber" machten Männer doppelt so häufig wie Frauen. Die längere Alkoholismuskarriere bei wiederholt eingewiesenen Patienten hat zu fast doppelt so hoher Erkrankungsrate geführt wie bei den erstmals aufgenommenen Patienten.

Bei kumulativer Zählung gaben 9,1% aller Untersuchten entweder „Gelbsucht" oder Hepatitis an. Es ist nicht genauer abgrenzbar, inwieweit damit neben akuten auch chronische Erkrankungen erfaßt sind und in welchem Umfang auch Virushepatitiden vorlagen. Bei 1,9% bestand nach eigenen Angaben eine schwere chronische Lebererkrankung im Sinne einer Zirrhose schon vor der Landesklinikbehandlung. Nach Feuerlein (1975 b) leiden ca. 10–20% der Alkoholiker unter einer Leberzirrhose, wobei für den Umbildungsprozeß eine direkte Abhängigkeit von dem Produkt bestehen soll: mittlerer Alkoholkonsum pro kg Körpergewicht mal Dauer des Alkoholismus in Jahren. Bei dem hier untersuchten Alkoholkrankenkollektiv kann davon ausgegangen werden, daß die Voraussetzung einer Mindestquantität täglichen Alkoholkonsums über längere Zeit für einen bedeutend höheren Prozentsatz zutrifft als es die Zirrhosehäufigkeit der Anamnese vermuten ließe. Offensichtlich ist bei den Patienten die Fahndung nach einer zirrhotischen Entwicklung angesichts der nur in 1,9% gesicherten Diagnose unzureichend betrieben worden. Bei 9,1% aller Befragten war in der Vorgeschichte eine Leberbiopsie vorgenommen worden – das heißt bei jedem vierten Patienten mit einer anamnestischen Lebererkrankung. Bei 4,8% war eine Laparoskopie (mit oder ohne Gewebsentnahme) erfolgt (vgl. Leevy u. Kanagasundaram 1978; Thefeld 1979). Episodische und gewohnheitsmäßige Alkoholiker haben wesentlich seltener „Hepatopathie" und erheblich häufiger eine Hepatitis in der Vorgeschichte als Patienten mit chronischem Alkoholismus. Bei der Aufnahme „kachektisch" oder „reduziert" wirkende Patienten haben doppelt so viele Vorerkrankungen „Hepatopathie" und „Fettleber" (zusammen) in der Anamnese wie Patienten mit dem Befund „Allgemeinzustand gut". Bei ca. 70% der Patienten mit einer Lebererkrankung in der Vorgeschichte war die Leber deutlich tastbar vergrößert. Diese Zusammenhänge zeigen die Wichtigkeit einfachster Untersuchungstechniken wie Inspektion und Palpation der Leber.

3.3.4.2.3 Epileptische Anfälle. Wessely et al. (1973) unterscheiden drei für unseren Kontext relevante Gruppen von Grandmal-Anfällen, die im Verlauf der Alkoholkrankheit auftreten. Danach ist die „Alkoholepilepsie" durch mehrfache Anfälle über eine längere Zeitperiode ohne organisches Substrat und ohne auffallende vegetative Begleiterscheinungen charakterisiert und zu unterscheiden von Anfällen als Deliräquivalenten sowie von Anfällen während einer Abstinenzphase bei vegetativ stark stigmatisierten Patienten. Im Rahmen unserer Untersuchung konnte die Alkoholepilepsie nicht sicher abgegrenzt werden von Entzugs- und anderen Anfällen. Werden die klinisch von uns beobachteten zu den anamnestisch angegebenen Entzugsanfällen addiert, so ergibt sich eine Krankheitshäufigkeit von insgesamt 8,7%. Dabei beziehen wir uns hier lediglich auf Grandmal-Anfälle. Diese Rate ist etwas höher als sie Feuerlein (1975b) für Abstinenzanfälle und Alkoholepilepsien zusammen angibt: 3,5–5% nach verschiedenen Autoren.

Unter Einbeziehung der katamnestischen Daten und intraklinisch aufgetretener Anfälle ergibt sich eine Gesamthäufigkeit an epileptischen Anfällen ungeachtet der Ätiologie von 13–14%. Dieses Ergebnis liegt in einem mittleren Bereich im Vergleich mit anderen Angaben. Das heißt, mindestens jeder 7. Alkoholkranke hatte mindestens einen epileptischen Anfall gleich welcher Genese bis zur Katamneseerhebung.

3.3.4.2.4 Polyneuropathie. Wahrscheinlich ist die klinisch oft uncharakteristische, anfangs leichte und begrenzt auftretende Symptomatik eine Ursache für die geringe Aufmerksamkeit, die der alkoholischen Polyneuropathie zuteil wird. Nur 1,8% der Patienten machten entsprechende anamnestische Angaben, während nach Feuerlein (1975b) ca. 20% eine solche Störung zu erwarten haben. Gehstörungen und Unsicherheiten werden vielleicht auch oft als direkte Intoxikationsfolge fehlgedeutet. Unser klinischer Untersuchungsbefund ergibt allerdings ein realistischeres Bild (s. 3.7.2.1).

3.3.4.2.5 Unfälle. Feuerlein (1974) faßt die unfallverursachenden und -gefährdenden, organischen und psychischen Folgen des chronischen Alkoholismus so zusammen: chronische Leistungsminderung durch Nachlassen der motorischen und sensorischen Fähigkeiten, Verlangsamung, Mangel an Konzentrationsfähigkeit, Nachlassen der Initiative und Aktivität, Unzuverlässigkeit, mangelnde Sorgfalt, Gleichgültigkeit und depressive Verstimmung. Akute Intoxikation führt zu erhöhter Selbst- und Fremdgefährdung. Anamnestisch differenziert erfragt wurden Verkehrs-, Berufs- und andere Unfälle unter der Angabe „ohne Alkohol" und „unter Alkohol".

Bei kumulativer Auszählung aller Unfallkategorien unter Einschluß von Kommotio und Contusio cerebri, die praktisch stets Unfallfolgen sind, haben 54,8% aller Befragten mindestens einen Unfall in ihrer Anamnese. 25% aller Unfälle, die von den Patienten angegeben wurden, fanden unter Alkoholeinwirkung statt, wobei das Verhältnis der Unfälle während Nüchternheit zu den Unfällen unter Alkohol auffällig differiert zwischen den drei Kategorien:

bei Verkehrsunfällen	ca.	1 : 1
bei Arbeitsunfällen	ca.	22 : 1
bei anderen Unfällen	ca.	3 : 1

Die direkte Alkoholeinwirkung hat bei Arbeitsunfällen offenbar eine deutlich geringere Bedeutung als im Straßenverkehrsunfallgeschehen. Das läßt sich auch aus Angaben der Literatur schließen (Observer u. Maxwell 1959; Havard 1975).

Bei insgesamt 73 anamnestisch angegebenen Verkehrsunfällen unserer Patienten wird zu 43,8% Alkoholeinfluß angegeben. Mindestens jeder 10. Patient war also unter Alkoholeinfluß an einem Unfall beteiligt. Das ist erheblich höher als es Händels (1961) Raten sind, auch höher als die bei ihm angegebenen Raten von schweren bzw. tödlichen Unfällen unter Alkohol (35%, 24%). Alkoholkranke verursachen also erheblich häufiger alkoholbedingte Unfälle als nicht alkoholabhängige Menschen. Es ist anzunehmen, daß bei der hohen Dunkelziffer Alkoholkranker und bei der starken Motorisierung in der Gesamtbevölkerung die Alkoholkrankheit für das Verkehrsunfallgeschehen eine zunehmende, noch nicht abgeschätzte Bedeutung hat. Normalerweise wird vor dem „Alkohol am Steuer" gewarnt, nicht vor dem Alkoholiker am Steuer.

Mühlemann (1979) stellt bei einer Untersuchung in schweizerischen Betrieben anhand von betriebsärztlichen Akten fest, daß 13% der Alkoholiker mindestens einen „Unfall im Dienst" hatten, wobei über Alkoholeinfluß nichts ausgesagt wurde. Von unseren Alkoholkranken hatten nach eigenen Angaben ca. 23% einen Arbeitsunfall. Es wurden 66 Arbeitsunfälle angegeben, bei nur 4,5% davon wird Alkoholeinfluß zugegeben. Drei Hypothesen könnten erklären, warum die direkte Alkoholbeteiligung so gering ist:

- Alkohol wird – ständig konsumiert – gerade bei leichten Verletzungen nicht immer als mitverursachendes Agens wahrgenommen und erinnert.
- Wenn ein Unfall durch entzugsbedingte Störungen, z.B. Aufmerksamkeitsstörungen, Zittern u.ä. entstand, wird der Alkohol als situationsferne, nur mittelbare Ursache seltener bewußt. Dies scheint uns eine der wahrscheinlichsten Gründe für dieses Phänomen.
- Der Alkoholkranke wird bemüht sein, sein alkoholbedingtes Versagen bei der Arbeit herunterzuspielen, um nicht als Versager oder sozialer Störfaktor zu gelten.

Die Gruppe „andere Unfälle" umfaßt weitgehend Haus- und Haushaltsunfälle. Da in diesen Bereichen weniger als im Arbeitsbereich Anpassung an Verhaltensnormen und damit verbundene Wert- und Selbstwerteinstellungen für den Alkoholkranken relevant sind, wird offensichtlich auch bereitwilliger ein Alkoholeinfluß zugegeben, und zwar bei 30%.

Der weitaus größte Teil aller Unfälle in allen Kategorien zog eine stationäre Behandlung nach sich, nämlich bei ca. ¾ der angegebenen Unfälle. Möglich scheint, daß Bagatellunfälle mit nur ambulanter Behandlungsnotwendigkeit, die in Wirklichkeit viel häufiger als stationär zu behandelnde sein sollten, nur zum geringen Teil erfaßt oder von Patienten angegeben wurden. Männer sind stärker betroffen: fast viermal so häufig bei Verkehrsunfällen unter Alkoholeinfluß, siebenmal so häufig bei Arbeitsunfällen, doppelt so häufig bei anderen Unfällen mit und ohne Alkoholeinfluß, dreimal so häufig bei Contusionen, nur wenig häufiger bei Commotio.

Die Erklärung dieser unterschiedlichen Unfallhäufigkeiten der Geschlechter liegt weniger in alkoholismusrelevanten Faktoren als in gesellschaftlich bedingten Unterschieden der Lebensführung. Männer üben im allgemeinen Berufe mit größerer Unfallgefährdung aus und fahren häufiger Kraftfahrzeuge.

3.3.4.2.6 Entzugssyndrome. In Kellers „Lexicon of disablements related to alcohol consumption" (1977) wird unter Alkoholentzugssyndrom (alcohol withdrawal syndrome) ein Komplex von Symptomen verstanden, der den „hangover" ebenso umfaßt wie das Delirium tremens. Er versteht darunter alle Symptome, die mit einer Alkoholreduktion nach verschiedenen Formen des Alkoholabusus zusammenhängen.

Der Begriff Prädelir ist für leichtere Entzugssymptome wie Schwitzen, Angst, Unruhe und andere psychisch-vegetative Beschwerden eine praktisch-pragmatisch verbreitete Bezeichnung. Schärfer definierten Feuerlein (1975 b) das Prädelir ebenso wie Huber (1976) als abortive Form des Alkoholdelirs und bezeichnen damit Störungen wie „tremolous state". – Nur Patienten, die „erfahren" oder ärztlich aufgeklärt sind, können entsprechende Störungen als „Prädelir" bei der Befragung angeben.

Bei vielen Alkoholkranken ist die Genese ihrer Störungen ihnen selbst und manchmal auch den Ärzten eine Zeitlang unklar – was dann zu anderen Diagnosen führen kann. Feuerlein (1975 b) weist ausdrücklich auf die differentialdiagnostischen Schwierigkeiten hin, ein leichtes Alkoholentzugssyndrom von vegetativen Störungen, Hyperthyreose oder hypoglykämischen Zuständen abzugrenzen. Es ist also die Frage, ob mit den von uns anamnestisch erfaßten Störungen, Hypotonie 8,8%, vegetative Dystonie 7,9% und Prädelir 10,1% tatsächlich völlig unterschiedliche Erkrankungen erfaßt wurden oder ob ähnliche oder gleiche Syndrome verschiedene Diagnosen erhalten haben, abhängig von der subjektiven Kenntnis des Patienten über Entzugserscheinungen und der Einschätzung des Arztes.

Das Delirium tremens ist ein Begriff, den viele Menschen und vor allem chronisch Alkoholkranke gut kennen (was vermutlich den berühmten weißen Mäusen zu verdanken ist). Hingegen würde kaum ein Patient eine Halluzination abzugrenzen wissen, die deshalb auch nicht erfragt wurde. Nach Feuerlein (1975 b) entwickeln ca. 15% der Alkoholiker irgendwann ein Alkoholdelir. Bei uns waren es 5,7% der Befragten, sicher ein Minimalwert, da die Erfahrung der psychiatrischen Praxis zeigt, daß manche Patienten nach einem Delir dieses Erlebnis nicht wahrhaben wollen, anderen die Entwicklung eines Delirs noch bevorsteht.

Busche et al. (1970) fanden für das Auftreten eines Delirium tremens eine besondere Gefährdung der 46–65jährigen. Demgegenüber gaben in unserer Untersuchung am häufigsten die 31–40jährigen ein Delir in der Vorgeschichte an. Männer hatten bei uns etwas häufiger ein Alkoholdelir in ihrer Vorgeschichte als Frauen. Wiederaufgenommene Patienten haben vierzehnmal häufiger ein Prädelir in der Vorgeschichte und 3,6mal häufiger ein Delirium als Erstaufnahmen, ein deutlicher Hinweis auf den Zusammenhang von fortschreitender Alkoholismuskarriere und sich wiederholender Landesklinikbehandlung. Unter anderem sind diese signifikanten Unterschiede auch ein Beweis für die Praktikabilität der Patientendifferenzierung in Erst- und Wiederaufnahmen zur Gewinnung von Verlaufsaspekten.

3.4 Die Behandlung durch den Hausarzt

G. Akkerman

Unter den vorhandenen Einrichtungen des Gesundheitsbereiches erfüllt der Hausarzt in seiner traditionellen Rolle gute Voraussetzungen, um für

Tabelle 17. Seit wann derselbe Hausarzt? (Angaben der Patienten)

kein Hausarzt	11,2%
weniger als 6 Monate	6,6%
bis 1 Jahr	11,7%
bis 3 Jahre	17,3%
mehr als 3 Jahre	53,3%
	N = 197

Tabelle 18. Wie oft Hausarzt gewechselt in den letzten 3 Jahren?

keinmal	77,8%
1mal	19,5%
2mal	2,7%
	N = 185

den Alkoholiker eine erste Kontaktstelle zu sein: Er ist rasch und unproblematisch verfügbar, garantiert Anonymität bzw. geringe soziale Stigmatisierung, genießt Vertrauen und kann über Kontakte zu weiterführenden therapeutischen Einrichtungen verfügen. Darüber hinaus empfinden Alkoholkranke vorrangig körperliche Ausfallerscheinungen als bedrohlich und wenden sich so naturgemäß an ihren Hausarzt.

Sichere Angaben über die Prävalenz des Alkoholismus in der Allgemeinpraxis gibt es nicht. Die Zahlenangaben schwanken zwischen 3–5 Alkoholikern pro Quartal (Feuerlein 1972) und der Tatsache, daß es wahrscheinlich 1,8 Millionen behandlungsbedürftiger Alkoholiker in der Bundesrepublik Deutschland gibt (Gerchow u. Schrappe 1980). Laut einer Umfrage von Brammer (1979) bei 185 Anonymen Alkoholikern aus dem Jahre 1977 hatten 50% der befragten Personen während der Trinkphase wegen ihrer Sucht einen Arzt um Hilfe gebeten. Nach den Ergebnissen einer Feldstudie in 3 Gemeinden Oberbayerns sind knapp 3% aller Patienten in den allgemeinärztlichen und internistischen Praxen Alkoholiker (Weyerer u. Dilling 1984).

Von unseren Patienten gaben nur 63% einen Hausarzt an. Bei weitem nicht alle Alkoholkranken sind also zu einem Hausarzt gegangen. Betrachtet man jedoch die Häufigkeit, mit der andere Einrichtungen konsultiert wurden, erkennt man, daß in der frühen Phase des Alkoholismus andere therapeutische Institutionen so gut wie gar kein Gewicht hatten: Nur drei der erstaufgenommenen Patienten waren vor der Einweisung bei den Anonymen Alkoholikern gewesen, zwei hatten das Gesundheitsamt, zwei den Psychologischen Beratungsdienst aufgesucht. Keiner war zu einer Drogen- oder Familienberatungsstelle gegangen (vgl. 3.2 u. 3.3).

Zur näheren Charakterisierung der befragten Hausärzte standen nur wenige Daten zur Verfügung, wie Fachrichtung, Geschlecht und Ort des Kassenarztsitzes. Intimere Daten (Familienstand, Alter etc.) ließen sich von der Anlage der Fragebogenaktion her nicht ermitteln. Trotz des definierten Einzugsbereichs zeigt sich keine Präferenz bestimmter Ärzte: Ein möglicher „Alkoholikerdoktor" ist nicht darunter.

Die meisten Patienten sind lange bei ihrem Hausarzt gewesen. Nur 22,2% der Patienten gaben an, ihren Hausarzt in den letzten drei Jahren gewechselt zu haben.

Die Hausärzte selbst bestätigen dieses Bild: Zum Zeitpunkt der Einweisung waren 21,7% der Patienten weniger als ein halbes Jahr, 67,5% länger als ein Jahr in Behandlung gewesen. Davon waren sogar 16,1% länger als 5 Jahre und 18,6% länger als 10 Jahre in Behandlung. Mehr als die Hälfte aller Patienten war häufiger als dreimal in der Praxis erschienen, insgesamt 35% sogar häufiger als siebenmal. Überhaupt nicht in der Praxis waren im letzten Jahr vor der Einweisung lediglich 16,9% gewesen. Nimmt man eine Alkoholikerkarriere von durchschnittlich mindestens drei Jahren Dauer vor der Einweisung in die Klinik an, so waren 97% der Patienten in diesem entscheidenden Zeitraum noch bei ihrem Hausarzt gewesen.

3.4.1 Das therapeutische Verhältnis zwischen Alkoholiker und Hausarzt

Die einschlägige Literatur zeichnet ein eher negatives Bild der Alkoholiker-Arzt-Beziehung. Genannt wird das Desinteresse der Ärzte an der Diagnosestellung, an der Auseinandersetzung mit dem Alkoholismus, an der Entwicklung sinnvoller therapeutischer Konzepte (Schulte 1975; Werkman et al. 1976). Ein weiterer Kritikpunkt richtet sich gegen die schon als traditionell zu bezeichnende Mißachtung des Alkoholikers als kranken Menschen (Lukash 1979). Laut Brammer (1979) geben 19% der befragten Alkoholkranken an, Angst vor ihrem Hausarzt zu empfinden. Nach unseren Ergebnissen scheint Ablehnung nicht durchweg das Verhalten beider Seiten zu bestimmen. Nur in 2 Fällen berichteten die Ärzte von sich aus von einem schlechten Verhältnis zum Patienten. Von mangelnder Kooperation des Patienten berichteten 21,3% der Ärzte. 28,2% der Ärzte gaben an, daß ihr Patient nicht bereit gewesen sei, zu seinem Alkoholproblem Stellung zu nehmen. 13,0% berichteten, daß sich der Patient bei Thematisierung des Alkoholkonsums einsichtig gezeigt habe und 8,2% gaben an, daß das Verhältnis von Arzt zu Patient nach anfänglichen Schwierigkeiten offener geworden sei. Tatsächliche Resignation äußerten nur 3 Ärzte. Auf der Seite der Patienten wiederum hat die Mehrzahl (56,4%) die Reaktion des Hausarztes auf die Alkoholproblematik als „verständnisvoll" empfunden, 34,4% haben „keine Reaktion" verspürt und „abgelehnt" fühlten sich insgesamt 9,3%. Abhängigkeiten von der Schichtzugehörigkeit des Patienten ließen sich im Zusammenhang mit dieser Frage nicht feststellen, wenn auch Patienten aus der Gruppe der Arbeiter sich etwas häufiger abgelehnt fühlten als die aus der Gruppe der Angestellten. Von größerer Bedeutung scheint jedoch zu sein, ob der Patient schon einen Entzug hinter sich hat oder nicht. Es sind die wiederaufgenommenen Patienten, die etwas häufiger von „Ablehnung" berichteten. Die längere Krankheitsdauer bei Wiederaufnahme könnte eine Rolle spielen. Erfahrungsgemäß ruft bei der Alkoholkrankheit ein Rückfall größere Ablehnung und Resignation hervor als das bei anderen chronischen Erkrankungen der Fall ist (Lisansky 1975). Möglich ist auch, daß hier der Stigmatisierungseffekt eines Nervenklinikaufenthaltes wirksam wird. Die stationäre Behandlung könnte auch insofern eine Rolle spielen, als dem Arzt erst durch ihr Bekanntwerden bzw. in vielen Fällen durch seine eigene Beteiligung an der Einweisung das Ausmaß der Alkoholproblematik deutlich wird, und er sich so eher zu einer Stellungnahme veranlaßt sieht.

Patienten, die von sich aus das Alkoholproblem zur Sprache brachten, berichteten häufiger von einer „verständnisvollen" Reaktion. Schneidet der Hausarzt seinerseits das Thema an, so wird das deutlich seltener als verständnisvoll empfunden: Fast 20% der Patienten, die von den Hausärzten auf das Alkoholproblem angesprochen wurden, kennzeichneten die Reaktion als „ablehnend". Die Diagnose des Arztes bringt für sie ja einerseits die Gefahr mit sich, als Alkoholiker abgestempelt zu werden, andererseits beinhaltet das Eingreifen auch die Aufforderung, das Trinkverhalten zu ändern. In der Tat haben die Ärzte, von denen sich die Patienten abgelehnt fühlten, häufiger konkrete Vorschläge gemacht, sich an eine therapeutische Einrichtung zu wenden. Im Therapievergleich der als „verständnisvoll" und der als

Tabelle 19. Therapeutische Vorschläge des Arztes in Abhängigkeit von seiner Reaktion auf das Alkoholproblem (Angaben der Patienten)

Empfehlung/Vermittlung von:	keine Reaktion	Verständnis	Ablehnung
	insgesamt: 34%	insgesamt: 56%	insgesamt: 9%
Anonyme Alkoholiker u. a.	2,1%	16,7%	23,1%
andere soziale Einrichtungen	2,1%	10,3%	7,7%
Nervenarzt	6,3%	13,0%	20,8%
Entziehungskur	4,2%	7,7%	15,4%
Psychotherapie	–	1,4%	–
Allgemeinkrankenhaus	–	14,2%	14,4%

(Die Prozentangaben ergänzen sich hier nicht auf 100%, da von den Ärzten mehrere oder gar keine Empfehlung ausgesprochen werden konnten.)

„ablehnend" charakterisierten Ärzte zeigt sich diese Tendenz besonders deutlich bei der Empfehlung einer Entziehungskur.

Die Reaktion des Hausarztes wirkte sich nicht auf die Kontinuität des therapeutischen Verhältnisses aus. Patienten, die sich „abgelehnt" fühlten, wechselten nicht häufiger den Hausarzt. Wenn auch die Gründe, warum die Patienten ihren Hausarzt nicht wechseln, nicht bekannt sind, so deutet dies darauf hin, daß sie sich nicht so ohne weiteres dem Hausarzt entziehen, dieser auf die drohenden Gefahren auch mit Nachdruck hinweist.

3.4.2 Diagnostik des Hausarztes

84,4% der befragten Ärzte waren nach den eigenen Angaben über das Alkoholproblem ihrer Patienten informiert gewesen, 15,6% erfuhren erst durch unsere Anfrage davon. Ein Fünftel (20,1%) der Ärzte, die vom Alkoholproblem ihrer Patienten wußten, hatte erst in den letzten drei Monaten vor Klinikaufnahme davon erfahren. Immerhin jedoch fast 60% wußten 1 bis 3 Jahre von der Problematik. Der Großteil der Ärzte hatte also schon sehr früh eine Alkoholproblematik festgestellt.

Nach Angaben der Hausärzte hatten 38,4% das Alkoholismusproblem selbst festgestellt. In 20,3% der Fälle hatte der Patient sein Problem vorgebracht. Durch Angehörige hatten 22,8% der Ärzte von der bestehenden Problematik erfahren.

Nach Aussage der Patienten hatten ¾ von ihnen die Suchtproblematik im Laufe der Behandlungszeit mit dem Hausarzt besprochen, dabei wäre die Initiative zu 65% von ihnen selbst (die Ärzte gaben an 20%) und zu 35% vom Hausarzt ausgegangen (eine Zahl, die von diesen bestätigt wurde). Vielfach aber fühlten sich Hausarzt oder Patient durch Außenstehende gedrängt, das Problem anzusprechen. In der Reihenfolge der Nennung waren es: Nachbarschaft, Arztberichte aus Krankenhäusern, Betriebskollegen, Betriebsärzte, Ordnungsamt, Polizei, Selbsthilfeorganisationen.

Wesentlich für die Alkoholismusbehandlung ist die Einbeziehung der Familie. So berichtet auch Feuerlein (1972), daß insgesamt lediglich 2% der

Tabelle 20. Wie wurde das Alkoholproblem festgestellt? (Angaben der Ärzte)

selbst festgestellt	25,2%
selbst festgestellt, da Patient intoxiziert	13,2%
Patient hat berichtet	20,3%
Patient allgemein als Alkoholiker bekannt	4,0%
Angehörige	22,8%
Drittpersonen	14,6%
	N = 123

58

Ärzte sich nur selten oder nie mit den Angehörigen besprechen. Nach Lohse (1975) pflegen 90% der befragten Ärzte die Rücksprache mit den Angehörigen. 42,3% unseres Patientensamples gaben an, ihr Arzt habe ein „Gespräch mit der Familie" geführt. 74,8% der Ärzte selbst berichteten von einem Kontakt zu den Angehörigen. Die Ärzte, die nach Aussage der Patienten keine alkoholismusspezifische Therapie vornahmen, haben wesentlich seltener ein Gespräch mit der Familie geführt, als diejenigen, die eine eigene Therapie in Form eines Gespräches und mit der Gabe von Medikamenten versuchen. Es läßt sich aber nicht erkennen, ob nun unter dem Eindruck des Gesprächs mit der Familie der therapeutische Einsatz wächst, oder ob größerer therapeutischer Einsatz die Rücksprache mit der Familie von vorneherein einbezieht.

Erwartungsgemäß berichteten nur 17% der Ärzte, daß ihr Patient mit der Alkoholproblematik als vorrangiger Beschwerde zu ihnen gekommen war. Am häufigsten wären Beschwerden im Bereich des Magen-Darm-Trakts (23,2%), des Herzkreislaufsystems (22,0%) und unspezifische Beschwerden wie Müdigkeit, Erschöpfung, Leistungsabfall (15,2%) angegeben worden. Beschwerden im Bereich von Leber, Pankreas, Lunge, Bewegungsapparat und Kopfschmerzen wären seltener gewesen (11,0%). Über mindestens eine alkoholtypische Beschwerde wie Oberbauchschmerzen, Erbrechen, Übelkeit, Schwindel, Kopfschmerzen, Leistungsabfall etc. hätten 55% der Patienten geklagt. Dabei ist eine bestimmte Beschwerdekonstellation von internistischer Seite her, wohl in Anbetracht der zu geringen Fallzahl, nicht zu ermitteln. Angaben über neurologische Beschwerden, die den Erkrankungen Polyneuropathie und Anfallsleiden zugeordnet wurden, waren selten, Unfallfolgen waren in 10% der Fälle Anlaß, den Hausarzt aufzusuchen. Eine psychiatrische Diagnose stellten 28% der Hausärzte bei ihren Patienten, und zwar am häufigsten „vegetative Dystonie" (9,3%) und labile Persönlichkeit (6,5%). Psychovegetative Beschwerden traten etwas häufiger auf (Tabelle 21). Angst wurde in 7,1% der Fälle, Halluzinationen in 2,2%, Depressivität wiederum in 12,4% der Fälle genannt.

Angesichts der hohen Zahl von Selbstmordversuchen in unserer Klinikanamnese (14,5%) erscheint die von den Hausärzten genannte Zahl von

Tabelle 21. Häufigkeit psychovegetativer Beschwerden (Angaben der Ärzte)

Schlaflosigkeit	13,2%
Unruhe	12,6%
Nervosität	15,1%
vegetatives Unwohlsein	8,8%
Tremor	11,9%
	N = 159

3,1% sehr niedrig. Bemerkenswert auch hier, daß psychische und soziale Konflikte der Patienten von den Hausärzten nur relativ selten aufgeführt wurden: familiäre Konflikte 5,8%, familiäre und berufliche Konflikte 2,6%, psychische Konflikte 3,2%. In 15% der Fälle gab der Hausarzt zusätzlich an, von sich aus einen Konflikt psychischer und sozialer Art hinter den von dem Patienten genannten Beschwerden erkannt zu haben. 115 von 152 Ärzten (75,6%) berichten überhaupt nichts von der familiären oder psychischen Situation der Alkoholkranken. Die Tatsache, daß auch in unserem Kollektiv alkoholtypische Beschwerden ganz im Vordergrund der Konsultationsanlässe standen, stimmt mit den Ergebnissen anderer Autoren überein. Sie bestätigt die Praktikabilität des Ansatzes, über körperliche Symptome an die Grundkrankheit heranzugehen (Remmer 1981; Feuerlein 1972; Gerchow u. Schrappe 1980; Lindner 1971). Winter (1980) weist jedoch darauf hin, daß die intime Kenntnis der familiären Situation selbst schon dann Hinweise erbringen kann, wenn eine regelrechte körperliche Symptomatik noch nicht ausgeprägt ist (Winter 1980). Die sozialen und psychischen Bezüge kommen jedoch insgesamt oft zu kurz: Nur etwa jeder 6. Hausarzt berichtete von psychischen oder sozialen Konflikten seiner Patienten. Ganz abgesehen davon, daß nicht explizit nach diesen Konflikten gefragt wurde, halten auch nicht viele Ärzte diese für erwähnenswert. In der unzulänglichen Berücksichtigung des psychosozialen Rahmens ihrer Patienten lassen die Hausärzte nach unseren Ergebnissen eine Chance zur Einflußnahme ungenutzt, die aufgrund der äußeren Bedingungen (lange Dauer des therapeutischen Verhältnisses, guter Kontakt zur Familie, gutes Vertrauensverhältnis) eigentlich nur sie haben.

Auf die Frage nach den wichtigsten klinischen Befunden haben wir in 30% der Fälle keine Antwort erhalten. 6,0% der Ärzte gaben explizit an, keine klinischen Befunde erhoben zu haben. Eine Laboruntersuchung hatten nur 37,5% der auf diese Frage antwortenden Ärzte durchgeführt. 15,8% berichteten von Intoxikationsanzeichen ihrer Patienten bei der Konsultation.

Zwar gaben 84,4% der befragten Hausärzte an, vom Alkoholismus ihrer Patienten zu wissen, aber nur 68,8% hielten die Tatsache in der Form einer Diagnose fest. 27,8% der behandelnden Ärzte stellten ausschließlich die Diagnose Alkoholismus ohne Nennung weiterer somatischer Diagnosen. 11,7% stellten die Diagnose Alkoholabusus als Zweitdiagnose. Diese Ergebnisse decken sich mit denen von Helmchen (1972), der ebenfalls feststellte, daß die Diagnose Alkoholismus häufig nur Zweit- oder Drittdiagnose ist. Berücksichtigt man neben diesen Ergebnissen, wie häufig alkoholtypische Erkrankungen in der Anamnese der Patienten zu finden sind, so wird deutlich, daß die Hausärzte dazu neigen, den Zusammenhang zwischen somatischen bzw. psychischen Beschwerden und dem Alkoholismus unterzubewerten. Es mag auch objektiv schwer sein, aus gelegentlichen Intoxikationszeichen auf manifesten Alkoholismus zu schließen. So ist z.B. nur bei 75%

der Patienten, die gelegentlich mit einem Alkoholfötor in die Praxis kommen, von einer Alkoholkrankheit auszugehen (Kruse 1978). Unter diesem Blickwinkel erscheint die Zahl von 68,7% Diagnosestellung in unserer Erhebung relativ hoch. Noch 1971 fand Knox (1971) bei Spezialisten (Psychologen und Psychiater) nur 35%, die den Alkoholismus als Krankheit ansahen, 57% hielten ihn für eine Verhaltensstörung.

3.4.3 Das therapeutische Angebot der Hausärzte

Das therapeutische Angebot der Ärzte ist eher gering. Keine der Maßnahmen, nach denen wir unsere Patienten befragten, war von mehr als einem Drittel der Ärzte angewandt worden. In nahezu einem Viertel der Fälle beließ es der Hausarzt nach Aussagen der Patienten bei der bloßen Feststellung der Alkoholproblematik und initiierte keine weitere Therapiemaßnahme.

Die Hausärzte selbst beurteilten sich hinsichtlich dieser Frage noch kritischer als die Patienten, scheinen also nicht als Therapie zu bewerten, was der Patient doch so empfunden haben mag. 41% der Hausärzte gaben an, keine Therapie durchgeführt zu haben. Gründe für die mangelnde Therapie konnten nur in einigen Fällen erfaßt werden und weisen auf Resignation oder mangelnde Kooperation des Patienten hin. Andere fanden „keine Gelegenheit" zur Therapie. Daneben gab gut die Hälfte (54,7%) der Ärzte an, keine eigene Therapie durchgeführt zu haben, weil sie den Patienten weiterleiteten.

Im therapeutischen Spektrum standen das persönliche Gespräch und die Verordnung von Medikamenten im Vordergrund. Etwa ⅓ der Patienten konnte sich an ein Gespräch (Gespräche, „kleine Psychotherapie" etc.) erinnern, eine kleinere Gruppe (ca. ¼ der Patienten) war nur mit Medikamenten behandelt worden, hierbei waren 12% sowohl medikamentös als auch gesprächstherapeutisch behandelt worden (Tabelle 23).

Tabelle 22. Gründe für nicht durchgeführte Therapie (Angaben der Ärzte)

keine Krankheitseinsicht	15,7%
Alkoholismus kein Krankheitswert	1,4%
therapeutische Überforderung	0,0%
Alkoholismus nicht therapierbar	0,0%
Therapie an anderer Stelle veranlaßt	54,7%
kein Anlaß	8,6%
keine Gelegenheit	17,1%
	N = 70

Tabelle 23. Therapie des Hausarztes (Angaben der Patienten)

keine alkoholismusspezifische Therapie	58,0%
Gespräche	18,8%
Medikamente	11,0%
beides	12,2%
	N = 313
	= 100,0%

Tabelle 24. Therapie des Hausarztes (eigene Angaben)

keine eigene Therapie	57,6%
Gespräche	21,1%
wiederholte Mahnungen	24,2%
Medikamente	26,8%
	N = 99

(Mehrfachnennungen möglich)

Tabelle 25. Medikamentenverordnung (Angaben der Ärzte)

Antabus	6,3%
Distraneurin	18,3%
Tranquilizer	6,3%
Neuroleptika	0,7%
Antidepressiva	0,7%
Schlafmittel	0,0%
Analgetika	0,0%
Sonstige	2,1%
	N = 142

(Mehrfachnennungen möglich)

Diese Ergebnisse decken sich im wesentlichen mit den Aussagen der Hausärzte. Diese berichteten etwas häufiger, daß sie ein therapeutisches Gespräch mit dem Patienten geführt oder – öfter – die Konsultation zum Anlaß genommen hatten, den Patienten zumindest zu mahnen.

Überhaupt keine Medikamente zur Alkoholismusbehandlung hatten nach eigenen Angaben 71,7% der Ärzte eingesetzt. 1,4% sprachen einer medikamentösen Therapie sogar explizit die Berechtigung ab. 26,8% der Ärzte verordneten Medikamente. Dabei wurden vorrangig Distraneurin, daneben Antabus sowie Tranquilizer eingesetzt. Neuroleptika, Schlafmittel und andere Medikamente fallen nicht ins Gewicht. Im deutlichen Gegensatz zu den Angaben der Hausärzte selbst, nach denen dieser Prozentsatz lediglich 27 betrug, gab die Hälfte aller Patienten (49,1%) an, mindestens eines dieser Medikamente irgendwann einmal von ihrem Hausarzt bekommen zu haben. Die Patienten nannten explizit einen höheren Anteil der Verschreibung von Distraneurin, nämlich ca. 25%.

Eine eigens bei den Patienten erhobene Medikamentenanamnese ergab, daß 22% aller Alkoholkranken mindestens zeitweise auch einen Mißbrauch mit Medikamenten betrieben haben, d.h. sie nahmen sie über längere Zeit täglich bzw. regelmäßig in starken Dosen. Dabei ist zu berücksichtigen, daß in unserer Untersuchung solche Patienten, bei denen die Alkoholabhängigkeit schon in eine Medikamentensucht übergegangen war, nicht aufgenommen wurden. Bei den wiederaufgenommenen Patienten ist die Häufigkeit des Medikamentenmißbrauchs erheblich höher als bei den erstaufgenommenen Patienten. Allein 12% aller wiederaufgenommenen Patienten gaben einen Distraneurinmißbrauch an, im Gegensatz zu nur 3% der erstaufgenommenen Patienten. Der größte Teil der Patienten, die eines der genannten Medikamente genommen haben, hat diese nach eigenen Angaben vom Arzt bekommen. Bei Distraneurin sind es über 90%, bei den Schlafmitteln ca. 60% und bei Tranquilizern 75%.

Nach der Erhebung von Brammer (1979) waren von 107 Personen, die wegen Suchterkrankung einen Arzt konsultiert hatten, 86% mit Hypnotika und Sedativa behandelt worden. Die verordnete Einnahmedauer schwankte in seiner Untersuchung zwischen 2 Wochen und vielen Jahren. Er beschreibt bei 15% der Patienten eine iatrogene Suchtentwicklung, die bei der Hälfte dieser Personen eine zusätzliche Therapie notwendig machte.

3.4.4 Zusammenarbeit des Hausarztes mit anderen Institutionen

Wahrscheinlich ist der Hausarzt in der Tat mit einer eigenen spezifischen Alkoholismustherapie überfordert. Ganz abgesehen davon, daß der Alkoholismus auch unter Einsatz optimaler therapeutischer Mittel nur eine begrenzte Aussicht auf Therapieerfolg hat, würden diese allein schon die zeitlichen Möglichkeiten des Hausarztes überschreiten. Weishaupt (1979) fordert deshalb die Einrichtung von interdisziplinären Therapiegruppen, der Bericht zur Lage der Psychiatrie in der Bundesrepublik Deutschland (Enquête 1975) stellte die Forderung nach eigens zu errichtenden Alkoholikerambulanzen auf. Auf die Frage, ob sie andere therapeutische Einrichtungen zu Rate gezogen hätten, gibt nur ein Bruchteil der Ärzte an, wenigstens eine dieser Institutionen auch nur empfohlen zu haben. Dieses Ergebnis entspricht denen anderer Autoren: Nach Hull (1970), der zu seiner These mehrere englische Studien heranzieht, behalten Hausärzte Alkoholkranke solange in ihrer eigenen Praxis, bis die Störungen ein Ausmaß angenommen haben, daß eine Überweisung zu Facheinrichtungen nicht mehr zu umgehen ist. Nur die Minderheit unserer Patienten kann sich an eine Empfehlung des Hausarztes erinnern, Alkoholikerberatungsstellen oder andere Institutionen aufzusuchen (Tabelle 26).

Tabelle 26. Empfehlung einer anderen Institution (Angaben der Patienten)

Keine Empfehlung	79,7%
Anonyme Alkoholiker	12,0%
Andere Einrichtung	7,8%
Bds.	0,5%
	100,0%
	N = 313

Nach Aussage der Hausärzte wurde eine alkoholspezifische Psychotherapie in 4% der Fälle durchgeführt bzw. veranlaßt (N = 126). 3,9% haben ihre Patienten zum Facharzt überwiesen, 5,5% empfahlen eine Fachklinik, 22,6% geben die Einweisung in die Landesklinik an und 5,9% haben beides empfohlen (N = 128). 17,5% der Ärzte gaben zudem die Empfehlung von Selbsthilfegruppen bzw. Familienberatungsstellen an (N = 40).

Auf die Frage, ob dem Patienten zu einer spezifischen Entwöhnungskur geraten worden sei, antworten 50,9% der Ärzte mit „nein". 38,6% der Ärzte haben eine Entwöhnungskur empfohlen. 29,8% hatten nach vorheriger Empfehlung tatsächlich endlich eine Krankenhauseinweisung veranlaßt. 6,9% hatten allein die jetzige Einweisung ausgestellt. Zu 7,6% ist die Einweisung auf Wunsch des Patienten bzw. der Familie erfolgt. Ein Viertel (27%) der Ärzte hatte sofort nach Bekanntwerden des Alkoholismus die Entziehungskur empfohlen, ein weiteres Viertel (24,5%) bis zu einem halben Jahr nach Bekanntwerden. Immerhin 9,8% hatten länger als 2 Jahre gewartet (N = 122).

Uns berichten die Patienten, die einen hohen therapeutischen Einsatz ihres Hausarztes erfahren hatten, häufiger von der Empfehlung einer anderen therapeutischen Einrichtung als die Patienten, deren Arzt keine Therapie durchgeführt hat. Hier kann natürlich die subjektive Wahrnehmung der Patienten eine Rolle spielen: Derjenige, der den Eindruck hat, daß der Arzt sich um ihn und sein Alkoholproblem bemüht, wird sich eher mit den entsprechenden Empfehlungen seines Arztes auseinandersetzen und sich möglicherweise deshalb eher an diese erinnern. Es ist aber auch durchaus möglich, daß auf der Seite des Arztes mit dem eigenen therapeutischen Einsatz auch die Bereitschaft wächst, zusätzlich eine andere Einrichtung zu empfehlen. Es läßt sich allerdings keine Aussage über die zeitliche Folge seiner Maßnahmen treffen.

Möglich wäre es einerseits, daß er erst dann andere Einrichtungen empfiehlt, wenn er seine eigenen therapeutischen Möglichkeiten als ausgeschöpft ansieht. Andererseits wäre eine therapeutische Konzeption denkbar, die von vornherein diese Einrichtung in die Alkoholismusbehandlung miteinbezieht. In jedem Fall jedoch würde deren Inanspruchnahme als flankierende Maßnahme zur eigenen Therapie gesehen. Die Annahme, daß Ärzte, die keine eigene Therapie durchführen, mehr delegieren, kann so nicht bestätigt werden.

Die Empfehlung der „Anonymen Alkoholiker" und anderer Selbsthilfeorganisationen als therapeutische Maßnahme betrachteten die Hausärzte in nur 6 Fällen von sich aus für erwähnenswert, obwohl 15% aller Patienten von einer entsprechenden Empfehlung berichteten. Es sind hauptsächlich die wiederaufgenommenen Patienten, die dieses tun. Möglicherweise ist der Bekanntschaftsgrad von Selbsthilfeorganisationen bei den ehemals stationären Patienten höher als bei den erstaufgenommenen Alkoholkranken. Sie dürften daher für eine entsprechende Empfehlung ihres Arztes sensibilisierter sein als die erstaufgenommenen Patienten, die einen solchen Rat für sich evtl. noch gar nicht wahrnehmen. Die Tatsache jedoch, daß beide Gruppen gleich häufig von dem Rat berichten, sich an eine „andere soziale Einrichtung" zu wenden, macht es ebenso wahrscheinlich, daß von seiten der Ärzte die „Anonymen Alkoholiker" in erster Linie als postmurale Betreuungseinrichtung angesehen werden. Eine Rolle könnte dabei spielen, daß die niedergelassenen Ärzte erst bei den Patienten, die schon einen stationären Entzug hinter sich haben, die für eine Betreuung durch die „Anonymen Alkoholiker" notwendige Krankheitseinsicht unterstellen. In der Befragung von Lohse (1975) berichteten 77% der Ärzte aller Fachrichtungen, grundsätzlich mit Selbsthilfeorganisationen zusammenzuarbeiten. 46% gaben an, ihren Patienten zu empfehlen, soziale Beratungsstellen aufzusuchen. Feuerlein (1972) kommt zu dem Ergebnis, daß hauptsächlich die Nervenärzte (75%), sehr viel weniger aber die Allgemeinmediziner (22%) Selbsthilfeorganisationen in ihr Therapiekonzept einbeziehen. 55% dieser befragten Ärzte schickten ihre Patienten ggf. zu einer Beratungsstelle. Nach der Erhebung von Hillen (1978) waren es lediglich 3,3% der Patienten, die nach Aussage der Ärzte Kontakt zu einer Selbsthilfeorganisation hatten. Insgesamt gewinnt man den Eindruck, daß die Bedeutung von Selbsthilfeorganisationen, Beratungsstellen und Fachkliniken in der Alkoholismusbehandlung den niedergelassenen Ärzten noch nicht genügend bewußt zu sein scheint. Möglicherweise halten sie darum an einer symptomatischen bzw. organisch orientierten, sprich medikamentösen, Therapie fest.

3.5 Die Behandlung durch Allgemeinkrankenhäuser

H. Forst und F. Matakas

3.5.1 Rahmendaten

Von den 313 Patienten der Untersuchung gaben 132 an, früher wegen einer Erkrankung in klinischer Behandlung gewesen zu sein. Sofern sich die

Patienten an das Krankenhaus erinnerten, wurde dies angeschrieben und um die Abschlußberichte gebeten. Der Rücklauf betrug 60%. Insgesamt lagen Krankenhausberichte (KB) von 74 Patienten vor. Sofern es zu einem Patienten mehrere Berichte gab, wurden maximal drei Berichte ausgewertet, und zwar der früheste als 1., der letztdatierte, wenn es mehr als zwei waren, als 3. und ein dazwischen liegender als 2. Es gab demnach

einen 1. KB zu 74 Patienten,
einen 2. KB zu 41 Patienten,
einen 3. KB zu 28 Patienten.

Insgesamt waren es 143 Berichte, wovon 23 (16%) aus psychiatrischen Einrichtungen stammten. Die anderen 120 (84%) waren Berichte aus Allgemeinkrankenhäusern.[11]

Das Lebensalter zur Zeit der jeweiligen stationären Behandlung war gleichermaßen über die drei mittleren Lebensjahrzehnte verteilt. Während der 1. Behandlung liegt das Durchschnittsalter bei 34 Jahren, während der 3. bei 37,5 Jahren.

Der durchschnittliche zeitliche Abstand zwischen der Anamneseerhebung und den früheren Krankenhausbehandlungen ist seit KB (1) ca. 6 Jahre, KB (2) ca. 4½ Jahre, KB (3) ca. 3 Jahre.

Ein Vergleich der einzelnen KB-Gruppen zeigt interessante Tendenzen: Der relative Anteil kurz- bis mittelfristiger Krankenhausaufenthalte (1 Tag bis 2 Wochen) nimmt vom ersten zum dritten Aufenthalt erheblich zu – 24%/33%/44% – vermutlich weil bei zunehmender Alkoholproblematik öfter kurze stationäre Intoxikations- und Entgiftungsbehandlungen erforderlich sind. Der relative Anteil an längerfristigen Behandlungen nimmt ab: 28%/26%/16%. Dennoch steigt die durchschnittliche Behandlungsdauer insgesamt ganz erheblich an: 12,6 Tage in den KB (1) über 22,7 in KB (2) bis auf 37,2 Tage in den KB (3). Das liegt eindeutig daran, daß bei fortschreitendem Alkoholismus einzelne Behandlungen extrem lange dauern – z. B. Zwangsunterbringungen in Landeskliniken, Therapien in Spezialkliniken.

3.5.2 Spezifische Diagnostik der Krankenhäuser

In insgesamt 21% aller KB wurde die Haupt- oder Nebendiagnose einer konservativ oder operativ behandelten Magen-Darm-Erkrankung gestellt.

---

11 In dem folgenden Abschnitt sind die Fallzahlen mitunter recht klein, die angegebenen Prozentzahlen daher unter Umständen nicht repräsentativ. Dennoch werden in der Regel Prozentzahlen neben absoluten Zahlen angegeben, da dies leichter eine Orientierung erlaubt. Freilich ist das Ganze mit der gegebenen Vorsicht zu betrachten

66

Unter diesen 30 Diagnosen fand sich bei 83% kein Hinweis auf einen
möglichen Zusammenhang mit Alkoholismus, vor allem bei keinem einzigen der operierten Fälle: Es bleibt eine offene Frage, ob die Klinikärzte
diesen möglichen Zusammenhang nicht beachtet, gewürdigt oder erkannt
haben. Auszuschließen ist aber auch nicht, daß die Magen-Darm-Erkrankungen weniger Folge toxischer Einwirkungen als vielmehr erster somatischer Ausdruck psycho-sozialer Konflikte waren, denen erst später die
Scheinkompensation folgte.

In insgesamt 30% aller KB wurde eine Lebererkrankung diagnostiziert, bei ¼ wird kein Zusammenhang mit Alkoholabusus erwähnt. Daß die
Erkenntnis dieses Zusammenhangs durch Ärzte im Laufe der Alkoholismuskarriere wächst, zeigt der Vergleich der drei KB-Gruppen: In den KB
(1) wurde ⅓ der Lebererkrankungen nicht in Verbindung mit Alkohol gebracht, in den KB (3) wurde dieser Zusammenhang aber hundertprozentig
konstatiert. Überraschend stellte sich heraus, daß 38% aller in den KB
diagnostizierten Lebererkrankungen nicht in den späteren anamnestischen
Angaben der Patienten über Lebererkrankungen enthalten waren. Eine Erklärung kann zum einen im unzuverlässigen Erinnerungsvermögen der Patienten liegen, könnte aber auch darauf hinweisen, daß diagnostische Er-
kenntnisse des Krankenhausarztes nur unzureichend an die Patienten wei-
tergegeben wurden.

Insgesamt wurden sowohl in den KB (1) als auch in den KB (2) 55% der
Leber- und Magen-Darm-Erkrankungen nicht als alkoholbedingt angesehen. Erst in den KB (3) wird bei ¾ dieser Krankheiten auf Alkohol bzw. Alkoholismus hingewiesen. 20% aller KB enthielten Alkoholabusus oder
-abhängigkeit als Hauptdiagnosen, 30% als Nebendiagnosen. Erwartungsgemäß nahm die Häufigkeit von „Abhängigkeit" und „Abusus" von KB (1)
zu KB (3) hin deutlich zu. Darin drückt sich der Prozeßcharakter der Alkoholkrankheit aus: Je weiter sie fortgeschritten ist, um so häufiger erfordert
sie stationäre Behandlung, um so mehr wird sie auch als Ursache oder
Komponente anderer Erkrankungen (z.B. Leber, Suizidversuch) erkannt.

12% aller KB enthalten die Diagnose Medikamentenabusus, im Laufe
der Krankheitsgeschichte zunehmend: von 10% der KB (1) bis 18% der
KB (3). Bei jedem vierten als alkoholkrank diagnostizierten Patienten wurde im letzten Krankenhausbericht KB (3) schon eine Neigung zum Medikamentenabusus festgestellt. Dies ist eine Bestätigung der zunehmend polyva-
lenten Suchthaltung im Laufe der Alkoholismuskarriere.

Ganz ähnlich kommt es auch zu einer Steigerung der Häufigkeit von
Suizidversuchen, nämlich um das Doppelte (von 5% auf 11%) im Verlauf der Krankheitsgeschichte. 11% aller KB enthielten diagnostische Hinweise auf reaktive und neurotische psychische Störungen. Dabei wurde
aber in keinem Fall (bis auf eine Ausnahme) ein Zusammenhang mit Alkoholismus beschrieben. Entweder bestanden also tatsächlich psychische Auf-

fälligkeiten, bevor der Alkoholabusus sich entwickelte, oder bei entsprechenden Auffälligkeiten wurde ein Zusammenhang mit Alkoholproblemen nicht erkannt. Auch bei der Feststellung „vegetative Labilität" (4% insgesamt) wird in keinem Fall ein Zusammenhang mit Alkoholismus beschrieben.

Unfalldiagnosen fanden sich insgesamt bei ca. 18% der Berichte, bei ⅓ davon wurde klinisch ein Zusammenhang mit Alkohol festgestellt. Es gibt anhand der Krankenhausunterlagen deutliche Hinweise dafür, daß Patienten mit objektiver Unfallvorgeschichte je nach der Stufe ihrer Alkoholismuskarriere (indirekt durch die 3 KB-Gruppen definiert) zunehmend unfallgefährdet sind (exemplarisch gemessen an den subjektiven anamnestischen Angaben über die Häufung von Kommotio und Kontusion).

3.5.3 Therapie der Krankenhäuser

Bei der Häufigkeit der Distraneurin- und Psychopharmakaverordnung zeigt sich von KB (1) zu KB (2) eine erhebliche, zu KB (3) eine geringere Zunahme. Vermutlich kommt darin ein Verlaufsaspekt der Alkoholkrankheit zum Ausdruck. Zunächst wird bei Zunahme von alkoholabhängigen Krankheiten häufiger eine medikamentöse Behandlung für sinnvoll gehalten, bei deutlicher Suchtsymptomatik ist man mit Medikamenten wieder zurückhaltender. Insgesamt wurden während 22% aller Krankenhausbehandlungen Distraneurin, während 16% andere Psychopharmaka verordnet. Antabus wurde sehr selten, bei 2% (besonders in KB (3)-Gruppe) angewendet.

In 36% aller KB wurde die Verordnung eines psychotropen Medikamentes beschrieben. In Wirklichkeit kommt es sicher viel häufiger zu Psychopharmakaverordnungen, da diese Medikamente erfahrungsgemäß als „Routine"-Medikation nicht immer in Entlassungsberichten aufgeführt werden.

Wurden die Diagnosen „neurotisches Syndrom" und „andere psychische Störungen" gestellt, erhielten 48% dieser Patienten psychotrope Medikamente – in keinem dieser Fälle wurde ein Zusammenhang mit dem Alkoholismus konstatiert. Das heißt, wenn eine psychische Störung angenommen wurde, wurden bei der Hälfte dieser Fälle Psychopharmaka verabreicht. Ähnlich wurden bei der Diagnose „vegetative Labilität" zu 83,3% psychotrope Medikamente verordnet.

Während in ersten Berichten, die die Diagnose Alkoholismus enthielten, vor allem unspezifische Ratschläge gegeben wurden (bei 22%) – wurden in späteren Berichten (KB (3)) gut doppelt so häufig (40%) spezifische Behandlungsvorschläge gemacht: Entziehungskur, Psychiatrie, Psychotherapie, Nervenarzt. Ein unspezifischer Ratschlag ist zum Beispiel gewesen:

„Herr S. sollte etwas weniger Alkohol trinken", oder ähnliche pauschale Bemerkungen. Hinweise auf Selbsthilfegruppen waren äußerst selten.

In fortgeschrittenen Phasen der Alkoholismuskarriere wird also häufiger eine konkrete Reaktion der Ärzte in Allgemeinkrankenhäusern ausgelöst, d. h. die Notwendigkeit gezielter Behandlung des Alkoholismus ist teilweise bewußt und wird gezielter an die Hausärzte weitervermittelt. Aber insgesamt wird nur in der Hälfte aller Krankenhausberichte, in denen ein Alkoholproblem angesprochen wurde, irgendein spezifischer Behandlungshinweis gegeben. Das heißt, neben der Lücke in der Früherkennung hat die Front der Alkoholismusbekämpfung eine weitere Schwachstelle: Selbst bei Erkenntnis eines Alkoholproblems werden nur unzureichend therapeutisch notwendige Konsequenzen bedacht. Allerdings wird in Krankenhausberichten sehr oft ohne weiteren Kommentar die stationäre Medikation aufgeführt – in dem Sinne: „Herr A. erhielt zuletzt bei uns 3 × 1 Limbatril und abends 5 mg Valium" – so daß die Hausärzte auch ohne ausdrückliche Empfehlung sich aufgefordert fühlen können, die gleichen Medikamente weiter zu verordnen.

In Fachkliniken nimmt im Verlauf der Alkoholismuskarriere die Verordnung von Distraneurin erheblich zu, die von anderen Psychopharmaka ab. In Allgemeinkrankenhäusern werden beide Medikamentengruppen nur wenig häufiger verordnet, andere Psychopharmaka aber öfter zur ambulanten Weiterbehandlung empfohlen: Fachkliniken benutzen psychotrope Mittel bei Alkoholkranken offenbar vorwiegend zur vorübergehenden Akutbehandlung, Entgiftung usw. – Allgemeinkliniken fördern eher längerfristige Medikamenteneinnahme und versuchen auch eher das somatisch-aversionstherapeutisch wirkende Disulfiram.

3.6 Die Einweisungssituation

H. Berger und A. Legnaro

3.6.1 Soziale Konstellationen der Einweisung

3.6.1.1 Kontakte mit therapeutischen Institutionen

Außer dem Hausarzt werden andere therapeutische Institutionen nicht nennenswert in Anspruch genommen. Nur 8,2% der Erstaufnahmen hatten vor der Einweisung Kontakt mit einer solchen Institution. Es handelt sich hier buchstäblich um Einzelfälle: Drei Patienten waren bei den Anonymen Alkoholikern gewesen, jeweils zwei beim Gesundheitsamt bzw. im Psychologischen Beratungsdienst. Keiner hatte eine Drogen- oder Familienberatung aufgesucht, während immerhin noch einer sich an einen Pfarrer als öffentliche Vertrauensperson wandte.

Dies dürfte zum Teil zumindest eine Folge der fehlenden Bekanntheit solcher Institutionen sein, denn die Kontakthäufigkeit steigt nach der ersten stationären Behandlung rapide an. Eine Rolle spielt hier zweifellos die intensive therapeutische Empfehlung, solche Institutionen aufzusuchen. Trotzdem suchen auch dann weniger als 30% der Patienten eine Beratungsstelle auf. Den größten Zuspruch finden hier noch die Alkoholikerorganisationen (AA, Kreuzbund usw.), mit denen insgesamt 14,8% Kontakt aufgenommen haben. Hier wirkt sich das intensive Bemühen der Alkoholikerorganisationen um die Patienten bereits während des klinischen Aufenthaltes aus. Die so entstandene persönliche Bekanntschaft erleichtert die Kontaktaufnahme, zumal die Angehörigen solcher Gruppen Patienten oft auch nach der Entlassung betreuen. Allerdings lehnen viele Patienten die rigide Ideologie, speziell der Anonymen Alkoholiker, ab. Das Gesundheitsamt suchten 8,1%, Drogen- oder Familienberatungsstellen sogar nur 1,9% auf. Gerade das Gesundheitsamt wird nicht spontan, sondern oft erst nach entsprechenden Anschreiben aufgesucht.

3.6.1.2 *Modus der Einweisung und Beweggründe der Einweisenden*

Obgleich die Alkoholikerorganisation also die am meisten besuchten Institutionen der Nachsorge sind, spielen sie für die Behandlungsbereitschaft der Patienten keine Rolle: Keiner der Behandelten war über sie in die Klinik gekommen. Überdies ist die Behandlungsbereitschaft vieler Patienten vor dem ersten Klinikaufenthalt niedrig. Zwar kommt die Mehrheit juristisch freiwillig in die Klinik, bei eingehender Betrachtung der Situation ist aber hinter der nominellen Freiwilligkeit zumeist starker sozialer Druck sichtbar.

Tabelle 27. Juristischer Einweisungsmodus

freiwillig	29,8%
unter starkem sozialen Druck	39,9%
zwangseingewiesen	30,2%
	100,0%

Unter sozialem Druck sind hier verschiedene Maßnahmen zu fassen: so im Arbeitssektor etwa die alternative Kündigung oder Behandlung, im familiären Bereich entsprechend Trennung und Scheidung. Arzt und Familie können gleichermaßen mit einer Zwangseinweisung drohen. Häufig hat sich dieser Druck bereits so konkretisiert, daß der Patient nur noch durch seine Freiwilligkeitserklärung einer Zwangseinweisung entgeht.

Der juristische Einweisungsmodus hängt dabei offensichtlich zumindest teilweise vom Familienstand ab: Alleinlebende und Verheiratete sind etwa gleichermaßen freiwillig und zwangseingewiesen in der Klinik, während bei den Eltern lebende Patienten eher zwangseingewiesen werden.

Ehepartner können Patienten wohl deshalb, wenn auch nicht unbedingt eher zu Krankheitseinsicht, so doch zu Behandlungsbereitschaft motivieren als Eltern, weil bei ihnen die stärkere Sanktionsdrohung mit Trennung bzw. Scheidung glaubhafter anzudrohen und besser zu vollziehen ist. Die Eltern hingegen verwenden die Einweisung im Sinne einer letztmöglichen erzieherischen Maßnahme gegenüber einem Kind, das anders nicht zu seinem Besten zu bewegen ist. Alleinstehende wiederum werden häufiger nach einer öffentlichen Auffälligkeit eingewiesen, weil ihnen der schützende Rahmen und die soziale Kontrolle der Familie fehlt. Gerade sie neigen wegen des Fehlens vertrauter Bezugspersonen stärker dazu, die Klinik als Auffangstelle bei Schwierigkeiten und als „Asyl" bei Notlagen zu benutzen und sie freiwillig aufzusuchen.

Die Bereiche Arbeit und Öffentlichkeit spielen insgesamt für die Einweisung eine sehr untergeordnete Rolle. Von ausschlaggebender Wichtigkeit ist jedoch der Gesundheitsbereich. Selbst wenn die Familie Einfluß nimmt, ist die Beurteilung des Arztes letztlich also das entscheidende Movens für den Behandlungsbeginn. Vertreter des Gesundheitsbereichs sind daher an den Zwangseinweisungen mit 76,2% beteiligt, an den freiwillig begonnenen Behandlungen sogar mit 82,5%.

Diese Daten und das im vorigen Abschnitt Gesagte deuten also darauf hin, daß die Ärzte dem Alkoholproblem der Patienten zwar relativ verständnisvoll gegenüberstehen und zu einer ambulanten Behandlung bereit sind, in einer späteren Phase aber – offenbar nach vergeblichen Therapieversuchen vor allem mit Medikamenten (vgl. 3.4) und häufig unter dem Druck der Familie – eine stationäre Behandlung forciert betreiben. Darüber hinaus dürfte in vielen Fällen bereits ein dringender Rat des Hausarztes der freiwilligen Bereitschaft des Patienten mehr als nur den letzten Anstoß geben.

Die Bemühungen von Arzt und Familie verlaufen lange Zeit parallel, ohne Kontakt und Abstimmung miteinander. Eine beiderseitige Information in einer frühzeitigen Phase würde aber die Chancen der Therapie erhöhen. Dem Arzt gäbe die Information durch die Familienangehörigen bessere Möglichkeiten einer Differentialdiagnostik und einer Staffelung des therapeutischen Instrumentariums an die Hand, den Angehörigen könnten Informationen zu einer problemadäquaten Verhaltensstrategie verhelfen, wobei ihre Stellung gegenüber den Patienten durch die ärztliche Autorität gestützt wird. Insgesamt stellt sich die Koalition Familie–Arzt als der wichtigste Faktor heraus, nur kommt sie ganz offensichtlich erst spät zustande.

3.6.2 Sozial auffällige Verhaltensweisen

3.6.2.1 Anlässe der Einweisung

Die mehr oder weniger lange Krankheitsgeschichte der Patienten stellt für sich alleine zwar die notwendige Vorbedingung, aber nicht den hinreichenden Anlaß einer Einweisung dar. Dieser entsteht erst in einer aktuellen sozialen Situation. Es lassen sich zwei Klassen von Anlässen unterscheiden, aufgrund derer eine Einweisung erfolgen kann: permanente Anlässe, die eine dauernde Auswirkung auf den sozialen Status des Patienten haben (z. B. dauernde Arbeitslosigkeit) und solche, die nur situative Bedeutung haben (z. B. vorübergehende somatische Ausfallerscheinungen). Diese Ereignisse gewinnen ihre Bedeutung nicht unbedingt aus ihrer Seltenheit oder auch Erstmaligkeit. Das die Einweisung auslösende Ereignis kann durchaus wiederholt aufgetreten und auch jedesmal negativ wahrgenommen worden sein, gewinnt aber offensichtlich erst durch die Akkumulation der negativen Bewertung seine aktuelle Handlungsrelevanz für die Umgebung.

Der Anteil derjenigen, die wegen sozialer Funktionsunfähigkeit eingewiesen werden, ist mit 29,5% zwar relativ am höchsten, dennoch aber erstaunlich gering, bedenkt man den hohen Anteil an arbeitslosen Patienten. Bei differenzierter Betrachtung zeigt sich indes, daß gerade die noch in einem Arbeitsverhältnis stehenden Patienten aus diesem Grunde eingewiesen werden. Es ist also nicht etwa Arbeitslosigkeit, sondern beginnende Arbeitsunfähigkeit, die den Anlaß der Einweisung bildet. Während reduziertes Leistungsvermögen von vornherein eine Behandlung erforderlich macht, damit der Arbeitsplatz erhalten bleibt, erscheint bereits eingetretene Arbeitslosigkeit nicht als therapeutisch zugängliches Problem.

Bei langandauernder Arbeitslosigkeit tritt offensichtlich ein Gewöhnungsprozeß der Familie an diesen Zustand ein, der sie nicht mehr auf die berufliche Funktionsunfähigkeit, sondern auf somatische Ausfallerschei-

Tabelle 28. Art des Anlasses der Klinikeinweisung

intoxikiertes Verhalten (Torkeln, Fahne usw.)	15,9%
soziale Funktionsunfähigkeit (Versagen in familiären oder beruflichen Rollenanforderungen)	29,5%
somatische Ausfallerscheinungen	29,1%
Selbstgefährdung (Suiziddrohung, -versuch)	9,8%
Aggressivität gegen andere	9,3%
bizarres Verhalten	1,6%
nicht entscheidbar	3,4%
auf Rückfall hin	1,6%
	100,0%

nungen des Patienten reagieren läßt. Diese bilden dann auch gerade bei Arbeitslosen häufig einen Einweisungsgrund.

Hier deutet sich auch an, daß es generell erst dann zu einer Behandlung kommt, wenn ärztliche Maßnahmen akut nötig sind. Nimmt man noch die 9,8% derjenigen hinzu, die nach erfolgtem oder angedrohtem Suizidversuch eingewiesen wurden, so ergibt sich ein Anteil von 38,9%, die als Notfälle in die Klinik kommen.

Aggressivität gegen andere tritt als Einweisungsgrund nur bei 9,3% der Patienten auf, spielt also eine sehr untergeordnete Rolle, wenn man bedenkt, daß destruktive Wirkungen im Gefolge überhöhten Alkoholkonsums wesentlich häufiger genannt wurden. Solches Verhalten findet sich als Einweisungsgrund hauptsächlich bei denjenigen Patienten, die bei ihren Eltern leben.

3.6.2.2 Kriminalität

Wie oben ausgeführt, kann ein an und für sich auffälliges Verhalten mehrfach auftreten, bevor es ausschlaggebend für eine Einweisung wird. Dagegen zieht kriminelles Verhalten – zumindest ab einer gewissen Auffälligkeitsstufe – notwendigerweise negative Sanktionen nach sich. Allerdings steht hier nicht die Eigengefährdung und damit auch Schutzbedürftigkeit des Patienten im Vordergrund, sondern die Bedrohung, die er für andere darstellt oder zumindest darstellen kann. Entsprechend zielt die verhängte Sanktion selbst dann, wenn die sanktionierte Verhaltensweise mit Alkohol in Beziehung steht, nicht direkt auf eine Veränderung des Alkoholverhaltens: Angestrebt wird hier eine Bestrafung, nicht eine therapeutische Hilfe. Anders stellt sich der Sachverhalt natürlich dar, wenn per Fachgutachten eine Schuldunfähigkeit oder verminderte Schuldfähigkeit durch Alkoholintoxikation festgestellt wird.

Wegen der Schwierigkeit der Erfassung sind kriminelle Verhaltensweisen im Rahmen unserer Untersuchung nur am Rande thematisiert worden. Abgefragt wurden lediglich Vorkommen, Deliktart und Zusammenhang mit intoxikiertem Zustand. Angehörige sprachen von sich aus im Vergleich zu anderen Themenkreisen kriminelle Delikte der Befragten selten an. Zusätzliche Informationen ergaben sich gelegentlich aus den Krankenakten, soweit die kriminelle Handlung bei einer Einweisung eine Rolle spielte. Die Patienten hatten also sehr gute Möglichkeiten, Kriminalität zu verheimlichen, haben aber unserem Eindruck nach nur selten davon Gebrauch gemacht. Obwohl es den Patienten keine großen Schwierigkeiten zu bereiten schien, über kriminelle Vorkommnisse zu sprechen, sind die Ergebnisse natürlich mit Vorbehalt zu sehen. Insgesamt soll ferner darauf hingewiesen werden, daß die Befragung zum Punkte Kriminalität nicht so differenziert und eingehend erfolgte wie bei anderen Themen.

Die berichteten kriminellen Verhaltensweisen lassen sich unter drei Deliktgruppen einordnen. Es handelt sich dabei um Verkehrsdelikte, um Eigentumsdelikte und Gewalttätigkeiten. Verkehrsvergehen bei 31,4% der Patienten bilden die weitaus am häufigsten genannte Deliktform (vgl. Forster u. Joachim 1975). Dabei spielte in fast allen Fällen (30,4%) Alkohol eine Rolle. Trotz der relativen Höhe erscheint dieser Wert in der Gesamtschau der Alkoholikerproblematik eher niedrig. Gehört doch einerseits das Auto als Gebrauchsgegenstand zum täglichen Leben. Andererseits gehört für den Alkoholiker dauernder Alkoholkonsum ebenso zum alltäglichen Leben. Von daher ist es wahrscheinlich, daß beide Verhaltensformen – „Autofahren" und „Angetrunkensein" – gleichzeitig auftreten. Die unerwartet geringe Anzahl der Verkehrsdelikte mit Trunkenheit bei den Befragten ist also weniger darauf zurückzuführen, daß die Befragten in angetrunkenem Zustand ihr Kraftfahrzeug nicht benutzen, sondern ergibt sich einfach daraus, daß ein großer Teil von ihnen kein Kraftfahrzeug besitzt.

Trunkenheit am Steuer scheint eine bemerkenswert geringe Auswirkung auf die Entwicklung von alkoholspezifischer Problemeinsicht bei den Befragten gehabt zu haben. Das Auffälligwerden wird von ihnen offenbar eher als ein unglückliches Mißgeschick nach einer Kette von geglückten Überschreitungen gewertet, bildet aber nicht den Anlaß zu einer Reflexion darüber, warum diese ständigen Überschreitungen notwendig sind. Einige der Befragten neigten sogar dazu, ihr Geschick im Kaschieren von Trunkenheit am Steuer herauszustreichen. Andererseits wird der Verlust des Führerscheins von den Betroffenen als eine empfindliche Sanktion empfunden. So stellte die Möglichkeit, den Führerschein wiederzuerlangen, bei einem Teil der Befragten eine wichtige Motivation für den Beginn einer Therapie dar.

Als Deliktgruppe am zweithäufigsten vertreten waren die Körperverletzungen. Vergehen dieser Art wurden von 19,2% der Befragten genannt. Dabei gaben alle Betreffenden an, Körperverletzungen ausschließlich unter Alkoholeinfluß begangen zu haben. Diese Angaben passen recht gut in das Selbstbild der Patienten wie auch in die Fremdperzeption durch andere, die sie anscheinend immer wieder wahrnehmen. Sehr viele der Patienten schilderten sich im Interview als Menschen, die ohne Alkohol sehr umgänglich und freundlich sind und berichteten auch, daß andere ihnen das schon oft bestätigt hätten („Das hat mir schon mancher gesagt, Hans, was bist Du 'ne prima Kerl, wenn Du nicht trinkst"). Diese Wiedergabe fremder Meinungen klang insofern recht überzeugend, als wir in den katamnestischen Interviews von den Ehefrauen oder anderen Familienangehörigen häufig Gleichlautendes hörten.

Diese Wahrnehmungsweise wird natürlich von dem Alkoholiker wie auch evtl. von seiner Familie gerne übernommen, weil sie für beide eine entlastende Funktion hat. Für die gewalttätigen Patienten ergibt sich daraus eine doppelte Entlastung: Die tendentiell positive Fremdwahrnehmung entlastet ihn vom Stigma des Alkoholismus, der Alkoholismus aber entlastet ihn vom Stigma der Gewalttätigkeit. Obwohl vor allem die Familien unter der Gewalttätigkeit der Patienten zu leiden hatten, waren sie meist bereit, auf dieses entlastende Erklärungsmuster einzugehen. Gab es ihnen doch die Möglichkeit, Reste eines positiven Bildes von den Patienten zu bewahren, ihn dadurch grundsätzlich für nicht gewalttätig zu halten und so ein weiteres Zusammenleben mit ihm für möglich anzusehen. Im Laufe einer längeren Alkoholikerkarriere mit wiederholt auftretenden Gewalttätigkeiten gerät dieser Glaube an den „eigentlich guten Menschen" allerdings gewöhnlich ins Wanken.

Die Gewalttätigkeiten wurden etwa gleichhäufig innerhalb der Familie wie im öffentlichen Bereich begangen. Innerhalb der Familie war es das – häufig recht brutale – Prügeln von Frau und Kindern, das bei einem Gutteil der Fälle mit einem Notruf an die Polizei und manchmal sogar mit einem Krankenhausaufenthalt der Geprügelten endete. Ein anderer Typ von intrafamiliären Auseinandersetzungen war die handgreifliche Auseinandersetzung mit den Eltern bei jenen Patienten, die noch mit ihren Eltern zusammenwohnten. Diese Handgreiflichkeiten lassen sich werten als unglückliche, unreife Versuche einer verspäteten Abnabelung von den Eltern. Der Alkohol wirkt hier als Katalysator, um latent vorhandene Aggressionen und das Unbehagen über diese Lebenssituation freizusetzen und gleichzeitig das Tabu, seine Eltern zu schlagen, zu durchbrechen. Diese Gewalttätigkeit gegenüber Schwachen wie auch sozial Nahestehenden läßt sich einmal deuten als Bestrafung von Menschen, mit denen man die gleiche, also miserabel empfundene Lebenssituation teilt; zum anderen als Demonstration der männlichen Rolle in der Familie, die der Alkoholiker auf eine andere Weise nicht mehr realisieren kann. – Die Dunkelziffer der Gewalttätigkeiten in den Familien Alkoholabhängiger müssen wir aber als recht hoch vermuten. Auch Gewalttätigkeit im öffentlichen Bereich dürfte als ein Versuch, „Männlichkeit" zu beweisen, zu verstehen sein. Hier handelte es sich in der Regel um „Wirtshausschlägereien". Man muß dabei berücksichtigen, daß der größte Teil der Patienten aus der Unterschicht stammt und von daher in einem Kneipenmilieu verkehrt, in dem Handgreiflichkeiten zumindest nichts Außergewöhnliches sind. Ein Alkoholiker, der sich betrunken schnell auf eine Schlägerei einläßt, kann damit durchaus den Normen seiner Schicht entsprechen. Umgekehrt grenzen sich sehr viele Patienten davon ab, indem sie betonen, daß sie nur in gut bürgerliche Wirtschaften gegangen seien, in denen „so ein Gesocks" nicht verkehrte.

Um aber nicht insgesamt ein falsches Bild über die Aggressionsneigung von Alkoholikern aufkommen zu lassen, sei noch einmal hervorgehoben, daß immerhin über ¾ der befragten Männer (und alle befragten Frauen) keine Gewalttätigkeit angaben. Alkohol als Droge hat demzufolge offenbar nur bei einem geringen Teil aggressionsenthemmende Wirkung.

Eigentumsvergehen als dritte Deliktart wurden von 16,9% der Befragten genannt. Im Unterschied zu den anderen beiden Deliktarten wurden die Eigentumsvergehen nicht ausschließlich unter Alkoholeinfluß begangen (3,5% ohne Alkohol gegenüber 13,4% unter Alkoholeinfluß). Doch deuten die Zahlen darauf hin, daß auch Eigentumsdelikte in erster Linie als alkoholbedingte Folgekriminalität zu betrachten sind. Sei es einmal in Form einer direkten Beschaffungskriminalität, wie z.B. Ladendiebstähle, sei es zum anderen, daß der Betreffende nur unter Alkoholeinwirkung eine derartige Gesetzesverletzung überhaupt riskierte. In allen Fällen handelt es sich hier, soweit man den Angaben der Befragten vertrauen kann, um kleinere Vergehen. Das trifft aber auch auf die nicht unter Alkoholeinfluß begangenen Eigentumsdelikte zu, bei denen sich ein geplantes Vorgehen vermuten läßt. Bei keinem der Befragten war eine Verbindung zu kriminellen Kreisen feststellbar.

Resümierend läßt sich also über die Kriminalität bei den von uns befragten Alkoholikern feststellen, daß es sich in der Regel um eher geringfügige Delikte handelt, die zum allergrößten Teil unter Alkohol begangen werden. Von der Art ihrer Durchführung her läßt sie bei den meisten Patienten nicht auf besondere „kriminelle Energie" schließen. Alkoholkranke haben wohl, was ihr Selbstbild betrifft, ein massives Bedürfnis nach Aggressivität, verfügen aber im Regelfall nur über wenig Fähigkeiten, diese in die Tat umsetzen zu können (Antons 1970). Die Gesamthäufigkeit entspricht in etwa den Angaben von Wieser u. Kunad (1965), die im übrigen auch eine Häufung der Eigentumsdelikte feststellten. Sie bemerken weiterhin, daß es eher besondere Typen unter den Alkoholikern gibt, die zu Kriminalität neigen, und zwar besonders der jugendliche konflikthafte Trinker, bei dem Persönlichkeitsstörungen im Vordergrund stehen und der Alkohol mehr die Rolle eines begleitenden auslösenden Faktors spielt (vgl. auch Gerchow 1981). Dies entspricht unseren Ergebnissen. Es ist häufig der Alpha-Trinker oder unser Typ D 1 (s. Kap. 7). Dieser Typ kommt auch dem Kriminellen nahe, der sich zur Tatausführung des Alkohols bedient, aber nicht primär als Alkoholiker in Erscheinung tritt. Die Häufigkeit, mit der Alkohol bei Kriminalität eine Rolle spielt, mag groß sein (Wieser 1963), aber dies läßt nicht den Umkehrschluß zu, daß bei Alkoholikern Kriminalität eine wesentliche Rolle spielt.

3.7 Der Aufenthalt in der Klinik

H. Berger und A. Legnaro

3.7.1 Vorherige Behandlungen

Nur 38% der Patienten dieses Samples sind Erstaufnahmen. 62% der Patienten sind also schon mehrfach in Behandlung gewesen, und zwar im Durchschnitt dreimal. Betrachtet man diese wiederaufgenommenen Patienten gesondert, dann wird dieses arithmetische Mittel allerdings nach oben verzerrt durch die 15% dieser Gruppe, die bereits acht oder mehr Behandlungen hinter sich haben, also die klassische Drehtürpopulation bilden. Weitere 13,8% haben zwischen vier und sieben Behandlungen mitgemacht und bilden eine Klientel, die eine ähnliche Problematik aufweisen dürfte.

Die übrigen Wiederaufnahmen (71,3%) waren bisher bis zu dreimal in Behandlung. Den größten Anteil bilden darunter Patienten mit einer vorherigen Behandlung (37,5%). Zwischen Männern und Frauen zeigen sich hier keine Unterschiede.

Tabelle 29. Beschäftigungsstatus nach Aufnahmehäufigkeit

	Erstaufnahme	Wiederaufnahme
im Arbeitsverhältnis	61,7%	36,5%
arbeitslos	38,3%	63,5%
	100,0%	100,0%

p < 0,0007

Deutlich sichtbar wird dagegen eine Beziehung zwischen Aufnahmestatus und Beschäftigungsstand. Wiederaufnahmen sind gegenüber Erstaufnahmen mehr als anderthalbmal so häufig arbeitslos. Die hohe Signifikanz dieses Zusammenhangs wundert schon deshalb nicht, weil beide Merkmale auf ein fortgeschrittenes und schweres Krankheitsstadium hinweisen.

Von den Wiederaufnahmen haben 50% an mindestens einer sozialtherapeutischen Behandlung teilgenommen; 40,6% waren in ihren vorherigen Behandlungen nur entgiftet oder längere Zeit verwahrt worden. Bei den übrigen 9,4% ließ sich die Art der Behandlung nicht präzise bestimmen.

3.7.2 Gesundheitszustand und Diagnosen bei Aufnahme

H. Forst und F. Matakas

3.7.2.1 Aufnahmebefund

Der klinische Aufnahmebefund der Patienten war ein Spiegel ihrer desolaten psychischen und gesundheitlichen Verfassung, in der sie in der Regel zur Aufnahme kamen. Meist waren der schlechten allgemeinen Verfassung noch akute Symptome entweder eines erheblichen Rausches oder eines Prädelirs überlagert, so daß die Krankenhausaufnahme schon von daher den Charakter einer Notmaßnahme hatte.

7,6% des Gesamtkollektivs kamen mit einem Rausch in die Klinik und entwickelten dann ein Prädelir – weitere 18,5% hatten einen Rausch ohne deutliche Entzugszeichen. Dabei handelte es sich überwiegend um Alpha- und Gamma-Trinker. Gar nicht, bzw. nur selten fand sich ein Rausch bei Beta-, bzw. Delta-Trinkern. Zwischen den Geschlechtern und Altersgruppen gab es keine erheblichen Unterschiede. Ein eindeutiges Prädelir (Definition s. S. 52) ohne Rausch wurde bei 41,6% diagnostiziert, ca. ⅓ aller Patienten war bereits bei Aufnahme prädelirant.

Bei 39,9% wurde weder die Diagnose Rausch noch die Diagnose Prädelir gestellt, wobei zu berücksichtigen ist, daß leichteste Störungen diagnostisch nicht verwertet wurden. Ein pathologischer Rausch wurde bei 0,8% der Patienten diagnostiziert. Der Diagnose „pathologischer Rausch" im Rahmen unserer Untersuchung wurden die Symptome Terminalschlaf und Amnesie zugrunde gelegt. Jedoch wurde diese Diagnose nur dann gestellt, wenn zusätzlich hirnorganische Schäden anamnestisch bekannt waren oder als wahrscheinlich angenommen werden konnten (Feuerlein 1975 b; Katschajev 1979). Nur Wiederaufgenommene hatten die Diagnose pathologischer Rausch, Frauen häufiger als Männer.

Das Alkoholdelir (delirium tremens) trat bei 7,1% auf, ausschließlich bei Gamma- oder Delta-Trinkern. Bei Busche et al. (1970) waren es in einer vergleichbaren Gruppe 9,2%; nach Bochnik (o. J.) in der Hamburger Universitäts-Nervenklinik 16%. Vielleicht beruht diese doppelt so hohe Quote auf Besonderheiten einer Universitätsklinik, die möglicherweise eine Selektion schwerer Erkrankungen behandelt. In eine Landesklinik geraten eher auch sozial Selektierte, Obdachlose usw., deren Einweisungsindikation nicht immer vorwiegend medizinisch begründbar ist. Das Alkoholdelir war bei Erstaufgenommenen fünfmal häufiger als bei Wiederaufgenommenen, bei Männern viermal häufiger als bei Frauen. Die Quote ist korreliert zum Lebensalter mit einem Maximum bei den 40–50jährigen, dann wieder fallend. Busche et al. (1970) fanden in ihrem Krankengut eine Häufung bei den 46–65jährigen.

Die Korsakowsche Psychose wurde bei 7,9% diagnostiziert. Dabei wurden Konfabulationen nicht als notwendig für die Diagnosestellung angesehen (Keller 1977). Wie bei Feuerlein (1975 b) waren für uns Verminderung der Spontaneität und Initiative, Verschlechterung des Perzeptionsvermögens und der Auffassungsfähigkeit sowie eine grobe Störung von Alt- und Frischgedächtnis ausschlaggebend, wobei nicht ein Vollbild mit Desorientierung und Verwirrtheit bestehen mußte. Bei Bochnik (o. J.) wurde nur eine Rate von 0,6% Korsakow-Kranken ermittelt. Diese erhebliche Differenz zu unserer Untersuchung beruht vermutlich weniger auf einer breiteren Auslegung bei fehlender testpsychologischer Überprüfung durch uns, sondern eher auf den früher erwähnten Unterschieden im Krankengut. Erwartungsgemäß sind wiederaufgenommene Patienten doppelt so häufig wie erstmals eingewiesene Patienten, die jüngste Altersgruppe (bis 20 Jahre) überhaupt nicht, die älteste (über 50 Jahre) aber zu fast 30% vom Korsakow-Syndrom betroffen. Es ist nicht ausgeschlossen, daß bei dieser so großen Quote der Älteren auch Alterationen aufgrund normaler Alterungsprozesse eine Rolle spielen.

Die Alkoholhalluzinose mit 2,5% war bei den zugrundeliegenden Fällen von so ausgeprägter Symptomatik, daß eine Verwechslung mit dem ‚acute hallucinatory state' nicht in Frage kommt (bei Bochnik o. J. nur 1%, bei Busche et al. 1970 1,8%).

Andere Alkoholpsychosen waren mit 0,8% ähnlich selten wie bei Bochnik (o. J.) mit 0,6%. Sehr selten war auch der Eifersuchtswahn mit 0,6%, (= 2 Patienten) als stark ausgeprägtes, nicht flüchtiges delirantes Symptom, sondern von chronischer Art aufgrund psychodynamischer Faktoren.

Abgesehen von den geschilderten eindeutigen klinischen Bildern, wiesen die meisten Patienten bei der Aufnahme psychische Störungen unterschiedlicher Art auf.

Insgesamt hatten 21,5% aller Patienten mindestens einen schweren psychopathologischen Befund bei Aufnahme: Bewußtseinsstörung, schwere Orientierungsstörung, zerfahrenes Denken, inhaltliche Denkstörung, mnestische Ausfälle. 63,0% hatten mindestens einen leichten psychopathologischen Befund dieser Art. In diesen Zahlen sind die Patienten mit Rausch, Prädelir, Delir etc. enthalten. Die Zahl zeigt, daß die Aufnahme der Patienten in einer Situation erfolgte, in der sie psychisch dekompensiert waren und die klinische Behandlung unbedingt indiziert war. Berücksichtigt man dabei zusätzlich die Stimmungslage, wird das Bild noch trostloser. 50,9% der Patienten waren bei Aufnahme in depressiver und 18,2% in ärgerlich-aggressiver Verfassung. Zwar darf die enorm hohe Zahl depressiver Verstimmungen nicht unbedingt gleichgesetzt werden mit Depressionen von Krankheitswert, da sie als Reaktion auf die Aufnahme verstanden werden kann: Beschämung und Resignation, Verlust an Selbstwertgefühl. Aber sie darf doch interpretiert werden als ein Zeichen der akuten Notsituation, in der die Patienten zur Aufnahme kamen. Ein Erregungszustand wurde bei 6,8% der Patienten beobachtet.

Auch die körperliche Verfassung war – wie nicht anders zu erwarten – schlecht. Fast die Hälfte der Patienten war kachektisch, reduziert oder schien vorgealtert. Frauen waren häufiger kachektisch (oder adipös) als Männer. Männer wirkten häufiger reduziert oder vorgealtert. Drei Viertel aller Patienten wiesen einen Tremor auf, überwiegend als typisches Entzugssymptom, auch wenn ein Teil davon primär psychovegetativ bedingt oder situativ durch Aufregung bewirkt war. Bei 54,5% aller Untersuchten fand sich eine Ataxie als Zeichen der Intoxikation oder des Entzugssyndroms, darunter 9,9% in schwerer Form. Männer waren von den schwersten Störungen signifikant häufiger betroffen als Frauen, erstmals aufgenommene Patienten häufiger als solche, die zum wiederholten Male kamen. Darin bestätigt sich erneut, daß die Patienten beim ersten Mal in schlechterem Gesundheitszustand in die Klinik kamen als die anderen mit längerer Krankheitsgeschichte. Routinemäßig wurde bei allen Patienten gemessen bzw. untersucht: Blutdruck, Puls, SGOT, SGPT, Gamma-GT, Bilirubin, Harnstoff und Gesamteiweiß i.S., Serumelektrophorese, Blutbild, BKS, Nüchternblutzucker, WaR, Urobilinogen, Zucker und Azeton im Urin.

Knapp ¼ aller Patienten hatte am 1. Tag einen systolischen Blutdruck von über 150 mm Hg und einen diastolischen Wert von über 100 mm Hg, am 3. Tag waren es nur noch 10%. In den folgenden Tagen verringerte sich der Anteil der hypertonen Patienten auf unter 5%. Niedrige systolische Werte von 110 mm Hg und darunter hatten am 1. Tag 4,9%, am 3. Tag 13,2%. Das heißt, die blutdruckerhöhende Wirkung des Alkohols spielte nur noch kurze Zeit nach dem Entzug eine Rolle, die erhöhten Werte sanken bei Abstinenz innerhalb einiger Tage wieder ab. (Bei unbekanntem, aber manifestem Alkoholismus ist die Fehldiagnose „essentielle Hypertonie" nicht selten.)

Der bei 31,4% positive Azetonbefund im Urin kann Ausdruck einer überwiegend kohlenhydratfreien und fettreichen Ernährung oder Folge länger dauernden Hungers sein. Hier sind am ehesten Fehl- und Unterernährung als Ursache für den Azetonbefund zu vermuten.

Die weiteren relevanten pathologischen Befunde betrafen den Verdauungstrakt, die Leber und das periphere Nervensystem.

Ein Fünftel aller Patienten klagte über epigastrischen Druckschmerz. 27,8% hatten einen abdominalen Schmerzbefund überhaupt (ohne Leberschmerzen), bei ihnen bestand der Verdacht auf eine gastrointestinale Erkrankung. Aber trotz dieser relativ hohen Zahl ist es doch in der ersten klinischen Behandlungsphase, die sich der Aufnahme anschloß, also während der Detoxifikation, nie zu Komplikationen von seiten des Verdauungstraktes gekommen.

Bei knapp 60% aller Patienten war die Leber zumindest leicht vergrößert tastbar. Eine deutliche Vergrößerung von mindestens 3 cm unter dem Rippenbogen lag bei 26,4% vor. Ein Fünftel aller Patienten beklagten Leberdruckschmerz – sie alle hatten auch eine tastbare Lebervergrößerung. Die Palpationsbefunde „höckerig" und „derb" fanden sich bei ca. 6,5% – ein Hinweis auf zirrhotischen Umbau. Lebervergrößerungen bis zu 2 cm waren bei Männern doppelt, Vergrößerungen von 3–5 cm dreimal so häufig wie bei Frauen, noch stärkere Hepatomegalie fand sich ausschließlich bei Männern. Dies dürfte sich durch unterschiedliche Trinktypen und unterschiedliche Alkoholismusdauer der beiden Geschlechter ergeben. Auch die äußeren Stigmata der Lebererkrankung waren häufig: Gynäkomastie oder femininer Behaarungstyp, Spider naevi, atrophische Zunge (je 20%) und Palmarerythem (11%). 70,0% der Patienten hatten eine Enzymaktivität von mehr als 21 mU der Gamma-GT, allerdings nur 52,8% eine Aktivität von mehr als 30 mU, was verglichen mit anderen Autoren (Koch et al. 1980) wenig ist (unser Grenzwert lag bei 30 mU). Extremwerte der Gamma-GT über 100 mU hatten 18,0%, über 300 mU 6,0%.

Eine erhöhte SGOT-Aktivität über 20 mU und SGPT über 30 mU (jeweils unsere Grenzwerte) hatten erstaufgenommene Patienten wesentlich häufiger als wiederholt eingewiesene Patienten, ca. 40% bzw. 25% (vgl. Coppo et al. 1970). Das Bilirubin i.S. war bei 38,5% der Patienten erhöht, bei der gleichen Zahl der Patienten lag ein positiver Urobilinogenbefund im Urin vor. – Wenn also bei der anamnestischen Befragung 36,4% der Patienten von einer Lebererkrankung wußten, ist diese Zahl angesichts der klinischen Befunde sicher zu klein.

Reflexsteigerungen fanden sich bei den Alkoholkranken häufig im Entzugsstadium als Ausdruck der allgemein gesteigerten nervalen Erregbarkeit. Insgesamt fand sich bei 22,0% aller Untersuchten ein mindestens einseitiger ASR- oder RPR-Ausfall oder eine Abschwächung. D.h. bei etwa einem Fünftel der Patienten bestand allein aufgrund dieser Reflexausfälle Verdacht auf eine polyneuropathische Schädigung. Werden die Formen leichter peripherer Sensibilitätsstörungen (Berührung, Schmerz, Vibration) hinzugerechnet, so erhöht sich dieser Anteil auf 31,2%.

3.7.2.2 Diagnostische Typisierung des Alkoholmißbrauches

Die diagnostische Zuordnung erfolgte bei jedem einzelnen Patienten in erster Linie nach dem WHO-Diagnoseschema. Die drei Grundtypen des Alkoholismus sind nach Definition der WHO: 1. der episodische Alkoholmißbrauch (durch ein unregelmäßiges, übermäßiges, symptomatisches Trinken charakterisiert), 2. der gewohnheitsmäßige Alkoholmißbrauch (durch gewohnheitsmäßiges, übermäßiges, symptomatisches Trinken charakterisiert), 3. der chronische Alkoholmißbrauch (des im engsten Sinne süchtigen Trinkers). Andere WHO-Kategorien, denen Patienten unserer Untersuchung diagnostisch zugeordnet wurden, waren „andere Formen des Alkoholismus" und „Alkoholabusus bei situativen kurzfristigen Auffälligkeiten". Diese Klassifizierung wurde am Ende der klinischen Behandlung vorgenommen. Bei polyvalenter Suchtneigung eines vorwiegend Alkoholabhängigen wurde gleichzeitig eine Diagnose entsprechend anderer WHO-Kategorien vermerkt, um die Art der Polytoxikomanie näher und einheitlicher zu beschreiben. Primäre oder überwiegende Drogen- und Medikamentenabhängigkeit ist in diesem Kollektiv nicht erfaßt. Solche Patienten wurden, soweit erkennbar, nicht in die Untersuchung einbezogen. Ebenfalls nach WHO-Definition wurde die Diagnose der direkt alkoholabhängigen Erkrankung (rausch- und entzugsbedingt) gestellt. Daneben erfolgte eine parallele Typisierung nach dem Schema von Jellinek (1968).

Frauen sind doppelt so häufig wie Männer der Diagnose „episodischer Alkoholmißbrauch", dreimal so häufig „andere Formen des Alkoholismus" und „Alkohol bei situativen Auffälligkeiten" zugeordnet worden. Diesen drei Diagnosen entsprechen konfliktbetonte, unregelmäßig auftretende, vermutlich besonders affektbetonte Verhaltensweisen. Der Anteil gewohnheitsmäßigen und chronischen Trinkens ist dagegen bei Frauen mit insgesamt 74,0% deutlich geringer als bei Männern mit 89,2%.

Unterschiede zwischen erst- und wiederaufgenommenen Patienten bei gewohnheitsmäßigem und chronischem Alkoholmißbrauch lassen vermuten, daß die erstgenannte Form des Abusus später in die chronische Form übergeht – jedenfalls hängt die Diagnosestellung offenbar u.a. von der Aufnahmefrequenz des Einzelnen ab. Diese scheint zumindest ein sinnvoller Anhaltspunkt für die Einschätzung der Alkoholkrankheit, da eine mehrfache Landesklinikbehandlung gewöhnlich als Ausdruck einer körperlichen, psychischen oder sozialen Dekompensation des regelmäßigen Alkoholtrinkers gesehen werden muß. Das Überwiegen der erstmals behandelten Patienten bei „Alkohol bei situativen Auffälligkeiten" entspricht dem Inhalt dieser Diagnose, bei der der Alkohol nur Ausdrucks- und Handlungsmedium eines aktuellen Konflikts ohne größere Wiederholungserwartung ist.

Ähnliche Verlaufsaspekte der Alkoholkrankheit lassen sich der Altersgruppendifferenzierung entnehmen: Jüngere (unter 30 Jahre) haben häufiger die Diagnose „episodischer Alkoholmißbrauch" und „Alkohol bei situativ geprägten Auffälligkeiten", also Formen des Abusus, aus denen sich nicht unbedingt eine chronische Abhängigkeit entwickeln muß. Aber oft sind solche situativen Faktoren auch ausschlaggebend für die weitere Entwicklung eines chronischen Abusus. Jüngere haben auch häufiger, d.h. zu ¼, die Diagnose „gewohnheitsmäßiger Alkoholmißbrauch" und wesentlich seltener als ältere die Diagnose „chronischer Alkoholmißbrauch", nämlich nur zu 50,2%. Demgegenüber wurden 77,2% der älteren Patienten (über 30 Jahre) als „chronische Alkoholiker" (im engeren Sinne der WHO-Definition) diagnostiziert.

Die Gamma- und Delta-Gruppe nach Jellinek machen zusammen 72,7% aus – das sind, schlagwortartig, die Kontrollverlusttrinker und die Spiegeltrinker, also die massiv Abhängigen im engeren Sinne. Allerdings ist auch für viele Patienten vom Alpha- oder Beta-Typ, d. h. für Konflikttrinker „Chronifizierung" anzunehmen, als deren Zeichen die Landesklinikeinweisung gelten kann. Übergangsstadien zwischen den Jellinek-Kategorien wurden nicht differenziert, im Zweifelsfalle eher einem „Primärstadium" zugeordnet, d. h. dem Alpha- oder Beta-Typ. Der Epsilon-Typ (periodischer Trinker) war mit 1,5% nur selten vertreten, ihm werden u. a. endogene, konstitutionsmäßige Verstimmungszustände zugrunde gelegt (Grünberger 1977).

Die prozentualen Verhältnisse der Jellinek-Gruppen zueinander können nicht einfach verallgemeinert werden; sie haben nur eine Gültigkeit für unser Patientengut, welches freilich als relativ typisch für Landeskliniken gelten mag. In der Gesamtheit der Menschen, die Alkohol- und Alkoholismusprobleme haben, ist das Alpha-, Beta-, Gamma-, Delta-Verteilungsmuster vermutlich anders: Es ist anzunehmen, daß innerhalb der Dunkelziffern noch nicht erkannter oder nicht auffälliger Alkoholkranker die Anteile der Alpha- und Beta-Gruppe als Vor- und Übergangsstadien wesentlich größer sind. Besonders die Beta-Gruppe ist ja durch geringste soziale Auffälligkeit und lange Zeit fehlende stationäre Behandlungsbedürftigkeit charakterisiert. Unter diesem Gesichtspunkt haben auch die besonderen Merkmale der anzahlmäßig kleinen Gruppen in der Untersuchung, nämlich die Alpha-, Beta- und Epsilon-Trinker, eine umfassendere Bedeutung im Rahmen des gesamten Alkoholismusproblems. Im Dürener Patientenkollektiv finden sich zwischen den Untergruppen erhebliche Unterschiede: Unter den erstmals aufgenommenen Patienten sind Alpha-Typen fast doppelt, Beta-Typen etwa viermal so häufig wie unter den wiederholt eingewiesenen Patienten, Gamma-Typen demgegenüber mehr als doppelt so häufig bei den letzteren. Das sind erheblich größere Differenzen als im Vergleich der WHO-Gruppen. Offenbar enthält die Jellinek-Klassifikation Kriterien, die eine schärfere Erfassung von Verlaufsaspekten der Alkoholkrankheit erlauben. Den Verlauf betrifft vor allem folgende Überlegung: Entweder kommen Alpha- und Beta-Trinker häufiger nur einmal in die Landesklinik (weil sie abstinent werden oder die Klinik zu umgehen wissen) – oder sie werden zu Gamma- und Delta-Trinkern.

Auch unter den Geschlechtern bestehen erhebliche Unterschiede: Fast die Hälfte der Frauen, viermal so häufig wie Männer, wurde dem Alpha-Typ zugeordnet; hingegen wurden Männer mehr als dreimal so häufig dem Delta-Typ zugeordnet. Auch bezüglich geschlechtsdifferenter Merkmale bietet das Jellinek-Schema demnach wesentlich schärfere diskriminante Strukturen.

Ein Vergleich der Häufigkeiten der verschiedenen WHO-Diagnosen mit den Häufigkeiten des Jellinek-Spektrums zeigt ähnliche quantitative Verteilungsmuster: „Chronischer Alkoholismus" (WHO) mit 71,3% entspricht recht genau den Gamma- und Delta-Typen zusammen mit 72,7%. Den 15,2% „gewohnheitsmäßiger Alkoholmißbrauch" stehen 7,6% des Beta-Typs gegenüber. „Episodischer Alkoholmißbrauch", „andere Formen des Alkoholismus" und „Alkohol bei situativ geprägten Auffälligkeiten" mit 15,1% zusammen entsprechen mit dieser Häufigkeit am ehesten dem Alpha- oder Epsilon-Typ mit zusammen 19,7%. Jedoch muß hier der methodische Vorbehalt gemacht werden, daß die Eingruppierung in das Schema der WHO und das von Jellinek jeweils durch den gleichen Untersucher erfolgte.

Polytoxikomanie bedeutet im Rahmen der Untersuchung, daß neben dem Alkohol als hauptsächlichem Suchtmittel Abusus mit anderen Suchtmitteln betrieben wurde. 31,4% aller Untersuchten gaben einen Abusus mit mindestens einem oder auch mehreren Mitteln der Gruppen „synthetische Analgetika", „Barbiturate" und „andere Schlafmittel und Sedativa" an, allein 10,1% darunter mit Schlafmitteln. Ein weiteres Drittel nahm diese Medikamente gelegentlich.[12] Zwar gaben viele Patienten an, daß sie die Medikamente vom Arzt verschrieben bekommen hätten (s. S. 61), jedoch gab es nur einen objektivierbaren Hinweis für den iatrogenen Charakter des Medikamentenmißbrauchs. Die Patienten, die während einer Krankenhausbehandlung in der Vorgeschichte laut Abschlußbericht des Krankenhauses Psychopharmaka erhielten (s. S. 67), hatten wesentlich häufiger einen Medikamentenmißbrauch betrieben.

Die enorm große Zahl von fast einem Drittel Medikamentenabusus erklärt sich u. a. durch die breite Auslegung des Begriffs „Abusus". Darunter wird hier die Einnahme von mindestens dreimal pro Woche über längere Zeit verstanden, ohne daß eine medizinische Indikation bestanden hätte. Präziser kann man sagen, daß ⅓ der Alkoholkranken konkret gefährdet ist, in eine Medikamentenabhängigkeit zu geraten (Gerchow u. Schrappe 1980; Herud et al. 1975). Bei einem kleinen Teil ist dies schon der Fall. Bei ihnen besteht meist eine Distraneurinabhängigkeit, zahlenmäßig leider nicht gesondert bei der Diagnostik erfaßt. Eine kleine Gruppe dieser Patienten steht dem Typ des jugendlichen Drogenabhängigen nahe. Der Abusus wird mit Opiaten, Kokain, Haschisch, anderen Stimulantien oder Halluzinogenen betrieben. Es handelt sich dabei aber nicht um primär manifest Drogenabhängige, die auf Alkohol umgestiegen sind. Diese wurden in die Studie nicht aufgenommen. Vielmehr handelt es sich bei der Gruppe unserer Patienten um neurotisch Gestörte mit polyvalenter Suchtneigung, die „alles

---

12 Diese Zahlen liegen etwas höher als die, die im Zusammenhang mit der Behandlung durch den Hausarzt erfragt wurden. Dies mag an dem Kontext liegen, in dem der Fragenkomplex behandelt wurde

mal ausprobieren". Frauen haben durchweg eine größere Neigung zu Medikamenten als Männer, was einer allgemeinen praktischen Erfahrung entspricht.

3.7.2.3 Allgemeinpsychiatrische Diagnosen

Neurotische- und Persönlichkeitsstörungen – sie sind alternativ vermerkt worden – lagen zusammen bei ca. 30% aller Untersuchten vor. In diesen Fällen lagen auffallende Störungen über das Symptom der Sucht hinaus vor, ohne daß damit kausale Zusammenhänge postuliert wurden. Dies betrifft auch die Feststellung „depressives Syndrom". Erheblich sind die Differenzen unter den Geschlechtern: Fast ⅔ der Frauen wurden als depressiv eingeschätzt gegenüber knapp 40% der Männer. Andere Autoren geben zum Teil noch erheblich höhere Zahlen an: Prokop (1977) insgesamt 92%, Keeler et al. (1978) ca. 75%. Vielfältige Ansatzpunkte zur Interpretation bieten sich an. Hier sei nur auf einen situativen Faktor hingewiesen: Die Frauen befanden sich auf einer gemischt-geschlechtlichen Station, stets als Minderheit unter Männern, in relativ enger räumlicher Nähe zu den Mitpatienten, allgemein größerer Diskriminierung ausgesetzt als Männer beim alkoholbedingten Abweichen von gesellschaftlich gesetzten Verhaltensnormen. Zweifelsfrei gehören aber Depression und Alkoholmißbrauch zusammen, wobei es wohl schwierig sein würde zu entscheiden, was das erste ist (Goodwin 1973).

Wie nicht anders zu erwarten, steht die Depression in engem Zusammenhang mit Suizid und Suizidversuchen. Suizidversuche in der Anamnese oder im Zusammenhang mit der Einweisung fanden sich gehäuft bei Patienten mit der zusätzlichen Diagnose Depression. Jeder 2. Patient, der von sich sagte, er sei depressiv, gab mindestens einen Suizidversuch in der Vorgeschichte an. Bei der Erstuntersuchung fand sich bei 14,5% der Patienten ein Suizidversuch in der weiteren Vorgeschichte, bei weiteren 11,3% stand er im zeitlichen Zusammenhang mit der Klinikeinweisung. In dem katamnestischen Zeitraum von ca. 1 Jahr fand sich jedoch eine Suizidrate von 6,0% (N = 132). Da die katamnestische Befragung in der Regel in der Wohnung der Patienten stattfand und dort eine größere Distanz zum Krankheitsverlauf anzunehmen war, wurde die Frage nach der Suizidversuchshäufigkeit in der gesamten Vorgeschichte wiederholt. Sie ergab eine Gesamthäufigkeit von 30,1% gegenüber 25,8% bei der Erstbefragung. Viele Patienten gaben also bei der Zweitbefragung einen Suizidversuch in ihrer Vorgeschichte an, den sie bei der Erstbefragung verschwiegen hatten, in anderen Fällen verschwiegen sie bei der Zweitbefragung einen Suizidversuch, der bei der klinischen Behandlung in Düren von den Ärzten als Einweisungsgrund festgehalten worden war. Die kumulative Auswertung aller Daten insgesamt ergab eine Häufigkeit der Suizidversuche von 35,6%, eine Zahl, die wahrscheinlich noch immer zu gering ist (Schmidtobreick 1980).

In der Altersgruppe der bis 30jährigen war die Rate am höchsten, bei den 41–50jährigen war sie recht gering und stieg dann bei den über 50jährigen wieder an, was auch anderen Untersuchungen entspricht (Battegay 1974).[13] 40,2% der Patienten mit einem Suizidversuch in der Vorgeschichte hatten mehr als einen Versuch gemacht. Für den katamnestischen Zeitraum betrug die Wiederholungsrate 27,3%. Inwieweit Suizidversuchshandlungen bezogen waren auf intensives Trinken und Rückfälle ließ sich aufgrund unserer Daten nicht genau eruieren. Hier sei jedoch Kuypers (1976) zitiert, der ein besonderes Risiko für den Zeitpunkt konstatiert, in dem der Alkoholabhängige sich seiner Abhängigkeit bewußt wird. Die Rate der durch Suizid umkommenden Alkoholiker wird unterschiedlich eingeschätzt: Hochenegg (1979) 2% in 5 Jahren, Feuerlein (1975 c) insgesamt 7–21%, Lungershausen (1980) jeder 5. bis 10. Suizidversuch. Bei unseren Patienten der katamnestischen Untersuchung ergab sich eine Rate von 1,5% auf 1 Jahr (N = 132).

Die Diagnose „Schwachsinn" ist mit 2,1% sehr selten (bei Busche et al. 1970 28,6% der chronischen Trinker und 4,5% der Delirkranken) – damit bei uns sicher ein Minimalwert. Da die Intelligenz nicht getestet wurde, wurde die Diagnose nur bei sehr auffälligem Befund gestellt, um nicht bei anderen Personen ein in der Psychiatrie häufiges Vorurteil festzuschreiben, zumal schichtspezifische Bildungsdefizite leicht als Minderbegabung oder gar Schwachsinn verkannt werden. Dementielle Entwicklungen im Rahmen des Korsakow-Syndroms wurden hier nicht berücksichtigt.

Die in der Klinik scharf differenzierten Diagnosen episodischer, gewohnheitsmäßiger und chronischer Alkoholismus wurden von den einweisenden Ärzten in erheblich geringerem Umfang benutzt, während sich viele sehr allgemein formulierte Einweisungsdiagnosen fanden – z. B. „Potator", „C_2H_5OH" u. a. Bei 50,2% aller mit der Einweisungsdiagnose Delirium tremens versehenen Patienten konnte klinisch kein Delir festgestellt werden. Eine zusätzliche Differenzierung wie depressives Syndrom, neurotische und Persönlichkeitsstörung wurde nur in geringem Umfang von den einweisenden Ärzten vorgenommen. Sie stellten allerdings häufig – bei 25,3% aller Patienten – meist situativ gefärbte Diagnosen, wie z. B. „Aggressivität", „Psychose" oder „Versagungszustand".

Die Feststellung „Selbstmordversuch" wurde von den einweisenden Ärzten mit 11,6% etwa gleich häufig getroffen wie von den Klinikärzten mit 11,3%, dabei stimmte aber nur die Hälfte der Einweisungsdiagnosen mit den Klinikdiagnosen überein. Diese Diskrepanzen sind durch folgende Erfahrungen verständlich: Akute Suizidalität wird oft erst im eingehenden Klinikgespräch deutlich. Einige Patienten leugnen in der Klinik, ernüchtert und beschämt, ihre Selbstmordgedanken oder -handlungen. Um den Vor-

---

13 Besonders hoch (50%) war die Suizidversuchsrate bei den Patienten (insgesamt 31), die von wiederholten körperlichen Gewalttätigkeiten in ihrer Vorgeschichte berichteten

86

aussetzungen der zwangsweisen Unterbringung formal gerecht zu werden
oder eine rasche Aufnahme erreichen zu können, wird von einigen einweisenden Ärzten und Institutionen oft Suizidalität „prophylaktisch" angenommen, ohne genaue Abklärung vor Ort und oft ohne den Versuch einer
ambulanten Krisenintervention.

3.7.3 Krankheitseinsicht und Behandlung

H. Berger und A. Legnaro

Insgesamt 38% der Patienten sind der Meinung, sie seien keine Alkoholiker.
58,9% halten sich für einen Alkoholiker, 3,2% glauben, sie könnten einer
werden. Das Vorhandensein von Krankheitseinsicht variiert dabei außerordentlich stark mit der vorherigen Behandlungskarriere.

Darüber hinaus sind freiwillig in die Klinik gekommene Patienten entschieden krankheitseinsichtiger als zwangseingewiesene. Der insgesamt geringe Grad an Krankheitseinsicht bei Erstaufnahmen bedeutet, daß die Behandlung unter ungünstigen Voraussetzungen beginnt, besonders bei
zwangseingewiesenen Patienten. Problemeinsicht muß erst vermittelt werden, um die Ausgangsbasis für eine spezifische Therapie zu schaffen. Die
hohe Anzahl von Wiederaufnahmen läßt vermuten, daß sich die gesamte
erste stationäre Therapie häufig gerade darin erschöpft, den Patienten seine
Alkoholabhängigkeit erkennen oder doch zumindest ahnen zu lassen. Die
erste Therapie schafft ein Problembewußtsein, das sich dann in einem folgenden Rückfall zur Problemeinsicht verfestigt. Man kann also von einem
Anwärmeffekt der ersten Behandlung sprechen.

Der Wert eines solchen „An-Therapierens" ist durchaus nicht niedrig
anzusetzen. Zwar erreicht die erste Therapie nicht das Ziel künftiger Abstinenz, aber sie verhilft dem Patienten zu einer neuen Bewertung seines Alkoholverhaltens: Er begreift sich nun selbst als Alkoholiker, den Alkoholis-

Tabelle 30. Krankheitseinsicht nach Erst- und Wiederaufnahme

	Erstaufnahme	Wiederaufnahme
kein Alkoholiker	60,9%	23,1%
Alkoholiker	34,5%	75,0%
gefährdet, Alkoholiker zu werden	5,2%	1,9%
	100,0%	100,0%

p<0,001

mus als Krankheit und die Klinik als dafür zuständige Institution, an die er sich wenden kann. Darüber hinaus hat er während des Klinikaufenthaltes auch private Alkoholikerorganisationen (AA, Blaukreuz usw.) kennengelernt. Diese Gruppen sind dem Patienten vor einer Behandlung kaum je bekannt oder als Hilfsinstanz nicht akzeptabel; während vor der ersten Behandlung nur 1,2% der Patienten Kontakte mit solchen Gruppen haben, sind es nach einer Behandlung 14,8%. Allerdings finden solche Kontakte gewöhnlich nur in der ersten Zeit nach der Klinikentlassung regelmäßig statt und werden danach sporadischer oder hören ganz auf. Nur 3,5% der Patienten haben dauerhaften Kontakt mit solchen Gruppen. Zur Kontinuität bedarf es hier offensichtlich eines permanenten Anstoßes durch den Spezialisten.[14]

Auf dem Hintergrund dieser Tatsache ist nicht einsichtig, warum die nötige Motivierung zu Krankheitseinsicht und zur Wahrnehmung ambulanter therapeutischer Angebote einzig und allein in der Klinik erfolgen kann. Hier kommt dem Hausarzt schon in der prämuralen Phase eine enorm wichtige Bedeutung zu; er schöpft jedoch seine diesbezüglichen Möglichkeiten offensichtlich nicht voll aus.

3.7.4 Erwartungen an die Therapie

Hinsichtlich der Vorstellungen über die gewünschte und erforderliche Art der Therapie besteht bei der großen Mehrheit der Patienten nur das völlig unspezifizierte und undifferenzierte Bedürfnis nach Hilfe. Besonders die Erstaufnahmen befinden sich in der typischen Erwartungshaltung des Patienten gegenüber dem Arzt. Ihnen sind Vorstellungen von geeigneten Therapien um so fremder, als sie sich in der Regel nicht selbst für einen Alkoholiker halten und darüber hinaus mit diesem Begriff nicht eine medizinisch-psychiatrische Diagnose, sondern eine negativ bewertete soziale Kategorie verbinden, wie sich in ihrem Bild vom typischen „Alkoholiker" zeigt.

Unabhängig vom Aufnahmestatus läßt sich immerhin feststellen, daß eine medikamentöse Therapie von mehr als drei Vierteln (78,2%) völlig abgelehnt wird und damit mehr als doppelt so unbeliebt ist wie Einzelgespräche, Gruppengespräche und Arbeitstherapie als weitere Alternativen, die jeweils etwa 30% für sinnlos halten.

Soweit die Patienten überhaupt konkrete Vorstellungen von der Art der Behandlung haben, bevorzugen sie bei weitem Formen der Gesprächsthe-

---

14 Zum Anstoß, überhaupt eine solche Gruppe zu besuchen, müßte der Hinweis auf strukturelle Unterschiede zwischen den einzelnen Organisationen kommen; denn, wie gesagt, stoßen z. B. die AA – als bekannteste Gruppe – bei vielen Patienten auf Ablehnung

Tabelle 31. Heterostereotyp vom Alkoholiker nach Erst- und Wiederaufnahme

	Erstaufnahmen	Wiederaufnahmen
Alkoholismus als Krankheit	22,5%	51,0%
dauernde Intoxikation	60,0%	39,2%
Verwahrlosung	17,5%	9,4%
	100,0%	100,0%
$p < 0,0002$		

rapie. 32,9% sind dabei der Ansicht, dies geschehe am besten ausschließlich oder vorwiegend in Gruppen (eine Meinung, die, wie erwähnt, eher Wieder- als Erstaufnahmen hegen). Bei immerhin fast einem Fünftel der Patienten (18,3%) ist das Bedürfnis vorhanden, die eigenen Probleme in Einzelgesprächen mit einem Therapeuten behandeln zu können. Dies ist das klassische Muster des Gesprächs unter vier Augen zwischen Arzt und Patient, das – schon aus Zeitgründen – in den heutigen Formen psychiatrischer Therapie nur eine untergeordnete Rolle spielt. Gerade in diesem Bedürfnis aber wird die Mehrheit der Patienten frustriert, denn immerhin 47,2% glauben, die Möglichkeit zu Einzelgesprächen sollte gleichberechtigt mit anderen Therapieformen gegeben sein.

Neben Formen der Gesprächstherapie spielt in den Augen der Patienten noch die Arbeitstherapie eine wichtige Rolle. 13,1% wünschen sie sich als ausschließliche oder vorwiegende Form der Behandlung. 50,5% sehen sie als integralen Bestandteil eines Therapiekonzepts. Dieser Wunsch ist sehr verständlich, ruft man sich die Bedeutung von Arbeit für das Zeitbudget und die Selbstwertgefühle der Patienten ins Gedächtnis und berücksichtigt man, daß der Stationsalltag unter der ständigen Drohung von Langeweile steht, nur unterbrochen durch ein oder zwei Therapiestunden täglich und die Routine der gemeinsamen Mahlzeiten und des Medikamentenempfangs. Vielleicht spielt hier noch mit, daß die Patienten mit dem Bedürfnis nach Arbeit einer angenommenen Erwartungshaltung entsprechen und sich auch gegen „Penner" abgrenzen wollen.

Die Bedeutung von Medikamenten wird von den Patienten am geringsten veranschlagt. Nur für 21,8% sind sie überhaupt – neben anderen Therapieformen – von Bedeutung, die übrigen lehnen sie vollständig ab.

4 Zur Effizienz der klinischen Behandlung

H. Berger und A. Legnaro

4.1 Katamnestischer Alkoholkonsum

Das Alkoholverhalten ist der anerkannt wichtigste Maßstab des therapeutischen Erfolgs. Die Beurteilung ist dabei aber inzwischen flexibler geworden: Zwar gilt völlige Abstinenz nach wie vor als das anzustrebende Therapiezeil (Wieser 1966), aber auch eine dauerhafte Senkung des Konsumniveaus wird als ein Erfolg betrachtet (Armor et al. 1976; Miller u. Caddy 1977; Feldhege 1980). Dies gilt vor allem, wenn sie mit einer Verbesserung der anderweitigen Lebensverhältnisse einhergeht (Pokorny et al. 1968). Wir haben deswegen differenziert unterschieden nach dauerhafter Abstinenz und einem nach Zeitintervallen gegliederten Konsum. Erfaßt wurde dabei der im katamnestischen Zeitraum dominante Konsumstil. Die folgende Tabelle gibt also wieder, ob und mit welchem Trinkmuster der Patient katamnestisch rückfällig geworden ist. So wird zum Beispiel ein Patient, der drei Monate nach Entlassung aus der Klinik abstinent lebte, danach aber wieder ein periodisches Trinkmuster aufnahm, ebenso als periodischer Konsument aufgeführt, wie jemand, der nach der Klinikentlassung zunächst periodisch trank, zum Zeitpunkt des Interviews jedoch und jetzt seit mehreren Monaten trocken lebt. Insgesamt ergibt sich dabei für den katamnestischen Zeitraum das folgende Bild:

Tabelle 32. Katamnestischer Alkoholkonsum

Abstinenz	18,9%
singulärer Rückfall	5,1%
periodischer Rückfall (seltener als monatlich)	7,7%
häufiger periodischer Rückfall (öfter als monatlich)	18,9%
Dauerkonsum	49,5%
	100,0%

Ununterbrochen abstinent im Zeitraum zwischen Entlassung aus der Klinik und dem katamnestischen Interview waren 18,9% der Patienten. Bei ihnen ist die Therapie also, betrachtet man nur das Trinkverhalten, optimal wirksam gewesen. Da die Kategorie „singulärer Rückfall" strikt gehandhabt wurde und wirklich nur einzeln bleibende Rückfälle (Trinkerlebnisse wie einmaliges Probieren oder höchstens einmaliges Betrinken) umfaßt, kann man auch hier von einem fast völligen Therapieerfolg sprechen. Es läßt sich vermuten, daß Patienten, die es geschafft haben, einen Rückfall sofort wieder aufzufangen und weiterhin abstinent zu bleiben, damit eine Feuerprobe durchstanden haben, die ihre Prognose weiterhin als günstig erscheinen läßt. Es sind also insgesamt 24,0% der Patienten, bei denen man von einem durchgreifenden therapeutischen Erfolg der klinischen Behandlung, in der die anamnestische Erhebung stattfand, sprechen kann. Diese Rate entspricht einem durchschnittlichen Therapieerfolg, wenn man Vergleichszahlen nach Emrick (1974) hinzuzieht. Danach sind Abstinenzraten unter 10,5% oder über 53,3% ungewöhnlich.

Ebenfalls noch recht günstig erscheint der katamnestische Verlauf bei jenen Patienten, die zwar mehrfach, aber seltener als monatlich rückfällig wurden. Dieser Eindruck verstärkt sich, da sich feststellen läßt, daß diese jeweils pro Trinksituation weniger trinken und mehrheitlich ein solches Konsummuster auch beibehalten. Selbst bei Patienten mit häufigen periodischen Rückfällen kann man dann von einer Verbesserung ausgehen, wenn die Konsummenge niedriger liegt als vor der Behandlung und das Trinkmuster konstant bleibt, d.h. die Abstände zwischen den einzelnen Trinksituationen sich nicht verkürzen. Das ist in der Tat für die Mehrheit dieser Patientengruppe charakteristisch. Trotzdem trinkt fast die Hälfte der Patienten wieder dauerhaft Alkohol. Zwar kann man auch hier von einem Einfluß der Therapie sprechen, denn jeder vierte dieser Patienten trinkt weniger als vor der Behandlung; dies läßt sich jedoch kaum als Erfolg werten.

Diese Angaben der Patienten zu ihrem Trinkverhalten sind mit Vorsicht zu bewerten; doch zeigt sich bei den periodischen Konsumenten ein Verlauf der sozialen Entwicklung, der sie deutlich sowohl von Abstinenten wie von Dauerkonsumenten abhebt (vgl. Kap. 6). Insgesamt scheinen die innerhalb des katamnestischen Zeitraums feststellbaren Konsummuster bemerkenswert stabil; Übergang von periodischem Konsum zu Dauerkonsum bzw. umgekehrt findet nur in Einzelfällen statt. Ebenso sind Spontanremissionen, d.h. Abstinenz ohne therapeutische Mitwirkung, mit 3,3% höchst selten. Diese Konstanz der Konsummuster erhöht die prognostische Aussagekraft der Daten, weil man davon ausgehen kann, daß die hier festgestellten Trinkstile sich auch in der Zukunft nicht spontan verändern werden.

Einschneidende Änderungen des Trinkverhaltens kommen fast nur durch zwischenzeitliche Behandlungen entweder in einer offenen Fachklinik oder einer nochmaligen Behandlung in der Landesklinik zustande. Nach Behandlung in einer offenen Fachklinik im katamnestischen Zeitraum bleiben 8,6% der Patienten abstinent, nach einer nochmaligen Behandlung in der Landesklinik 2,5%. Addiert man also die durchgehend abstinenten und die im katamnestischen Zeitraum – sei es nach einer Therapie oder spontan – abstinent gewordenen Patienten, so ergibt sich, daß zum Zeitpunkt der katamnestischen Erhebung 38,4% der Patienten abstinent leben. Für die später abstinent gewordenen Patienten kann man jedoch nicht mit gleicher Sicherheit prognostische Aussagen machen, weil sie durchschnittlich erst seit vier Monaten abstinent leben, die Rückfallgefährdung also noch relativ hoch ist.

4.2 Der Rückfall

Wie bereits erwähnt, bleiben 18,9% der Patienten im katamnestischen Zeitraum durchgehend abstinent, die andern (N = 161) kommen in unterschiedlichem Ausmaß und nach unterschiedlicher Zeitdauer wieder mit Alkohol in Berührung. Bei 9,0% der Patienten ließ sich der Zeitpunkt des Rückfalls nicht mehr exakt feststellen.

Insgesamt verteilt sich der zeitliche Abstand der Rückfälle nach der Klinikentlassung folgendermaßen (N = 143, nämlich alle Patienten, deren Rückfall sich zeitlich bestimmen ließ):

Tabelle 33. Zeitlicher Abstand des Rückfalls nach der Entlassung

		kumulativ
in der Klinik rückfällig	9,6%	9,6%
sofort nach Entlassung rückfällig	29,2%	38,8%
im Laufe der ersten Woche	9,7%	48,5%
im Laufe der zweiten Woche	10,5%	59,0%
im Laufe der dritten Woche	3,5%	62,5%
im Laufe der vierten Woche	5,6%	68,1%
mehr als vier Wochen, bis zu einem Vierteljahr	14,5%	82,6%
zwischen einem viertel- und einem halben Jahr	11,1%	93,7%
länger als ein halbes Jahr bis zu einem Jahr	5,3%	99,0%
über ein Jahr	1,0%	100,0%
	100,0%	

Weit über die Hälfte der Patienten (59,0%) wird also in den ersten 14 Tagen rückfällig, 9,6% sogar schon während des klinischen Aufenthaltes. Den Aussagen mancher Patienten zufolge ist der Weg von der Klinik nach Hause eine besondere Gefahrenstrecke, wobei die Bahnhofslokale oft eine Anziehungskraft ausüben, der schwer zu widerstehen ist. Nach einem Vierteljahr liegt die Rückfallquote schon über 80%. Danach sinkt die Quote stetig ab. Insgesamt bestätigt sich damit der bekannte konkave Verlauf der Rückfallkurve (Wieser 1966).

Wir haben versucht, Situation und Motivation des Rückfalls präzise zu eruieren. Die Erinnerung daran fällt vielen Patienten jedoch außerordentlich schwer, weil der Trinkbeginn zum Zeitpunkt des katamnestischen Interviews mehrheitlich schon über ein Jahr zurückliegt. Zudem wird er von ihnen kaum als markantes Ereignis empfunden, sondern fügt sich wieder ein in einen alltäglichen Lebensstil, zu dem Alkoholkonsum selbstverständlich gehört. Um diese Begründung für mangelnde Erinnerungsfähigkeit verstehen zu können, muß man die Art der Situation betrachten, die zum Rückfall führt. 68,5% der Patienten, die sich überhaupt daran erinnern können, kennzeichnen diese Situation als alltäglich, d. h. ein besonderes auslösendes Moment können sie weder damals noch heute zur Erklärung angeben. Hier mag einfach das Verlangen des Suchtkranken nach seiner Droge eine Rolle spielen (‚craving‘ – vgl. Ludwig u. Wikler 1974). Umgekehrt meinen 31,5%, den damaligen Rückfall auf eine besondere Situation zurückführen zu können, wobei sich kaum unterscheiden läßt, ob diese Charakterisierung eine wahre Schilderung der Situation oder eine retrospektive Rationalisierung darstellt. In jedem Falle aber schildern die Patienten die auslösende Situation des Rückfalls nicht als eine einmalige, sondern als eine öfter wiederkehrende Konstellation von Beziehungen und Fakten: Nur 13,4% sagen, sie hätten eine solche Situation vorher nie erlebt. Zum Beispiel erzählt ein Patient, daß er sich nach dem letzten von drei in kurzer Zeit innerhalb der Familie geschehenen Todesfälle einen Abend lang betrunken hat – ein Rückfall, der jedoch ganz singulär blieb. Die überwiegende Mehrheit jedoch meint, gleiche Situationen vorher schon häufig erlebt zu haben. Typisch sind hier oft wiederholte Familienstreitigkeiten, die dann irgendwann zum Auslöser werden. Schon hieraus läßt sich folgern, daß der Rückfall eines durch klinische Behandlung vorübergehend zur Abstinenz gezwungenen Alkoholikers nur selten die Reaktion auf dramatisch empfundene Konstellationen seiner Lebenswelt darstellt, sondern entweder einen unreflektierten Dauerkonsum, der durch die klinische Behandlung nur unterbrochen wurde, oder ein Verhalten, das auch unter objektiv gering erscheinenden Veränderungen seiner psychosozialen Belastungen wieder aktualisiert wird.

Wie sich diese beiden Möglichkeiten – der Rückfall als Wiederaufnahme der selbstverständlich gewordenen Gewohnheit des Alkoholkonsums oder als ungewollte Reaktion entgegen ursprünglich gefaßten guten Vorsätzen – unterscheiden, läßt sich genauer ersehen, fragt man die Patienten nach ihrer Stimmung beim Rückfall. 40,6% der Patienten haben nämlich gar nicht aus einer besonderen Stimmungslage heraus wieder Alkohol getrunken, sondern waren von vornherein der Auffassung, Abstinenz sei für sie nicht notwendig. Es verwundert nicht, daß vorrangig solche Patienten dieser Meinung sind, die von Anfang an dauernd wieder getrunken haben. Neben dieser Gruppe weitgehend therapieresistenter und resignierter Pa-

tienten steht eine andere Gruppe, die zwar mit einer Motivation zur Abstinenz die Klinik verläßt, diesen Vorsatz aber unter ihren meist unveränderten Lebensbedingungen nicht durchzuhalten vermag. Welche Faktoren der
Lebensbedingungen hier besondere Rückfallgefährdung in sich tragen, geht
aus zwei Daten hervor: 26,3% der Patienten schildern ihre Stimmung beim
Rückfall als Traurigkeit oder Unzufriedenheit; von diesen wiederum ist fast
die Hälfte beim Rückfall allein. Sie trinken nicht deshalb allein, weil sie vor
ihrer Familie den Rückfall verbergen wollen; vielmehr sind es vor allem
solche Patienten, die allein leben und aus Isolation heraus auch allein trinken. Der Rückfall entsteht bei ihnen aus einer psychischen Befindlichkeit,
die sich aus einer gegebenen Lebenssituation ergibt und als eine ständige
alltägliche Belastung empfunden wird, der man durch Alkoholkonsum zu
entrinnen sucht. Eher vorübergehende Stimmungen, wie momentaner Ärger oder – als positive Entsprechung – Fröhlichkeit und Übermut, werden
dagegen wesentlich seltener als Rückfallgründe – und zwar mit jeweils 17,3
bzw. 15,8% – angeführt.

Wurde bisher vorrangig die äußere Situation des Rückfalls betrachtet,
so ist darüber hinaus für den weiteren Verlauf des Alkoholverhaltens auch
von entscheidender Wichtigkeit, wie der Patient selbst den Rückfall sieht.
Ihren Rückfall beurteilen die Patienten zu gleichen Teilen (jeweils 43,8 bzw.
44,2%) optimistisch bzw. pessimistisch. Unter der Beurteilung der Situation
verstehen wir hier die kognitive Einordnung des eigenen Verhaltens im aktuellen Moment der Wiederaufnahme des Konsums. Optimismus meint dabei das Gefühl, die Kontrolle über den eigenen Konsum behalten, also ihn
wieder einstellen bzw. in Grenzen halten zu können. Eine pessimistische
Beurteilung dagegen geht davon aus, daß mit dem Rückfall der Suchtmechanismus unabwendbar von neuem in Gang kommt.

Die Einschätzung des Rückfalls hängt mit der allgemeinen Lebenssituation zusammen. So bewerten ihn alleine lebende Patienten signifikant häufiger pessimistisch als Patienten, die bei ihren Eltern bzw. mit einem Partner
zusammenleben. Diese Beurteilung reflektiert ein Gefühl der isolierten
Hilflosigkeit und des auf sich selbst Angewiesenseins, womit sie sich überfordert fühlen. Allerdings kommen diese Patienten auch nicht auf den Gedanken, eine Selbsthilfegruppe aufzusuchen, die ja am ehesten die Funktion der fehlenden familiären Kontakte übernehmen könnte und gewiß eine adäquate Therapieinstanz für diese Patienten darstellte. Die Einschätzung des zukünftigen Trinkverhaltens ist sicher nicht ohne Realismus. So
zeigen sich periodische Konsumenten deutlich häufiger optimistisch, während bei den Dauerkonsumenten deutlich häufiger optimistisch, während
bei den Dauerkonsumenten eine pessimistische Beurteilung des Rückfalls
vorherrscht. Allerdings läßt sich hier nicht mit Sicherheit sagen, inwieweit
der tatsächliche Verlauf die Patienten zu einer Reinterpretation ihrer damaligen Beurteilung bewogen hat.

94

Das unmittelbar nach dem Rückfall vorherrschende Gefühl ist Gleichgültigkeit:

Tabelle 34. Gefühl nach dem Rückfall

Gleichgültigkeit	43,1%
Scham/Schuld	23,4%
Resignation	18,2%
nicht entscheidbar	15,3%
	100,0%

Gleichgültigkeit als Gefühl nach dem Rückfall dominiert vor allem bei
denjenigen Patienten, die ihn in einer fröhlichen oder übermütigen Stimmung erlebt haben oder Abstinenz von vornherein nicht für notwendig
hielten. Umgekehrt empfinden Scham oder Schuldgefühle vor allem solche
Patienten, bei denen der Rückfall in einer Stimmung des Ärgers oder von
Traurigkeit oder Unzufriedenheit stattfand. Ebenso ist bei diesen letzteren
Patienten Resignation als häufiges Gefühl nach dem Rückfall anzutreffen.
Dieser Stimmungslage entspricht ihre pessimistische Beurteilung des
weiteren Verlaufs. Optimismus dagegen herrscht bei solchen Patienten vor,
die in fröhlicher Verfassung rückfällig wurden oder Abstinenz für überflüssig hielten. So ergeben sich zwei einander entgegengesetzte, in sich konsi-
stente Rückfallbilder: einerseits eine Konstellation, die durch eine Stimmungslage von Traurigkeit oder Ärger, Scham- oder Schuldgefühlen nach
dem Rückfall oder eine insgesamt pessimistische Beurteilung desselben gekennzeichnet ist; andererseits Fröhlichkeit oder unbedenklicher Konsum,
Gleichgültigkeit danach und eine insgesamt optimistische Einschätzung des
Rückfalls. Dahinter dürften sich zwei grundsätzlich unterschiedliche Beur-
teilungen des eigenen Alkoholverhaltens und des Krankheitszustandes verbergen. Im ersteren Falle besteht hohe Krankheitseinsicht und ausgeprägter Leidensdruck; daher erscheint der Wiederkonsum als tatsächlicher
Rückfall in vorher geübte Lebensstile, von denen man hoffte, sie endlich
überwunden zu haben, aber nun die mangelnde Kraft, ihrer Herr zu werden, erkennen muß. Der Rückgriff auf Alkohol als Mittel der Problemlösung erscheint als persönliches Versagen und läßt die Patienten eine hoff-
nungslose Zukunft ahnen. Demgegenüber glauben Patienten, die Abstinenz
von vornherein nicht für notwendig halten, oder aus einem Gefühl des
Übermuts heraus wieder trinken, die Situation zu beherrschen. Ihr Alkoholkonsum erscheint ihnen nicht als Problem und erzeugt von daher auch
keinen Leidensdruck. Da sie von der Normalität ihres Alkoholverhaltens
ausgehen, ergibt sich auch kein Anlaß, im Anschluß an die Wiederaufnahme des Konsums Schamgefühle zu entwickeln oder die Zukunft pessimistisch zu beurteilen.

Bei diesen beiden skizzierten Rückfalltypen zeigen sich deutliche Beziehungen zu sozialen Merkmalen. So neigen Frauen eher zu einer pessimistischen Beurteilung des Rückfalls als Männer und verbinden diesen dreimal so häufig mit Schuldgefühlen. Diese Unterschiede dürften sich aus dem tradierten weiblichen Rollenverständnis erklären lassen. Bei Frauen wird Alkoholkonsum bei weitem nicht so akzeptiert wie bei Männern; von daher dürfte das Therapieziel der Abstinenz für sie wesentlich akzeptabler und mit der Verletzung dieses Ziels durch den Rückfall der Therapieerfolg nachhaltiger in Frage gestellt sein, als dies bei Männern der Fall ist. Sie werden also im wiederaufgenommenen Konsum weniger ein Normalverhalten sehen, das sich für die Zukunft unter Kontrolle halten läßt.

Neben dem Geschlecht spielt auch die allgemeine Lebenssituation eine wesentliche Rolle. Verheiratete Patienten beurteilen ihren Rückfall mehrheitlich optimistisch, während Patienten, die bei ihren Eltern leben, demgegenüber doppelt so häufig pessimistisch sind.

Arbeitslosigkeit steht ebenfalls in hochsignifikantem Zusammenhang zur pessimistischen Beurteilung des Rückfalls. Hier dürfte ein durch lang andauernde Arbeitslosigkeit hervorgerufener allgemeiner Lebenspessimismus, gekoppelt mit Gefühlen des Versagens und der Unfähigkeit, auf die Einschätzung des Alkoholverhaltens generalisiert werden.

Zusammenfassend läßt sich feststellen, daß immerhin zwei Fünftel der Patienten die Klinik bereits ohne den Vorsatz verließen, in Zukunft abstinent zu bleiben, der Rückfall also von daher bei ihnen vorprogrammiert ist. Hier bedarf es in der Regel nur der erstbesten Gelegenheit, die zum Rückfall führt. Doch auch bei denjenigen, die mit dem Vorsatz zur Abstinenz die Klinik verließen, genügt oft ein geringer Anstoß, der zum Wiedertrinken führt. Solche Anstöße ergeben sich im alltäglichen Leben oft „von selbst" während besondere Problem- oder Belastungssituationen als Auslöser eher atypisch sind. Spielt sich der Rückfall bei den meisten Patienten also im gewohnten Rahmen ab, so bestehen in der Bewertung des Rückfalls doch erhebliche Unterschiede. Pointiert läßt sich sagen, daß er für die einen eine Rückkehr in die Normalität darstellt, für die anderen die erneute Betonung ihrer Nichtnormalität. Für die letztere Gruppe signalisiert der Rückfall eine Krise und damit vielfach die Notwendigkeit einer erneuten stationären Behandlung. Es sind gerade diese Patienten, die im Anschluß in einer offenen Fachklinik eine Langzeitbehandlung beginnen. Wichtig für prognostische Aussagen ist also offensichtlich nicht nur die Tatsache des Rückfalls, sondern auch die Bewertung durch den Patienten.

5 Die nachklinische Entwicklung der Lebenssituation

H. Berger und A. Legnaro

5.1 Die Wohnsituation

Für 78,1% aller Patienten hat sich die Wohnsituation zur Zeit des katamnestischen Interviews gegenüber der anamnestischen Situation nicht verändert, wobei ein Umzug in eine qualitativ gleichwertige Wohnung nicht als eine Veränderung gewertet wurde. Für 15,8% dagegen hat sich die Wohnsituation verschlechtert; zwar ist der Anteil derjenigen Patienten, die ohne festen Wohnsitz leben, etwas gesunken, was aber auf die Schwierigkeit, solche Patienten wiederzufinden, zurückzuführen sein dürfte. Es sind aber nun immerhin 15,3% (gegenüber 10,9% in der Anamnese), die – zumindest gegenwärtig – kein eigenes Dach über dem Kopf haben. 10,7% der Patienten, die anamnestisch über eine eigene Wohnung verfügten, haben sie in der Zwischenzeit aufgegeben oder verloren (Kategorie ‚momentan ohne eigene Wohnung‘). Der Verlust einer solchen existentiellen Notwendigkeit wie der der Wohnung ist dabei gewöhnlich Korrelat einer allgemeinen Verschlechterung der Lebensbedingungen.

Die Häufigkeit der Verbesserungen der Wohnverhältnisse bleibt weit hinter der der Verschlechterungen zurück und beträgt lediglich 6,2%. Hierunter fallen hauptsächlich Umzüge in eine qualitativ hochwertigere Wohnung, nur selten Verbesserungen der Art, daß ein Patient anamnestisch ohne festen Wohnsitz lebte, jetzt aber eine eigene Wohnung mieten konnte. Einen Teil machen auch Patienten aus, die anamnestisch bei den Eltern oder Verwandten lebten und sich inzwischen als ersten Schritt in die Selbständigkeit eine eigene Wohnung genommen haben.

Soweit die Patienten über eine eigene Wohnung verfügen, entspricht sie in Ausstattung und Größe weitgehend den Wohnungen der allgemeinen Bevölkerung. Es leben durchschnittlich 2,5 Personen in durchschnittlich drei Räumen, wobei die Wohnungen im Schnitt 60 qm groß sind. Dieser Mittelwert wird freilich etwas nach oben verzerrt durch den Anteil der größeren Wohnungen über 100 qm, die insgesamt 12% ausmachen.

Was die Einrichtung und Ausstattung der Wohnung angeht, so haben wir 72,3% als – im weitesten Sinne – ‚bürgerliche‘ Wohnungen betrachtet, 8,0% sogar als mit einer ‚gehobenen‘ Einrichtung versehen. 80,3% der von uns besuchten Patienten leben damit in einer durchschnittlich ausgestatteten Wohnung. Dem stehen die 19,6% gegenüber, deren Wohnung wir nach allgemeinem Aussehen und nach Einrichtung als „ärmlich" bezeichnet haben. Letztere Zahl scheint für sich genommen noch nicht besonders auffällig, selbst wenn sie vielleicht etwas höher liegt als man bei der allgemeinen Bevölkerung vermuten könnte. Addiert man diese jedoch zu dem hohen Anteil derjenigen Patienten, die gar keine Wohnung – nicht einmal eine ärmliche – ihr eigen nennen können, so zeigt sich die soziale Lage einer beträchtlichen Minderheit der Patienten in einem ziemlich trüben Licht.

5.2 Die Familienverhältnisse

Noch deutlicher sichtbar als an den Wohnverhältnissen werden die nachklinischen Veränderungen, wenn man die Familienverhältnisse betrachtet. Bei 18% der Patienten hat sich der Familienstatus geändert, obwohl die Statusverteilung insgesamt katamnestisch sehr ähnlich geblieben ist.

Tabelle 35. Wohnen mit Bezugspersonen[a]

alleine lebend	41,6%	(39,6%)
bei Eltern oder Verwandten lebend	13,7%	(15,1%)
mit Partner zusammenlebend	44,7%	(45,3%)
	100,0%	(100,0%)

[a] Hier wie in den folgenden Tabellen stehen die anamnestischen Vergleichszahlen in Klammern

Bei diesem groben Überblick scheinen die Veränderungen nur geringfügig zu sein. Eine eingehende Analyse zeigt aber, daß sich für viele Patienten Entscheidendes verändert hat. Dies gilt kaum für die anamnestisch in der Klinik verbrachte Zeit. Während des Klinikaufenthaltes verändert sich der Familienstand nur bei 3,5% der Patienten; einer findet einen neuen Partner, drei verlieren ihren Partner und drei verlassen ihre Eltern, um künftig allein zu leben. Für diese letzteren Patienten läßt sich vermuten, daß sie dem therapeutischen Ziel des Loslösens von den Eltern nachzukommen suchen. Bei den anderen kann auch die klinische Behandlung offensichtlich nicht zu einer Beziehungsverbesserung beitragen.

Insgesamt sind die Veränderungen während des klinischen Aufenthaltes jedoch so gering, daß dieser sich gewissermaßen als ein Moratorium interpretieren läßt. Während des Klinikaufenthaltes ändert sich an den bestehenden Familienbeziehungen nichts. Der Patient bekommt eine Bewährungsfrist oder Chance. Für die Angehörigen dürfte nämlich die Trennung von einem Kranken, der Behandlungswillen zeigt, während seiner Abwesenheit sozial tabuisiert sein. Der Patient selbst hingegen sieht ja seinen Klinikaufenthalt häufig gerade als das wichtige Ereignis, das seine Ehe oder Partnerbeziehung wieder stabilisieren soll. In vielen Fällen hat ihn ja auch der Partner zu dieser Behandlung gedrängt und bewogen. Entscheidungen über das weitere Zusammenleben fallen also erst in der nachklinischen Zeit.

In diesen Zeitraum fällt deswegen auch die Mehrzahl der familiären Veränderungen, wobei Trennungen, wie schon während der Behandlung, überwiegen. Bei 8,1% der Patienten werden bisherige Partnerbeziehungen gelöst; diese Gruppe lebt fortan entweder alleine oder bei den Eltern. 6,5% der Patienten finden dagegen im nachklinischen Zeitraum einen neuen Partner, und das Zusammenleben mit ihm löst bisheriges Alleineleben oder Wohnen bei den Eltern ab. Eine besondere Gruppe bilden die 2,5% der Patienten, die nachklinisch aus ihrem Elternhaus ausziehen und fortan gewissermaßen ein Leben auf eigenen Füßen beginnen. Vielfach handelt es sich um Konsequenzen aus in der Therapie gelernten Verhaltensvorstellungen.

Für die überwältigende Mehrheit der Patienten (81,8%) verändern sich ihre Wohn-, Lebens- und Familienverhältnisse im katamnestischen Zeitraum überhaupt nicht. Diese Aussage bezieht sich freilich nur auf den Familienstand als ein demographisches Merkmal und sagt über die innere Kohäsion, die Atmosphäre und das kommunikative Miteinander innerhalb des familiären Lebens noch nichts aus.

35,9% der Patienten leben katamnestisch ununterbrochen alleine, die übrigen charakterisieren ihr Familienleben folgendermaßen:

Tabelle 36. Aktuelle Familienbeziehungen

harmonisch	22,4%	(16,2%)
ohne größere Spannungen	36,8%	(29,3%)
stark wechselnd	11,2%	(20,5%)
eher gespanntes Verhältnis	9,6%	(16,2%)
dauernd gespannt	20,0%	(17,8%)
	100,0%	(100,0%)

Es zeichnen sich hier also wieder zwei im Vergleich große Extremgruppen ab: die harmonischen gegenüber den dauernd gespannten Partnerschaften. Als quasi normal, nämlich ohne größere Spannungen, kennzeichnen 36,8% der Patienten ihre Ehebeziehungen; sie bilden damit die relative Mehrheit. Von punktuell vorkommenden oder dauernd vorhandenen Spannungen berichten 20,8%. Soweit wir die Partner dazu befragen konnten, stimmten sie in dieser Bewertung des Familienlebens bis auf Einzelfälle mit dem Patienten überein.

Vergleicht man diese Beziehungsstrukturen mit den anamnestisch gegebenen, so sind deutliche Verschiebungen zu einer besseren emotionalen Beziehung hin festzustellen. Sowohl der Anteil der harmonischen wie auch der Ehen ohne größere Spannungen ist deutlich gestiegen, und zwar jeweils um ein Drittel (vgl. Tabelle 36); der Anteil der Ehen mit stark wechselnder oder dauernd gespannter Beziehung dagegen hat sich nahezu halbiert.

Die Angaben über die kommunikative Intensität der Kontakte stimmen dagegen nicht ganz mit der positiven Darstellung der familiären Beziehungen überein. Von 6,2% auf 11,9% zugenommen hat der Anteil derjenigen Familienbeziehungen, in denen Gespräche soweit wie möglich vermieden werden; ebenso ist der Anteil der Familienbeziehungen, in denen ausführlich über familiäres Alltagsgeschehen miteinander gesprochen wird, von 46,8% leicht auf 42,4% gesunken. Selbst jene Beziehungen, in denen es nur zu notwendigen funktionalen kommunikativen Kontakten kommt, sind – ebenfalls leicht – von 47,9% auf 45,8% zurückgegangen. Die Intensität der Kontakte hat sich also insgesamt gesehen verringert. In den Angaben über den Zustand der Familie herrscht, wie schon oben gesagt, große Übereinstimmung zwischen den Patienten und ihren Partnern. Bei diesen wie auch bei den folgenden Angaben läßt sich freilich nicht recht unterscheiden, inwieweit die Patienten und auch die Angehörigen jetzt, nach der klinischen Behandlung, eine andere Sicht ihrer familiären Verhältnisse entwickelt haben und inwieweit sich tatsächliche Verhaltensunterschiede auswirken.

Betrachtet man dagegen die zeitliche Intensität der familiären Kontakte, so ergibt sich eine deutliche Hinwendung auf die Familie: Auf weniger als die Hälfte gesunken ist der Anteil derjenigen Patienten, die ihrer Familie entweder bewußt aus dem Wege gehen oder nur wenig Zeit mit ihr zusammen verbringen. Demgegenüber hat sich der Anteil derjenigen, die vorwiegend mit der Familie zusammen sind, fast verdreifacht. Selbst ausschließliches Beisammensein mit der Familie tritt katamnestisch deutlich häufiger auf.

Insgesamt ergibt sich also ein etwas widersprüchliches Bild. An den allgemeinen Aussagen über die Verbesserung der Familienbeziehungen scheinen zunächst einige Einschränkungen angebracht. Die zeitliche Ausdehnung der familiären Kontakte dürfte nicht unbedingt auch eine Verbesserung der emotionalen Beziehungen bedeuten, sondern reflektiert – zumindest teilweise – auch ein Zurückgeworfenwerden auf die Familie, und zwar bedingt durch die Einbuße von Sozialkontakten, die nur auf gemeinsamem Alkoholkonsum beruhten. Für den Rückzug mag zudem erfahrene bzw. befürchtete Stigmatisierung eine Rolle spielen.

Weitere Befunde deuten darauf hin, daß die Patienten in der klinischen Behandlung einen veränderten Umgangsstil erlernt haben und jetzt eher in der Lage sind, Probleme auszudrücken und dann auch mit dem Partner durchzusprechen. Erfahrungen aus den therapeutischen Gesprächsgruppen werden auf die Familie übertragen und rationalere Formen der Konfliktaustragung dadurch möglich. Diese Veränderungen in der Konfliktaustragung finden sich ebenfalls wieder, wenn man den Ausgang von Konflikten berücksichtigt. Zwar bleiben immer noch in der Mehrzahl aller Familien Konflikte offen, eine adäquate Problemlösung kommt also nicht zustande, aber der Anteil ist gegenüber der Anamnese um ca. ein Viertel gesunken, und zwar von 58,6% auf 43,4%. Der Anteil derjenigen, die zu einer beidseitig akzeptierten Lösung finden, ist von 15,8% auf 26,5% gestiegen. Fast gleichgeblieben ist demgegenüber die Zahl derjenigen, die eine Lösung einseitig durchsetzen. Offenbar handelt es sich hier um festgefügte Dominanzstrukturen, die auch durch die Erfahrung eines Klinikaufenthaltes nicht verändert werden.

Ein nicht ganz so eindeutiges Bild bietet sich im Hinblick auf die sexuellen Beziehungen der Partner. So gibt auch hier zwar jeder fünfte Patient eine Verbesserung an, aber andererseits hat sich der Anteil derjenigen, die gar keine sexuellen Kontakte haben, fast verdoppelt, nämlich auf 41,7%. Es handelt sich dabei mehrheitlich um diejenigen Ehen, in denen sich die Partner aus dem Wege gehen und Gespräche soweit wie möglich vermeiden. Damit konkretisiert sich die oben getroffene Feststellung, daß bei einem Teil der Patienten die Ehe nur noch formal besteht. Auf der Gegenseite stehen Verbesserungen der sexuellen Beziehung im engen Zusammenhang mit der allgemeinen und der zeitlichen Intensität der familiären Kontakte, sind also Bestandteil eines allgemeinen Wiederauflebens der Beziehung.

5.3 Das Freizeitverhalten

Fragt man die Patienten nach ihrer aktuellen sozialen Kontaktfähigkeit, so ergibt sich eine weitgehend symmetrische Verteilung:

Tabelle 37. Aktuelle soziale Kontaktfähigkeit

schwer Kontakt	30,8%	(23,3%)
einigermaßen Kontakt	38,9%	(19,8%)
gut Kontakt	30,3%	(57,0%)
	100,0%	(100,0%)

Dabei sehen drei Viertel der Patienten ihre Kontaktfähigkeit als unverändert an; soweit sie aber Veränderungen konstatieren, so handelt es sich bei 16% um Verbesserungen und nur bei 8,5% um Verschlechterungen.

Kontrastiert man indes diese Angaben mit den anamnestischen Daten, so zeigt sich in Wirklichkeit eine Abnahme der „guten Kontaktfähigkeit" um nahezu die Hälfte. Dieser auf den ersten Blick verblüffende Widerspruch läßt sich als Effekt der klinischen Behandlung werten: Die in der Gruppentherapie gemachten Erfahrungen bringen den Patienten zu einer Reinterpretation seiner früheren sozialen Kontakte und lassen ihn erkennen, daß seine Integrationsfähigkeit und seine Integration hauptsächlich auf der Alkoholwirkung und dem gemeinsamen Alkoholkonsum beruhten. Er sieht sich nicht mehr als willkommenen Teilnehmer und oft sogar als Mittelpunkt bei geselligen Anlässen. Insofern ist es auch kein Widerspruch, wenn die Patienten teilweise eine Verbesserung ihrer Kontaktfähigkeit konstatieren: Sie können jetzt eher zwischen flüchtigen Thekenbekannten und Freunden unterscheiden.Dennoch ist die Freundeszahl der meisten Patienten nach wie vor gering: Zwei Drittel von ihnen geben an, gar keine Freunde zu haben.

Auch bei ihren Freizeitbeschäftigungen sind die Patienten weitgehend kontaktarm. Die Inhalte ihrer Freizeit haben sich kaum verändert; passive Beschäftigungen ohne ausgeprägte Eigeninitiative sind nach wie vor dominant:

Tabelle 38. Hauptsächliche Freizeitbeschäftigungen

Hobby	15,1%
gesellige Unterhaltung (Wirtschaft, Parties, Besuche)	4,9%
Familienleben	11,4%
passive Unterhaltung (Fernsehen, Musikhören)	21,6%
„Rumhängen"	13,5%
zufällige Tätigkeiten	26,5%
gar keine Freizeit gehabt	7,0%
	100,0%

Insgesamt 61,6% der Patienten gestalten also ihre Freizeit nicht aktiv, sondern lassen sich ihre Zeit von der in den Massenmedien dargebotenen Unterhaltung ausfüllen, beschäftigen sich ungezielt mit diesem oder jenem oder langweilen sich ständig: Auf die entsprechende Frage antworten 31,5%, Langeweile sei ein häufig aufkommendes Gefühl, für 20,2% stellt es sogar eine permanente Stimmungslage dar. Wenn man davon ausgeht, daß bei Langeweile mehr getrunken wird, läßt sich daraus schließen, welche motivationale Bedeutung Programme der Beschäftigungstherapie für die weitere Lebensgestaltung von Patienten haben können.

5.4 Die berufliche Situation

Bei der Entlassung aus der Klinik ist die große Mehrheit der Patienten (62,7%) arbeitslos; nur 37,3% der für das Arbeitsleben verfügbaren Patienten (unberücksichtigt bleiben also Hausfrauen, Hausmänner und Rentner) können bei der Entlassung wieder eine Berufstätigkeit aufnehmen. Die berufliche Qualifikation der Patienten hat sich während der Zeit der klinischen Behandlung nahezu gar nicht verändert; die Zahl der in diesem Zeitraum eingeleiteten Umschulungsmaßnahmen ist außerordentlich gering. Wenn überhaupt Veränderungen des beruflichen Status stattfinden, dann im katamnestischen Zeitraum: 3,0% der Patienten sind inzwischen Rentenempfänger oder als Frühinvaliden anerkannt worden, einige früher berufstätige Frauen üben nun eine Tätigkeit als Hausfrau aus (1,5%). Bei 77,0% der Patienten hat sich der berufliche Status im katamnestischen Zeitraum nicht verändert.

Um so eklatanter sind die Veränderungen des Beschäftigungsstandes. Das Verhältnis zwischen Arbeitslosen und Nicht-Arbeitslosen stellt sich jetzt, verglichen mit dem anamnestischen Verhältnis, umgekehrt dar: Zwischenzeitlich haben nämlich 60,1% der Patienten eine Arbeit gefunden und üben sie momentan auch noch aus, während 39,9% arbeitslos sind. Gemessen an der Arbeitslosenquote der allgemeinen Bevölkerung zum Zeitpunkt der Untersuchung ist diese Zahl zwar immer noch außerordentlich hoch, verglichen mit den anamnestischen Verhältnissen der Patienten läßt sich für viele jedoch eine wesentliche Verbesserung feststellen. Dies bezieht sich vor allem auf die Tatsache, daß die Patienten zwischenzeitlich überhaupt eine Arbeit in ihrem an- oder erlernten Beruf gefunden haben. Vertikale berufliche Aufwärtsmobilität kommt dagegen nur in Einzelfällen vor, fallende allerdings ebenso selten.

Bei den Entlassungsgründen dominieren die gleichen Gründe wie anamnestisch: An erster Stelle steht der Alkoholkonsum per se, dies bei mehr als einem Drittel. Zudem mag sich hinter den Entlassungsgründen „nicht ausreichende Arbeitsleistung" und „Unzuverlässigkeit" alkoholbedingtes Verhalten verbergen. Allerdings spielen auch allgemeine Entlassungsgründe, wie Arbeitsmangel oder zu geringe Qualifikation, bei ebenfalls einem Drittel eine wichtige Rolle. Aber auch bei diesen Gründen zeigt sich eine so deutliche Beziehung zum Alkoholverhalten, daß sich vermuten läßt, der Alkoholkonsum habe die Entlassung zumindest gefördert.

Es deutet sich hier an, daß sich die Arbeitgeber in ihrer Mehrheit nach dem gegenwärtigen körperlichen und psychischen Zustand des Patienten richten. Nur jeweils 10,7% der Patienten geben an, wegen ihres Alkoholismus überhaupt bzw. des vorhergehenden Klinikaufenthaltes wegen abgelehnt worden zu sein. Immerhin aber fast viermal so viele Patienten (40,0%)

hatten keine Schwierigkeiten deswegen, obgleich der Arbeitgeber von ihren Problemen wußte. Allerdings haben es etwa genauso viele Patienten vorgezogen, beide Fakten zu verschweigen (49,3% den vorhergehenden Klinikaufenthalt, 46,7% den Alkoholismus). Diese Tendenz zur Verheimlichung setzt sich auch im Berufsalltag fort. Jeweils gut 35,0% verschweigen weiterhin Alkoholismus bzw. den Klinikaufenthalt.

Für den momentanen Beschäftigungsstand ist vor allem der anamnestische Beschäftigungsstand bzw. die Dauer der anamnestischen Arbeitslosigkeit entscheidend: Patienten, die ihre Arbeitsstelle gar nicht oder erst während der klinischen Behandlung verloren haben, sind katamnestisch zu etwa drei Vierteln beschäftigt. Hingegen sind Patienten, die bis zu einem halben Jahr vor der anamnestischen Behandlung arbeitslos gewesen sind, nicht einmal zur Hälfte, Patienten, die länger als ein halbes Jahr arbeitslos waren, zu ca. einem Drittel beschäftigt. Dabei scheint es, wenn die Arbeitslosigkeit erst einmal länger als ein halbes Jahr dauert, keine Rolle mehr zu spielen, ob sie sich bis zu zwei Jahren oder noch länger darüber hinaus erstreckt. Dagegen steigt bei einer mehr als zweijährigen Arbeitslosigkeit gegenüber einer eineinhalb- bis zweijährigen Arbeitslosigkeit die Wahrscheinlichkeit der Berentung auf das Dreifache. Ebenso steigt mit zunehmender Dauer der Arbeitslosigkeit die Gefahr, gar kein Angebot zu erhalten.

Ein weiterer wichtiger Faktor für die Wiedereingliederung in das Arbeitsleben ist – wie für andere Arbeitslose auch – die Qualifikation. Facharbeiter sind in wesentlich höherem Maße überhaupt nicht arbeitslos bzw. finden schneller eine neue Stelle, wenn sie arbeitslos gewesen sind. Besonders ungünstig hingegen stellt sich die Situation bei den angelernten Arbeitern dar, die die höchste Dauerarbeitslosigkcitsquote aufweisen. Möglicherweise zeigt sich hier die mangelnde berufliche Flexibilität des angelernten Arbeiters, der von seiner Ausbildung her nur zu bestimmten Tätigkeiten befähigt ist und lange Zeit versucht, solche wiederzufinden, auch wenn sie auf dem Arbeitsmarkt nicht angeboten werden, um nicht in den Status des ungelernten Arbeiters zurückzufallen.

Im Zusammenhang mit der Arbeitsfähigkeit auf der einen und der Möglichkeit, überhaupt eine entsprechende Arbeit zu halten, auf der anderen Seite steht selbstredend auch die Art des Einkommens, über das die Patienten verfügen. Es verteilt sich wie folgt:

Tabelle 39. Art des Einkommens

Arbeitseinkommen	47,4%
Versicherungseinkommen	21,6%
Sozialhilfe	20,1%
kein eigenes Einkommen	10,8%
	100,0%

Im Überblick über alle 198 Patienten zeigt sich demnach, daß nur knapp die Hälfte aus eigenem Arbeitseinkommen lebt, während jeweils ein Fünftel entweder die Versicherungsträger (Renten- bzw. Arbeitslosenversicherung) in Anspruch nimmt oder vom Sozialamt lebt. Bei den 10,8% Patienten ohne Einkommen finanzieren Partner bzw. Eltern den Lebensunterhalt.

5.5 Verheimlichung und Stigmatisierung

Sein Alkoholismus und die Tatsache der psychiatrischen Behandlung machen den Patienten zu einer potentiell diskreditierbaren Persönlichkeit (Goffman 1967). Zur Vermeidung negativer Reaktionen bei den Personen seiner sozialen Umgebung mag deswegen Informationskontrolle darüber für ihn außerordentlich wichtig sein. Die Verheimlichung solcher bedeutsamen Fakten geschieht dabei nach Lebensbereichen differenziert: So suchen zwar 40,2% aller arbeitenden Patienten ihren Aufenthalt in einer psychiatrischen Klinik am Arbeitsplatz zu verbergen, jedoch nur 25,4% aller Patienten tun dies auch in der Öffentlichkeit! Beide Bereiche zeichnen sich ja durch unterschiedliche Interaktionsstrukturen aus: Hat man im Arbeitsbereich unter Umständen eine Gefährdung des Arbeitsplatzes oder dauernde Sticheleien von seiten der Kollegen zu erwarten, denen sich kaum entgehen läßt, so wird die Sanktionsstruktur im öffentlichen Bereich offensichtlich weitaus weniger rigide erlebt. Am ehesten vertrauen die Patienten ihren Klinikaufenthalt noch ihrem Hausarzt an, sofern dieser nicht sowieso darüber Bescheid weiß: Hier versuchen nur 10,7%, dies Faktum geheimzuhalten.

Die für die jeweiligen Bereiche unterschiedliche Sanktionserwartung zeigt sich auch deutlich daran, in welchem Bereich man nur partiell Informationskontrolle ausübt, also je nach persönlichem Vertrauen manchen Personen von den diskreditierenden Fakten seiner Biographie erzählt und manchen nicht. Würden noch 33,3% der Patienten manchen Arbeitskollegen von ihrem Klinikaufenthalt berichten, so üben 53,1% eine ähnlich selektive Kontrolle in der Öffentlichkeit. Bei Bekannten, Freunden und Nachbarn scheint man also eher Verständnis für den Klinikaufenthalt zu erwarten. Freilich tragen 26,5% im Arbeitsbereich und 21,5% in der Öffentlichkeit überhaupt keine Bedenken, von ihrem Klinikaufenthalt zu erzählen.

Ganz ähnlich liegen die Verteilungen auch für die Verheimlichung des Alkoholismus. Eine Verheimlichung dieser Diagnose erscheint sehr verständlich, hält man sich die in der Bevölkerung verbreiteten negativen Stereotypen des Alkoholikers vor Augen (Wieser 1973). Strikte Informationskontrolle diesbezüglich üben denn auch im Arbeitsbereich 35,8%, im öffentlichen Bereich 28,2% und im Gesundheitsbereich 12,2%. Offensichtlich erscheint den Patienten wiederum der Arbeitsbereich als die verwundbarste Stelle; die hier ausgeübten Sanktionen können gravierend sein, sie sind vor allem unausweichlich.

Gegenüber ihrem Hausarzt sprechen 62,6% offen über den Alkoholismus; dies ist nicht verwunderlich, weil man von ihm als der zuständigen Instanz keine abschätzige Reaktion erwartet. Gesprächspartner, denen die Patienten ihren Alkoholismus mitteilen, finden sie daneben noch am ehesten im öffentlichen Bereich: Hier sind 49,4% bereit, je nach persönlichem Vertrauen darüber zu reden und üben damit eine nur selektive Informationskontrolle aus. Am Arbeitsplatz erhoffen sie nicht so oft Verständnis; hier liegt die Zahl derjenigen, die unter Umständen über den Alkoholismus reden wollen, bei 36,7%. Ein Verschweigen für ganz überflüssig halten im Arbeitsbereich 27,5% und im öffentlichen Bereich 22,4%.

Die Patienten differenzieren also in ihren Informationsstrategien nach zwei Gesichtspunkten: zum einen nach fachlich zugeschriebener Kompetenz und deswegen vorausgesetztem Verständnis; zum anderen nach dem Sanktionspotential der verschiedenen Bereiche und den jeweiligen Ausweichmöglichkeiten. Ein Teil der Patienten sieht in diesem Zustand der Diskreditierbarkeit eine dauerhafte Belastung seiner Chance zu völliger sozialer Integration.

Die unterschiedlichen Informationsstrategien bestimmen natürlich weitgehend, ob und inwieweit es überhaupt in einem Bereich zu Stigmatisierung kommen kann. Nun variiert aber die Möglichkeit zur Geheimhaltung mit dem Grad der sozialen Nähe des jeweiligen Bereichs: Ist diese Möglichkeit im kontaktintensiven Bereich der Familie minimal, so hat der Patient gerade im Arbeitsbereich einen relativ großen Entscheidungsspielraum hierfür, während sich die Möglichkeiten der Informationskontrolle im öffentlichen Bereich (Nachbarn, Freunde, Bekannte) vor allem nach der spezifischen Wohnsituation und der Integration des Patienten bemessen. Genauso wie der unterschiedliche Vertrautheitsgrad in unterschiedlichem Grade die Preisgabe diskreditierender Fakten unabdingbar macht, entscheidet er umgekehrt auch, inwieweit daraufhin mit Sanktionen reagiert wird. Je enger also die Beziehung, desto geringer die Möglichkeit, ein Faktum wie den Klinikaufenthalt zu verheimlichen, und um so größer die Wahrscheinlichkeit, daß ein solches Faktum für die Umgebung verhaltensrelevant wird, denn mit wachsender sozialer Distanz ist es eher tabuisiert, sich auf solche peinlichen Fakten spürbar zu beziehen.

Wir haben die Art der Reaktion der sozialen Umgebung nach fünf Verhaltensweisen unterschieden. Zunächst zwei Arten der Nichtstigmatisierung: eine ,freundliche' Form, bei der der Klinikaufenthalt explizit nicht als negatives Faktum betrachtet wird, und eine ,kühle' Form, bei der der Aufenthält eher aus Gleichgültigkeit keine Bedeutung gewinnt. Dem stehen stigmatisierende Verhaltensweisen gegenüber, die wir nach dem Grad der damit ausgedrückten Distanzierung vom Patienten unterteilt haben. Die leichteste Form stellen ‚abwartendes Verhalten‘ und/oder ‚Anspielungen‘ dar. Diese Form spricht nicht eine Strafe aus, sondern macht dem Patienten seinen prekären Status in einer Bewährungssituation deutlich. Während an das diskreditierende Faktum des Klinikaufenthaltes hier nur erinnert wird, ist es in der nächsten Stufe, der ‚Diskriminierung‘, beurteilungs- und verhaltensrelevant. Dem Patienten wird hier nicht ein marginaler Status nur angedroht, sondern schwer reversibel zugeschrieben. Dies gilt noch verstärkt für die schwerstwiegende Sanktion, den ‚Abbruch des sozialen Kontaktes‘ mit dem Patienten. Ihm wird damit nicht nur ein marginaler Status innerhalb einer sozialen Beziehung zugewiesen, sondern gewissermaßen die Soziabilität aberkannt.

Generell läßt sich sagen, daß in allen drei erwähnten Bereichen eine Sanktion um so seltener vorkommt, je schwerwiegender sie ist. Abwartendes Verhalten ist also die dominante Reaktion, die in allen Bereichen durchschnittlich mehr als doppelt so oft vorkommt wie Diskriminierungen, während Vermeidung/Isolation noch etwas seltener auftreten.

Überblickt man die Sanktionsstruktur der drei Bereiche, dann zeigen sich gewisse Eigenarten, an denen sich die jeweilige Funktion des Stigmas ablesen läßt. Die Familie wird mit der Rückkehr des Patienten von seiner Behandlung mit einer Situation konfrontiert, die für sie noch nicht durchschaubar ist; denn aus ihren bisherigen Erfahrungen mit dem Patienten weiß sie, daß Versprechungen von Abstinenz oder sogar durchgehaltene Abstinenz keine weitere Prognose erlauben. Um sein Verhalten endgültig beurteilen zu können, braucht die Familie einen längeren Zeitraum, in dem beobachtendes und abwartendes Verhalten eine ganz rationale Einstellung widerspiegelt. In diesem Sinne lassen sich auch Anspielungen als öfter wiederholte Mahnungen deuten. Bei den stärkeren Formen der Sanktionen, die vorrangig bei rückfälligen Patienten auftreten, treten dagegen Selbstschutz und Abgrenzungsbedürfnis (ob primär oder sekundär) der Familie gegenüber dem Patienten in den Vordergrund. Im öffentlichen Bereich hingegen spielen solche Motive kaum eine Rolle. Die negativen Reaktionen dürften hier im wesentlichen überkommene Vorurteile gegen die Klinik, den „Jecke Berg“[1], widerspiegeln.

Die Funktion der Stigmatisierung und Ausgrenzung wird dabei am deutlichsten. Im Arbeitsbereich wiederum spielen solche emotional begründeten Vorbehalte keine Rolle, da der Betrieb primär unter funktionalen Gesichtspunkten handelt und als Sanktionsmittel die Entlassung wesentlich wirkungsvoller ist als die Isolation.

---

1 Das ist ein in der Dürener Bevölkerung verbreiteter Name für die Landesklinik

5.6 Nachklinische stationäre und ambulante Behandlungen in der Psychiatrie

Im Zeitraum zwischen der Entlassung aus der Klinik und dem katamnestischen Interview sind 51,3% der Patienten wieder wegen Alkoholproblemen stationär behandelt worden. In Frage kommen dabei Wiederaufnahmen in die Landesklinik Düren, Behandlungen in anderen Landeskliniken, Aufnahmen in allgemeine Krankenhäuser oder Behandlungen in offenen Fachkliniken. Der größte Teil dieser katamnestischen Behandlungen findet in der Landesklinik Düren statt. Dies ist nicht verwunderlich, wenn man bedenkt, daß die Patienten zwar relativ mobil sind, sich diese Mobilität jedoch innerhalb enger geographischer Grenzen abspielt. So bildet die Dürener Klinik für die meisten von ihnen den ersten und einzigen Anlaufpunkt. Nahezu ⅔ derjenigen Patienten, die zwischenzeitlich überhaupt stationär wegen Alkoholismus behandelt wurden, sind mindestens einmal in der Klinik Düren gewesen. Behandlungen in anderen Landeskliniken fallen dagegen mit 4,7% kaum ins Gewicht. Eher werden allgemeine Krankenhäuser (13,5%) in Anspruch genommen, aber hier liegt der Schwerpunkt der Behandlung ja auf einer lediglich somatischen Entgiftung. Eine echte Alternative im Bereich spezifischer Alkoholbehandlungen bilden lediglich die offenen Fachkliniken, die von 17,1% der Patienten aufgesucht werden. Dabei ist festzuhalten, daß in den offenen Fachkliniken alle Patienten nur jeweils einmal gewesen sind, während ⅖ der in der Landesklinik Düren behandelten Patienten mehr als einmal dort zur Aufnahme kamen. Eine der Landesklinik vergleichbare Relation zwischen einmaligen und wiederholten Behandlungen erreichen nur die allgemeinen Krankenhäuser. Dies ist nicht erstaunlich, da die dort vorgenommenen Entgiftungen oft nur kurzfristige Stabilisierungseffekte nach sich ziehen; auch bei den Mehrfachaufnahmen in die Landesklinik handelt es sich vorwiegend um kurze Aufbaubehandlungen bei jenen Patienten, deren Karriere sich in der ‚Drehtür-Phase‘ öfter wiederholter Behandlungen ohne nachhaltige Veränderungen befindet. Anders liegt der Fall bei den offenen Fachkliniken: Hier findet mit Sicherheit eine stärkere Selektion nach Krankheitseinsicht statt (Rieth 1968; Antons u. Hampel 1977), die Verweildauern sind generell länger, und außerdem ist versicherungsrechtlich eine beliebige Wiederholung von mittel- oder langfristigen Behandlungen nicht möglich.

Behandlungen in der Klinik dienen jedoch nicht immer einzig therapeutischen Zwecken (Legnaro 1979). Sie kommen manchmal eher aus sozialen Notlagen heraus zustande, denn es zeigt sich, daß vor allem alleine lebende Patienten im katamnestischen Zeitraum häufiger in der Klinik waren als Patienten, die bei ihren Eltern leben, obgleich ihre Rückfallquote niedriger liegt (vgl. 6.3). Die geringste Wahrscheinlichkeit, wieder in die

Klinik zu kommen, weisen Patienten mit einem Ehepartner auf. Es entspricht gesicherten Erkenntnissen epidemiologischer Forschung, daß Alleinlebenden oft soziale Bezugsgruppen fehlen und die Klinik deswegen in akuten Fällen einspringen muß (Wilken 1973). Sie wird von dieser Klientel als ein gesicherter Rückzugsort empfunden, den sie oft auch freiwillig aufsucht. Im Gegensatz dazu geht bei Patienten, die bei ihren Eltern oder Verwandten leben, die Initiative einer Behandlung vorrangig von der Umgebung aus. Daß die Patienten hiermit nicht einverstanden sind, zeigt sich an der relativ höchsten Zwangseinweisungsrate dieser Gruppe. Es läßt sich hier im katamnestischen Zeitraum kein Wandel gegenüber den anamnestischen Verhältnissen feststellen. Die Zuweisungsmechanismen werden offenbar mit jeder weiteren Einweisung nur vertieft, aber nicht verändert.

In die gleiche Richtung weist, daß Patienten ohne eigene Wohnung (Bewohner von Heimen, Obdachlosenasylen oder Patienten ohne festen Wohnsitz) wesentlich häufiger (75,0%) als Patienten mit eigener Wohnung (45,9%) in der Zwischenzeit mindestens eine stationäre Behandlung hatten. Die Behandlung der Patienten ohne eigene Wohnung findet vorwiegend in der Landesklinik statt, während Patienten mit eigener Wohnung vor allem in offenen Fachkliniken behandelt werden. Nach dem Gesagten läßt sich vermuten, daß hier die Behandlung eine unterschiedliche Funktion hat: Während die Landesklinik als Auffangstelle dient und durch ihre Aufnahmepflicht dieser Funktion auch gar nicht entgehen kann, können die offenen Fachkliniken ihrem Anspruch spezifischer Alkoholismusprogramme gemäß die Patienten nach Prognose selektieren (zum Teil findet diese Selektion freilich schon bei den zuweisenden Instanzen statt, die einen Therapieplatz vermitteln). Hierfür spricht ebenfalls, daß Patienten ohne eigene Wohnung bei ihrer letzten Behandlung nur entgiftet oder verwahrt werden, also gar nicht unter dem Aspekt einer weitergehenden Therapie behandelt werden, eine solche oft allerdings auch gar nicht anstreben.

Der anamnestisch konstatierte ,Anwärmeffekt' der Behandlung in einer Landesklinik für die Motivation, eine längerfristige Therapie anzustreben, zeigt sich auch katamnestisch. Beleg hierfür ist die Tatsache, daß anamnestische Erstaufnahmen, sofern sie überhaupt zwischenzeitlich einer Behandlung sich unterzogen haben, diese in der Regel in einer offenen Fachklinik absolvieren.

Während im katamnestischen Zwischenraum mehr als die Hälfte der Patienten mindestens eine stationäre Behandlung aufweist und 42,0% eine solche freiwillig aufsuchen, werden demgegenüber Institutionen der ambulanten Nachsorge selten in Anspruch genommen (vgl. auch Feuerlein 1975 a). Noch am häufigsten beansprucht werden die Anonymen Alkoholiker. Mit ihnen nehmen 21,6% der Patienten Kontakt auf, andere Selbsthilfegruppen, wie das Blaue Kreuz, der Kreuzbund und die Guttempler, fallen demgegenüber mit 7,4% stark ab. Mit 4,3% noch geringer ist der Besuch von

Beratungsstellen, was durch ihre geringe Anzahl und daraus resultierend auch ihre mangelnde Bekanntheit erklärt werden kann.

Das Gesundheitsamt wird fast ebenso häufig wie die Anonymen Alkoholiker aufgesucht, nämlich von 18,8% der Patienten. Dieser Besuch geschieht allerdings bei mehr als der Hälfte der Patienten nicht aus eigenem Entschluß, sondern nach Aufforderung durch die Behörde. Es gibt einen deutlichen Zusammenhang zeischen dem Besuch des Gesundheitsamtes und einer nachfolgenden Zwangseinweisung, so daß verständlich ist, wenn das Amt vorwiegend als sanktionsberechtigte und in der Tat auch sanktionsausübende Instanz wahrgenommen wird. Von seinem Selbstverständnis her versteht sich das Gesundheitsamt weniger als eine Institution, die selbst ambulante Vor- oder Nachsorge leistet, sondern als eine Behörde, für die die Vermittlung stationärer Behandlungen einen Bestandteil des Verwaltungshandelns ausmacht.

Während die Gesundheitsämter auf formalen Wegen ihre Klienten rekrutieren, können sich die Anonymen Alkoholiker nur auf ihre Bekanntheit und ihr weitverbreitetes Netz gleichgesinnter Gruppen stützen. Die Anonymen Alkoholiker sind fast jedem Patienten bekannt (96,8%), aber auch der Bekanntheitsgrad der anderen Selbsthilfegruppen ist vergleichsweise hoch (92,5%). Die Tatsache, daß die Anonymen Alkoholiker weitaus häufiger als andere Gruppen aufgesucht werden, laßt sich also nicht aus mangelnder Kenntnis der anderen Gruppen erklären, sondern wohl nur durch den auf langer Tradition beruhenden Ruf der AA, ihre überkonfessionelle Ausrichtung und die große Zahl ihrer intensiv informell werbenden Mitglieder.

Ausschlaggebend für das Faktum, daß so viele Patienten gar keine nachsorgenden Gruppen aufsuchen, scheint jedoch hauptsächlich ihre Wahrnehmung therapeutischer Behandlung zu sein, die mit der stationären Phase beendet ist. Die existierenden Selbsthilfegruppen werden nur von einer Minderheit als jene Institution wahrgenommen, der man sich nachklinisch mit den eigenen Problemen anvertrauen möchte. Das Vorhandensein gemeindenaher Beratungsstellen mit therapeutischem Gruppenangebot könnte dieses Verhalten allerdings entscheidend verändern. 8–10% möchten irgendeine Gruppe besuchen, können aber diesen Wunsch nicht realisieren; als Haupthinderungsgründe werden zu große räumliche Entfernungen oder ungünstige zeitliche Terminierung, speziell bei Schichtarbeitern, genannt. Diese Gründe klingen überzeugender, als sie bei einer näheren Einzelfallbetrachtung sind: Es handelt sich hier wohl um eine Frage der Motivationsstärke.

In diesem Zusammenhang ist es nicht uninteressant, die Bereitschaft, eine Gruppe aufzusuchen, mit dem Alkoholverhalten zu vergleichen. Kontinuierlich besuchen am ehesten Patienten die Anonymen Alkoholiker, die durchgehend abstinent gewesen sind. Dagegen sind die Dauerkonsumenten dort am seltensten vertreten. Sie haben allerdings einmal begonnene Kon-

110

takte oft wieder eingestellt. Es ist zu vermuten, daß mit Eintritt des Rückfalls die Gruppenkontakte abgebrochen werden, die Gruppe also gerade in dem Moment, in dem sie besonders hilfreich werden könnte, dann nicht mehr zur Unterstützung herangezogen wird.

Insgesamt läßt sich festhalten, daß ambulante Nachsorgeeinrichtungen den Patienten bekannt sind, ihre geringe Inanspruchnahme sich also nicht auf ein Informationsdefizit zurückführen läßt. Man kann somit davon ausgehen, daß Patienten, die keine Nachsorge besuchen, dieses Angebot auch nicht wahrnehmen wollen. Diese Ablehnung hat dabei einen unterschiedlichen Grad von Bewußtheit: bei einer Minderheit eine dezidierte Ablehnung gerade der vorhandenen Gruppen, also ein aktives Nicht-Wollen; die Mehrheit indes zieht offensichtlich den Besuch einer Nachsorgeeinrichtung nie ernsthaft in Erwägung, regelt diese Frage also durch passive Ablehnung. Diese letztere Einstellung beruht wohl auf dem traditionellen Krankheitsbild, wonach die Krankheit im Lauf der stationären Behandlung auskuriert worden ist und keiner ambulanten Nachsorge mehr bedarf. Zugrunde liegt also offensichtlich ein somatisiertes Krankheitsverständnis, wonach das Leiden nur durch die Intervention des Arztes als einzig adäquater Therapieinstanz behoben werden kann. Demgegenüber wird den Gruppen gar keine therapeutische Wirkung zugeschrieben, ihr Besuch dagegen mit der Festschreibung eines Außenseiterstatus gleichgesetzt.

5.7 Der Gesundheitszustand im katamnestischen Zeitraum

H. Forst und F. Matakas

Die nach dem katamnestischen Zeitraum von der medizinischen Nachexploration erfaßten 132 Patienten gaben an, insgesamt wegen 152 Erkrankungen (nicht notwendig Neuerkrankung) ambulant und weiteren 74 Erkrankungen stationär behandelt worden zu sein. Die Aufschlüsselung der Diagnosen ist in Tabelle 40 enthalten. Wegen der Kürze des Zeitraums, der erfaßt wurde, wird man sie als relativ zuverlässig ansehen müssen. Insgesamt erscheint die Erkrankungshäufigkeit erheblich und legt den Verdacht nahe, daß der Alkoholmißbrauch zu sehr unterschiedlichen körperlichen Folgeschäden führen kann, bzw. daß eine erhebliche psychosomatische Komponente wirksam war.

Ein Vergleich der Häufigkeitsraten der verschiedenen Krankheiten für den anamnestischen und katamnestischen Zeitraum ergibt eine erstaunliche Diskrepanz. Die Werte erscheinen sehr ungleich, wenn man berücksichtigt, daß der anamnestische Zeitraum so erheblich viel größer ist angesichts des Durchschnittsalters der Patienten von 39,5 Jahren zum Zeitpunkt

Tabelle 40. Erkrankungen im katamnestischen Zeitraum

Erkrankungen	N = 132 %	anamnestische Häufigkeit zum Vergleich N = 258 %
Lungen-Tb	1,5	4,8
Asthma bronchiale	1,5	2,1
Silikose	1,5	2,1
Nierenentzündung	3,8	6,1
Blasen/Harnwegsinfektion	3,0	3,9
Akne	1,5	2,6
WS-Erkrankung	5,3	11,8
Hypertonie	6,8	9,2
Hypotonie	9,8	8,8
Herzinfarkt	2,3	0,3
Herzinsuffizienz	10,6	3,5
Thrombose	3	2,7
and. Gefäßerkrankung	1,5	1,0
Epilepsie (Grand mal)	1,7	8,7
Prostatahypertrophie	1,5	1,6
Gastritis acuta	2,3	14,5
chronica	3	13,7
Ulcus ventriculi oder duodeni	1,5	21,9
Hepatopathie	3,8	21,9
Fettleber	9,2	7,5
erstmals Lebererkrankung diagnostiziert	6,9	
Leberpunktion	3,0	9,1
spiegelung	6,0	4,8
Verkehrsunfälle unter Alkohol	3,0	11,8
Arbeitsunfälle ohne Alkohol	1,5	22,8
and. Unfälle ohne Alkohol	6,9	10,5
unter Alkohol	3,0	3,6
vegetative Dystonie	14,4	7,9
Depression (behandelt)	8,3	9,6
Suizidversuch	6,0	25,8
Intoxikation	8,3	22,8
Delir	1,5	5,7
Prädelir	3,8	10,1
andere alkoholbedingte Störungen	3,8	5,7

Jeweils einmal genannt wurden: Chronische Bronchitis, Pneumonie, Lues, Fettstoffwechselstörung, Gicht, andere Stoffwechselstörung, Hyperthyreose, andere endokrine Erkrankung, Angina pectoris, Neuritis nervi optici, Orchitis, Hysterektomie, Abort, Erkrankung des Bewegungsapparates, unklare Magen-Darm-Erkrankung, aktue Pankreatitis, Leberzirrhose, Ösophagusvarizenblutung, Commotio cerebri.

der Anamneseerhebung. Dies gilt auch, wenn man in Rechnung stellt, daß es sich nicht um Inzidenzwerte handelt, also annimmt, daß die Erkrankungen des katamnestischen Zeitraums oft schon vor der ersten Anamneseerhebung bestanden haben mögen. Trotz dieser Einschränkung wird man annehmen müssen, daß die Erkrankungsrate von Alkoholikern in Wahrheit größer ist als sich durch eine Anamneseerhebung eruieren läßt.

Hinsichtlich der typischen vegetativen Symptome des Alkoholismus ergab die katamnestische Untersuchung einige wichtige Ergebnisse. Bei der Erstuntersuchung gaben 66,2% aller Patienten an, mindestens eines der Symptome Tremor, Schweißausbrüche, innere Unruhe, Angst sowie Schlafstörungen häufiger zu haben. Werden typische Symptome der Intoxikation wie Kollaps und Blackouts hinzugenommen, so waren es 58,7%, die mindestens vier aller genannten Symptome hatten. Diese Symptome traten im katamnestischen Zeitraum meist wieder auf, wenn es zum Rückfall gekommen war, aber doch nicht mit Regelmäßigkeit. Bei ca. 50% der Patienten mit sporadischem Rückfall oder dauerhaftem Alkoholmißbrauch im katamnestischen Zeitraum traten Tremor, Angst und Schlafstörungen erstmals auf, obwohl sie früher gefehlt hatten. Bei vielen der rückfälligen Patienten, die schon für den anamnestischen Zeitraum über mindestens eines der angeführten Symptome klagten, kam es aber zu Verschiebungen. Sie klagten nun über eines oder mehrere andere dieser Symptome. Immerhin klagten noch ca. 20% der Patienten, die im katamnestischen Zeitraum abstinent geblieben waren, über mindestens eines der Symptome Tremor, Schweißausbrüche, innere Unruhe oder Angst, zum Teil in erheblichem Umfang. Ein Drittel der abstinenten Patienten klagte über häufige oder anhaltende Niedergeschlagenheit. Bei der überwiegenden Mehrzahl dieser Patienten waren diese Symptome auch schon in der „nassen" Phase aufgetreten. Aber daß diese Symptome über den Alkoholmißbrauch hinaus so häufig existieren, zeigt, wie häufig psychische Grundstörungen bestehen, die unabhängig vom Alkoholismus sind, und wie sorgfältig die Therapie dieser Patienten geschehen muß, um sie nicht durch Verschreibung eines Tranquilizers iatrogen in eine neue Abhängigkeit zu manövrieren. Die relative Unabhängigkeit zwischen Alkoholismus und psychischen Symptomen, die ihm meist als Folge zugeschrieben werden, wie „social phobia", konstatieren auch Smail et al. (1984) in einer empirischen Studie.

6 Unterschiedliches Alkoholverhalten und Lebenssituation

H. Berger und A. Legnaro

6.1 Formen unterschiedlichen Alkoholverhaltens

Wir unterscheiden im folgenden nach abstinenten Patienten, nach solchen, die phasenweise Alkoholmißbrauch betreiben, und nach Dauerkonsumenten. Abstinenz bedeutet dabei völlige Abstinenz seit der Entlassung aus der Behandlung, schließt aber das Vorkommen eines einzigen, wirklich singulär bleibenden Rückfalls nicht aus. Es scheint uns vertretbar, unter dem Gesichtspunkt des Therapieerfolges hier die 5,1% singulärer Rückfälle mit den 18,9% völlig Abstinenter zusammenzufassen. Phasenhafter und Dauerkonsum beziehen sich auf das Trinkverhalten nach dem Rückfall; das bedeutet, daß dem Rückfall eine abstinente Periode vorausgegangen sein kann oder daß der Alkoholkonsum inzwischen wieder eingestellt worden ist. Nach diesen Kategorien sind also 24,0% der Patienten abstinent, 26,6% Trinker, von Zeiten der Abstinenz unterbrochen, und 49,5% Dauerkonsumenten (vgl. 4.1). Diese Gruppen zeigen jedoch, wie nachfolgend dargestellt wird, deutlich unterschiedliche Sozialprofile.

6.2 Alter und Geschlecht

Während Männer und Frauen in ihrer Abstinenzquote kaum differieren, tendieren Frauen signifikant häufiger zu phasenhaftem, Männer dagegen zu dauerhaftem Konsum. Diese Verteilung dürfte teilweise den anamnestischen Gewohnheiten entsprechen, was bedeutet, daß ja nur der alte Konsumstil wieder aufgenommen wird. Frauen sind deutlich eher zu „kontrolliertem" Trinken in der Lage, denn dreimal häufiger als bei Männern findet sich bei Frauen ein Trinkstil, bei dem sie weniger als einmal monatlich Alkohol zu sich nehmen. Sie fallen also überwiegend in die Kategorie der periodischen Trinker. Vor allem jüngere Frauen praktizieren gelegentlich – aber wohl typischerweise – ein Verhaltensmuster, das eine Patientin sehr plastisch als „auf Tour gehen" beschrieb.

Diese „Flucht" endet dann nicht selten mit einer Zwangseinweisung. Bei Männern kommen solche Ausbrüche nur in Einzelfällen vor. Obwohl

Männer beim Rückfall in der Regel zu anschließendem Dauerkonsum neigen, gelangen sie im katamnestischen Zeitraum weniger oft zur klinischen Aufnahme als Frauen, bei denen der Konsum typischerweise nur periodisch stattfindet. Von den jungen Patienten unter 25 Jahren ist überhaupt keiner abstinent, und nur bei jedem 5. von ihnen finden sich kürzere Perioden der Abstinenz. Für diese Altersgruppierung ergibt sich unter prognostischen Gesichtspunkten ein sehr ungünstiges Bild. Für die Altersgruppen zwischen 25 und 44 Jahren und älter zeigen sich kaum deutlich ausgeprägte Unterschiede hinsichtlich des Trinkverhaltens. Für ältere Patienten über 55 Jahren hingegen ist ein eher periodischer Trinkstil typisch, wie überhaupt bei älteren Alkoholikern Spätbesserungen häufig sind (Ciompi u. Eisert 1971). Die höchste Abstinenzquote weisen die mittleren Altersgruppen, vor allem Patienten zwischen 45 und 54 Jahren auf.

Das Alter hat damit eine gewisse prognostische Relevanz (Berger 1980). Der frühe Beginn des Alkoholismus weist auf sehr schwerwiegende Persönlichkeitsstörungen hin (Matakas et al. 1981). Erschwerend wirkt sich aus, daß viele Jugendliche die volle Therapiedauer nicht durchzuhalten fähig sind (Greiner 1980), vielleicht auch weil die Therapie in einer Landesklinik auf eine Klientel mittleren Alters zugeschnitten ist. Bei Patienten mittleren Alters dürfte sich die stabile soziale Situation in Beruf und Familie, die bei ihnen am häufigsten anzutreffen ist, positiv auswirken (Kish u. Herman 1971, Emrick 1974).

6.3 Die Familie

Ein weiterer Punkt von Bedeutung ist der Familienstand (Armor et al. 1976; Rathod et al. 1966). Günstigste Ausgangslage ist hier partnerschaftliches Zusammenleben.

Die Bilanz derjenigen Patienten, die bei ihren Eltern leben, überrascht nicht angesichts der Tatsache, daß bei einem Durchschnittsalter von 40 Jah-

Tabelle 41. Alkoholverhalten nach Familienstand

	alleine lebend	mit Eltern lebend	mit Partner zusammenlebend
abstinent	19,7%	11,5%	31,8%
periodischer Konsum	23,5%	23,0%	30,7%
Dauerkonsum	56,8%	65,4%	37,5%
	100,0%	100,0%	100,0%

ren diese Patienten in der Regel ihr Elternhaus noch nie verlassen haben. Der mißlungene – häufig auch nie in Betracht gezogene – Ablösungsprozeß deutet auf eine erhebliche psychische Problematik hin, die sich in der höchsten Dauerkonsumentenquote niederschlägt.

Die alleine lebenden Patienten nehmen im therapeutischen Erfolg eine Mittelstellung ein. Ihnen fehlt einerseits der stützende Halt einer nahen Kontaktperson, andererseits stehen sie nicht mehr unter dem entwicklungshemmenden Druck der engen Elternbindung. Diese Patienten empfinden das Alleinleben meist als unbefriedigend und versuchen, es zu ändern. Ihr Versuch, das Alkoholverhalten zu kontrollieren, wird bestärkt durch die Hoffnung, dadurch besser eine stabilisierende Partnerschaft zu finden (vgl. 7.1, Typus D).

Inwieweit eine Partnerschaft zu stabilisieren vermag, zeigt sich in der relativ höchsten Abstinenzrate der Verheirateten. Die Familie gibt emotionalen Halt nicht nur durch die Anforderungen an den Patienten in seiner Rolle als Familienmitglied. Für Abstinenz winkt hier als Belohnung die Wiedereinsetzung in die während des Krankheitsprozesses verlorengegangenen oder in Frage gestellten Rollen (Wieser 1972). Hier dürfte der zentrale Unterschied zwischen der Rückkehr in die eigene bzw. in eine Herkunftsfamilie liegen: Während der verheiratete Patient eher davon ausgehen kann, daß vor der Verschlimmerung seines Alkoholverhaltens seine familiäre Situation in Ordnung war und mit der Abstinenz auch wieder in Ordnung zu bringen sein wird, sieht sich der bei den Eltern lebende Patient auch mit der Abstinenz auf eine Situation zurückgeworfen, die den entscheidenden Entwicklungsschritt um so dringlicher fordert.[1]

Die emotionalen Beziehungen innerhalb der eigenen Familie stehen in hochsignifikantem Zusammenhang zum Alkoholverhalten des Patienten (Orford 1975). Nahezu zehnmal so viele abstinent lebende Patienten wie Dauerkonsumenten bezeichnen ihre Partnerbeziehung als harmonisch. Umgekehrt leben viermal so viele Dauerkonsumenten in einer dauernd gespannten Ehe. Das Verhalten des Patienten und die Reaktion der Familie entsprechen sich also: Im einen Fall zeigt die Behandlung beim Patienten den erhofften Erfolg, und als Folge davon bessern sich die gegenseitigen Beziehungen; im anderen Fall hat die klinische Therapie – vielleicht zum wiederholten Male – keine Verhaltensänderung bewirkt, das Trinken belastet weiterhin die ohnehin schon gespannte Beziehung. So zerbricht bei 10 Patienten – ausschließlich Dauerkonsumenten – die Beziehung im katamnestischen Zeitraum vollends. Aber natürlich ist der Alkoholismus nicht in allen Ehen ein Tatbestand, der die Beziehung jemals in Frage stellen könnte. Zum Teil spiegelt sich hier wahrscheinlich eine psychische Komple-

---

1 Vgl. zu den psychischen Unterschieden, die diesen jeweiligen Lebenssituationen zugrundeliegen, Matakas et al. 1981

mentarität, bei der der Ehepartner das Trinken unbewußt fördert, zum Teil aber auch eine resignierte Haltung der Ehepartner, die sich mit dem Alkoholkonsum des Patienten abgefunden haben. Am häufigsten, nämlich nahezu zu einem Drittel, geben phasenhaft Trinkende an, ihre Ehe verlaufe ohne größere Spannungen.

Immer wieder gebrauchte Redewendung zur Charakterisierung des Beziehungsmusters war die Formulierung „na ja, in jeder Ehe gibt es schon mal Meinungsverschiedenheiten...". Die Patienten beschreiben ihre Beziehung also nicht individuell, sondern kennzeichnen sie durch einen Vergleich mit ihrem Bild von einer „normalen Ehe". Es drückt sich hier eine durch und durch unemphatische Zufriedenheit aus, die allerdings bei manchen Patienten den Schein von Schönfärberei und Problemabwiegelei trägt. Darauf weist auch hin, daß insgesamt die Konfliktintensität bei den Dauerkonsumenten deutlich höher liegt als bei den anderen Konsumenten, und zwar nicht nur in bezug auf Alkohol, sondern ebenso auf anderen Themengebieten, wie Geld, Arbeit und Freizeit. In puncto Geld etwa streiten sich Dauerkonsumenten vierzehnmal so oft wie Abstinente und siebenmal so oft wie periodische Trinker.

Ähnlich steht es mit der vorherrschenden Form der Konfliktaustragung. Abstinent lebende Patienten sind dreimal eher als Dauerkonsumenten in der Lage, aufkommende Probleme sachlich zu klären. Aggressive Formen der Konfliktaustragung, wie gegenseitige Beschimpfungen und Handgreiflichkeiten, kommen dagegen dominant bei Dauerkonsumenten vor.

Es lassen sich somit deutlich drei Phasen im Zeitraum zwischen dem anamnestischen und dem katamnestischen Interview unterscheiden. Die erste Phase umfaßt den Aufenthalt in der Klinik, der sich als eine Karenzzeit auffassen läßt, in deren Verlauf in der Regel keine strukturellen Entscheidungen getroffen werden. Mit der Entlassung beginnt meist eine zweite Phase, gekennzeichnet durch ein positiv bestimmtes Abwarten seitens der Familienmitglieder. Mit der Dauer der Abstinenz wächst das Vertrauen, und die verbesserte Beziehung gewinnt an Festigkeit in einer dritten Phase. Kommt es hingegen nicht zu dauernder Abstinenz oder wenigstens zu einer dauernden Senkung des Konsumniveaus, dann reagiert die Familie entweder mit resignativ/distanzierter Duldung oder mit punitiver Ausgrenzung bis zur völligen Trennung vom Patienten.

6.4 Freizeitverhalten

Eine direkte Verbindung zwischen Abstinenz und Verhalten im Freizeitbereich besteht nicht eindeutig. Das Trinken bildete für den Alkoholiker den wesentlichen Inhalt freier Zeit und darüber hinaus war der Alkohol für viele ein bedeutsames Mittel zur Anknüpfung von Kontakten mit anderen Menschen. Diese beiden wichtigen Funktionen des Alkohols entfallen, wenn der Patient abstinent lebt: Er braucht jetzt einen neuen Freizeitinhalt und wird in der Regel auch seinen alten Bekanntenkreis aufgeben müssen, weil dieser sich ja meistens aus (Viel-)Trinkenden zusammensetzt, deren Verhalten nun im Sinne einer verstärkten Abwehr vehement abgelehnt wird.

Es ist unter den geschilderten Voraussetzungen erstaunlich, wie gut abstinent lebende Patienten mit diesen Schwierigkeiten fertigwerden. Ihre aktuelle soziale Kontaktfähigkeit ist wesentlich besser als die der Dauerkonsumenten. So geben 48,9% der Abstinenten an, gut Kontakt mit anderen Menschen zu finden, dagegen nur 19,6% der Dauerkonsumenten. Die periodischen Konsumenten liegen für beide Kategorien etwa in der Mitte zwischen den anderen beiden Gruppen. Ebenso haben die abstinenten Patienten am häufigsten das Gefühl, ihre Kontaktfähigkeit habe sich verbessert. Von einer solchen Verbesserung sprechen 36,2% der Abstinenten gegenüber 9,6% der periodischen Trinker und 8,2% der Dauerkonsumenten. Es bedarf offensichtlich einer dauernden Abstinenz, um einschneidende Veränderungen der Kontaktfähigkeit, die sich ja nur aus einem gewandelten Selbstbild ergeben können, herbeizuführen. Insgesamt ist es jedoch bei allen drei Trinktypen nur eine Minderheit von Patienten, bei der sich die Kontaktfähigkeit überhaupt verändert hat.

Die unterschiedliche Verbesserung der Kontaktfähigkeit schlägt sich sichtbar in der Zahl der Freunde nieder: So geben 23,4% der Abstinenten an, mehr Freunde als vor der Behandlung zu haben, aber nur insgesamt 8,9% der Rückfälligen. Die Abstinenten sind auch diejenige Gruppe, die überhaupt am ehesten Freunde hat, mehr aber aus den vertrauten Bekannten der Selbsthilfegruppen. Dies deutet streng genommen nicht auf eine Integration in allgemeine soziale Bezüge hin, sondern signalisiert die Zugehörigkeit zu einer speziellen sozialen Gruppe. So gesehen ist der Alkohol immer noch dominantes Motiv des Lebens.

Abstinent lebende Patienten leben also – wenn auch nur, wie oben geschildert, in eingeschränkter Form – geselliger als die anderen. Wichtigster Freizeitraum indes ist für sie die Familie, bzw. die häusliche Sphäre, die sie mit einem Hobby (27,7%) und vor allem passiver Unterhaltung wie Fernsehen und Musikhören (29,8%) füllen. Noch stärker auf das Heim beschränkt sind periodische Konsumenten, da ihnen oft Außenkontakte fehlen. Sie besuchen in geringerem Maße Gruppen und verbringen ihre Freizeit überhaupt kaum außer Haus. Fernsehen, Familienleben und zufällige Tätigkeiten stehen bei ihnen nahezu gleichrangig nebeneinander. Hier dürfte sich der hohe Anteil von Frauen gerade unter den periodischen Konsumenten bemerkbar machen, die schon anamnestisch stärker ans Haus gebunden waren als die Männer.

Auch die Dauerkonsumenten verbringen die meiste Freizeit zuhause, aber ihre Freizeit ist hauptsächlich von Langeweile (25,8% – diese Kategorie kommt ausschließlich bei Dauerkonsumenten vor) und von zufälligen Tätigkeiten (34,0%) bestimmt. Mit 14,4% bleibt sogar das Interesse an passiver Unterhaltung wie dem Fernsehen gering. Der Dauerkonsument erscheint als depressiv und antriebslos (Berg u. Neulinger 1976). Die Arbeitslosigkeit wirkt sich zudem verheerend auf Selbstwertgefühl und die Fähigkeit aus, die eigene Lebenssituation zu gestalten.

6.5 Der Arbeitsbereich

Dauerkonsumenten sind bei der Klinikentlassung entschieden eher arbeitslos. Ihre hohe Arbeitslosigkeit ist Bestandteil einer bereits bei der Klinikaufnahme ungünstigeren sozialen Situation. Bedenkt man, daß der Rückfall oft gleich nach der Klinikentlassung und bei ca. der Hälfte der Patienten dann innerhalb der ersten beiden Wochen erfolgt ist, gelingt es nach dem oben Gesagten gerade deswegen den Dauerkonsumenten kaum, eine Arbeitsstelle zu finden. Periodische Konsumenten und eher noch abstinente Patienten finden hingegen im Laufe der Zeit eine Arbeitsstelle. Einem Teil der Patienten (6,1%) gelingt es, wieder bei der alten Firma eingestellt zu werden, und da haben vorab die späteren Dauerkonsumenten gleiche Chancen wie die beiden anderen Gruppen, wahrscheinlich wegen der körperlichen Erholung. Dieser erste gute Eindruck bleibt aber nur bei den Abstinenten erhalten und in geringerem Ausmaße auch bei den periodischen Konsumenten. Dauerkonsumenten wird bald entweder gekündigt oder sie wechseln von sich aus als Vermeidungsverhalten den Arbeitsplatz. Sie haben durchschnittlich mehr Stellen im katamnestischen Zeitraum gehabt als

Tabelle 42. Arbeitslosigkeit nach Höhe des Alkoholkonsums

Beschäftigungsstand	Alkoholverhalten		
	Abstinenz	periodischer Konsum	Dauerkonsum
beschäftigt	68,1%	48,1%	32,0%
arbeitslos	8,5%	19,2%	45,4%
Hausfrauen, Rentner etc.	23,4%	30,8%	22,7%
	100,0%	100,0%	100,0%

p < 0,0003

die Patienten der anderen Gruppen. Nahezu unausweichlich brechen sie berufliche Möglichkeiten schließlich wieder ab, und zum Zeitpunkt der katamnestischen Untersuchung ist die Arbeitslosigkeit bei ihnen weitaus am höchsten.

Der Zusammenhang zwischen Alkoholverhalten und dem gegenwärtigen Beschäftigungsstand ist also hochsignifikant. Ersichtlich haben abstinente Patienten eine wesentlich bessere Chance, überhaupt eine Arbeitsplatz zu finden und vor allem ihn zu behalten. Mobilität – sofern sie vorhanden ist – bringt meist eine Verbesserung des Berufsstatus mit sich. Abstinenz befördert offensichtlich die Fähigkeit, wieder in früher ausgeübte höher qualifizierte Berufe zurückzukehren. Dagegen findet bei den Dauerkonsumenten bei 3,1% sogar noch eine abwärtsgerichtete vertikale Mobilität statt. Dieser Wert klingt niedrig, muß jedoch an der Ausgangssituation gemessen werden: Patienten dieser Gruppe befinden sich größtenteils bereits in einer beruflichen Position, die einen weiteren Abstieg in bewertbaren Kategorien oft gar nicht mehr zuläßt.

Zusammenfassend läßt sich feststellen, daß die ungünstige berufliche Situation aller Patienten bei der Entlassung aus der Klinik ein vergleichsweise großes Maß an eigener Initiative erfordert, um wieder in ein Arbeitsverhältnis zu kommen. Die vielfach sofort nach der Entlassung rückfälligen Dauerkonsumenten können (oder wollen) diese Initiative nicht aufbringen; selbst wenn sie in einer ersten Phase der Trockenheit oder eines noch niedrigen Konsums eine Arbeitsstelle finden, ist ihre Fähigkeit zur Kontinuität auf Dauer zu gering. Dies trifft in weniger ausgeprägtem Maße auch auf die periodischen Konsumenten zu. Von solchen Schwierigkeiten berichten auch abstinente Patienten. Aufgrund ihrer ausgeprägten Motivation gelingt es ihnen aber, solche Schwierigkeiten durchzustehen.

6.6 Verheimlichung und Stigmatisierung

Für die Patienten gibt es zwei stigmatisierende Fakten, nämlich den psychiatrischen Aufenthalt und den Tatbestand des Alkoholismus. Davon sind unabhängig vom gegenwärtigen Trinkverhalten alle Patienten gleichermaßen betroffen, aber abstinente Patienten verheimlichen pauschal gesehen das Faktum des klinischen Aufenthaltes eher als die anderen beiden Gruppen. Umgekehrt verheimlichen sie jedoch seltener als die anderen Gruppen ihren Alkoholismus. Anderes zeigt sich bei der entgegengesetzten Strategie, der offenen Information, der sie sich bei besonderen Gelegenheiten bedienen. Hier verschieben sich die Verhältnisse: Die Abstinenten machen aus beiden Fakten deutlich häufiger kein Hehl als die anderen beiden Gruppen, reden also ohne Bedenken davon. Unter den Abstinenten treten also polarisierte Verhaltensweisen auf; es zeigt sich dabei ihre Fähigkeit, ein Problem aktiver anzugehen, denn sowohl die strikte Informationskontrolle wie auch das bereitwillige Eingestehen sind ja aktive Informationsstrategien, im Gegensatz zu den eher passiven Strategien der Rückfälligen, die die diskreditierenden Fakten weder so oft verheimlichen noch offen zugeben. Für welche Strategie sich der Abstinente entscheidet, hängt unter anderem davon ab, ob er den Alkoholismus individualisiert betrachtet, also als sein privates Lebensproblem, oder ob er jetzt in seiner Umgebung immer mehr Gefährdete wahrnimmt, denen er in seiner neu erworbenen Rolle als Experte zu helfen sich verpflichtet fühlt. So erzählen etwa manche Patienten, daß sie, wenn Personen ihrer sozialen Umgebung Alkoholprobleme ansprechen, die Gefahren der weiteren Entwicklung und die mutmaßlichen Folgen schildern; dies bekräftigen sie mit ihren eigenen Erfahrungen, wobei sie ihre Alkoholprobleme und auch den Klinikaufenthalt nicht verschweigen. Das kann im Einzelfall beträchtliche Selbstüberwindung kosten, wie etwa bei einem Ladeninhaber, der mit einer Kundin anhand seiner eigenen Problematik die ihrige zu erhellen sucht. Bei manchen Patienten mag dieses offene Bekenntnis im Einzelfall Teil ihrer Selbstdarstellung und wichtige Stütze ihre psychischen Verfassung sein, so bei treuen Besuchern von Selbsthilfegruppen.

Diesen unterschiedlichen Verhaltensweisen und Informationsstrategien entsprechen auch unterschiedliche stigmatisierende Reaktionen der Umgebung. Ihnen unterliegen Dauerkonsumenten mit 21,6% am häufigsten. Dem entspricht der hohe Anteil (15,5%) einer dauernden Gleichgültigkeit als Reaktion; die soziale Umgebung hat hier offensichtlich sowohl die Hoffnung auf eine Änderung wie die Anteilnahme an seinem Schicksal aufgegeben. Ganz anders dagegen der Abstinente: Zwar fällt er der Umgebung durch sein Verhalten auch auf, kann diese Abweichung seines Lebensstils aber mit seinen positiven Verhaltensentwicklungen konterkarieren. Mit 17,0% an vorkommenden Stimatisierungen fällt die Reaktion der Umgebung auf seine Verhaltensweise denn auch nicht ganz so drastisch aus. Gegenüber diesen beiden geschilderten Gruppen verhalten sich die periodischen Konsumenten am normalsten in ihrem Gehabe; ihr Alkoholkonsum fällt ihrer Umgebung von Ausmaß und Frequenz her kaum auf, und die Stigmatisierung bleibt mit 11,5% denn auch hinter den beiden oben geschilderten Gruppen zurück. Die Quote der Gleichgültigkeit liegt mit 5,8% bei ihnen erheblich niedriger als bei den Dauerkonsumenten, während die Abstinenten solche Reaktionen nie hervorrufen.

Insgesamt ist das Ausmaß der angegebenen Stigmatisierungseffekte eigentlich gering, wenn man einerseits die negativen Stereotype von Alkoholismus und Alkoholikern (Wieser 1966, 1973) und andererseits die immer noch weithin bestehenden Vorurteile gegen psychiatrische Kliniken und ihre Patienten bedenkt (Stumme 1975). Demgegenüber fällt aber auf, daß

viele Patienten außerordentlich bemüht sind, ihren Klinikaufenthalt geheimzuhalten.

Es ist möglich, daß durch die Geheimhaltung Stigmatisierungseffekte
vermieden werden, oder die Patienten neigen dazu, solche kränkenden Er-
lebnisse zu verleugnen, oder das allgemein vorhandene negative Stereotyp
der psychiatrischen Klinik ist im individuellen Fall gar nicht so wirksam.

6.7 Wahrnehmung ambulanter Nachsorgeinstitutionen

Vergleicht man die drei Formen von Alkoholverhalten nach dem Klinikaufenthalt, so lassen sich deutliche Unterschiede im Besuch von Selbsthilfegruppen ausmachen. Mit den Anonymen Alkoholikern als der wichtigsten
dieser Gruppen haben 36,2% der Abstinenten gegenüber 17,3% der periodischen und 15,5% der Dauerkonsumenten im katamnestischen Zeitraum
überhaupt Kontakt gehabt. Allerdings bildet sich dabei fast nur bei abstinenten Patienten eine dauerhafte Beziehung heraus. Sie besuchen zu 21,3%
ständig die Anonymen Alkoholiker, während dies nur 7,7% der periodischen und nur 1,0% der Dauerkonsumenten tun. Zwar geben noch 5,8% der
periodischen und 5,2% der Dauerkonsumenten an, gelegentlich Gruppen
aufzusuchen, aber dahinter verbergen sich lange und unregelmäßige Abstände. Man wird daraus aber nur mit aller Vorsicht schließen können, daß
der Besuch von Selbsthilfegruppen mit Abstinenz in linearem Zusammenhang steht und diese stabilisieren hilft (Emrick 1974; Armor et al. 1976;
Costello 1977). Eine eindeutige kausale Beziehung läßt sich nämlich nicht
behaupten, denn es ist genauso gut möglich, daß Abstinente eher zum
Gruppenbesuch neigen wie umgekehrt, daß Gruppenbesucher eher abstinent bleiben. Es bleiben aber von den Dauerbesuchern der AA zwei Drittel
abstinent. Dies läßt sich dahingehend deuten, daß die Gruppen eine einmal
begonnene Abstinenz auf Dauer unterstützen. Ausschlaggebend für die
Wirkungsmöglichkeiten der Gruppen scheint die Funktion zu sein, die die
Patienten ihnen beimessen.

Um diesen Komplex weiter zu erhellen, haben wir zwei anamnestisch
erhobene Variablen herangezogen, die beide zusammengenommen das therapeutische Vorverständnis des Patienten widerspiegeln. Einmal die Dimension der Erfahrung, nämlich der vorklinische Besuch von Gruppen,
zum anderen die Dimension der Vorstellung, nämlich die imaginierten Anforderungen an eine stationäre Therapie. Die Patienten wurden bei Klinikaufnahme gefragt, ob sie Selbsthilfegruppen besucht hätten und wie sie sich
die stationäre Therapie vorstellen. Dabei wurden als mögliche klinische
Therapieformen Einzel-, Gruppengespräche und medikamentöse Therapie
unterschieden. Die Antworten zeigten, daß Patienten, die Gruppengesprä-

che als Therapiemethode bevorzugen, nachklinisch auch eher Gruppen aufsuchen als solche Patienten, die Gruppengespräche ablehnen. Ebenso werden die Gruppen eher besucht von denjenigen Patienten, die medikamentöse Therapie oder Einzelgespräche als geeignete Form ablehnen. Diese Beziehung zeigt sich auch umgekehrt, da Patienten, die Einzelgespräche für die Therapie ihrer Wahl halten, nachklinisch keine Gruppen aufsuchen, ebenso solche, die medikamentöse Therapie bevorzugen. Es gelingt im Verlauf der klinischen Behandlung offensichtlich nur, eine bestehende Präferenz für Gruppentherapie zu bestärken, aber nicht, die Einstellung etwa von einer Präferenz für medikamentöse Therapie in eine Bevorzugung von Gruppentherapie zu verändern.

Zusätzliche Bedeutung gewinnen diese Fakten, wenn man das gegenwärtige Alkoholverhalten einbezieht. Abstinente Patienten haben eine anamnestische Präferenz für Gruppen und haben nachklinisch oft dauerhaften Kontakt mit ambulanten Selbsthilfegruppen: Dauerkonsumenten lehnen Gruppen ab und suchen auch katamnestisch keine. Die periodischen Konsumenten ähneln hier eher den Abstinenten.

Man könnte annehmen, daß die zweite Dimension – die vorklinische Erfahrung mit Selbsthilfegruppen – einen noch größeren Einfluß auf den jetzigen Besuch dieser Gruppen ausübt. Das ist in der Tat so, wenn auch in unerwarteter Richtung: Patienten, die vorklinisch Kontakt mit den AA hatten, besuchen sie jetzt nicht mehr, und zwar gerade dann, wenn sie Dauerkonsumenten sind. Bei den Abstinenten verläuft die Beziehung eher anders herum: Vorklinisch suchen sie die AA nahezu gar nicht auf, nachklinisch dagegen, wie schon gesagt, wesentlich häufiger als die anderen beiden Gruppen. Der vorklinische Gruppenbesuch ist insgesamt jedoch zu gering, um weitergehende Aussagen erlauben zu können. Immerhin läßt sich aus den Daten schließen, daß bei den Dauerkonsumenten schon im vorklinischen Zeitraum eine Umbewertung des Gruppenkontaktes stattgefunden hat, die sich auch in der Klinik nicht mehr verändern läßt. Sie trauen Gruppen offensichtlich nicht zu, ihnen eine kompetente Hilfe beim Bewältigen des Alkoholproblems bieten zu können. Bei den Abstinenten trifft die klinische Betonung der Bedeutung von Gruppen für die Nachsorge auf eine geringere Erfahrung und auf eine generell positivere Einstellung zur Gruppentherapie. Ausschlaggebend scheint in diesem Zusammenhang die Häufigkeit vorhergehender Behandlungen zu sein: Es zeigt sich deutlich, daß mit steigender Behandlungszahl die Bereitschaft, zu den AA zu gehen, abnimmt. Daraus läßt sich schließen, daß entweder die AA hauptsächlich in einer frühen Behandlungsphase von Bedeutung sind oder der dauerhafte Kontakt zu den AA ist bei einer bestimmten Gruppe von Alkoholikern so wirksam, daß diese Patienten eben signifikant weniger eine erneute stationäre Therapie brauchen.

Insgesamt läßt sich aus den vorgeführten Fakten schließen, daß Patienten mit längerer Karriere von einem allein auf Gruppengesprächen basierenden Konzept der klinischen Behandlung und einem ebenfalls auf Gruppengesprächen basierenden Konzept der nachsorgenden Selbsthilfe nicht adäquat erfaßt werden.

Es soll hier noch einmal daran erinnert werden, daß insgesamt der Besuch von Selbsthilfegruppen bei allen drei nach Alkoholverhalten unterschiedenen Patiententypen recht gering ausfällt, wenn auch die in unserer Untersuchung abstinenten Patienten noch am ehesten in einer Selbsthilfegruppe eine ihnen adäquate Nachsorge finden. Differiert das faktische Verhalten gegenüber Gruppen also einigermaßen mit dem Alkoholverhalten, so läßt sich dies von der Einstellung gegenüber dem therapeutischen Sinn von Gruppen nicht behaupten. Abstinente Patienten und periodische Konsumenten nennen nur geringfügig häufiger Gründe, die für den Besuch einer Gruppe sprechen als die Dauerkonsumenten, und bei den Gründen, die gegen den Besuch einer Selbsthilfeorganisation sprechen, verwischen sich die Unterschiede zwischen allen dreien vollends. Dabei überwiegen die Gründe gegen immer die Gründe für einen Besuch von Selbsthilfegruppen. Nachsorge wird also, unabhängig vom erlebten Erfolg der stationären Therapie, nicht unbedingt als notwendiger Bestandteil einer Alkoholbehandlung gesehen. Das mag für den Teil der Patienten, dem es gelungen ist, sich alleine zu stabilisieren, auch zutreffen; insgesamt aber wird mit dieser Tatsache unterstrichen, daß es einer Differenzierung des Nachsorgeangebots bedarf, um es für die einzelnen Patiententypen akzeptabler zu machen.

7 Eine Typologie von Alkoholikerkarrieren

H. Berger und F. Matakas

In den vorherigen Kapiteln sind vielfache Hinweise darauf enthalten, daß die Karrieren von Alkoholikern nicht so gleichförmig verlaufen, wie das die Konzeption von Sucht als einem physiologisch ablaufenden Prozeß nahelegt. Unter soziologischen Gesichtspunkten variieren Karrieren vielmehr mit den sozialen Rahmenbedingungen, die vom Trinkverhalten in unterschiedlicher Weise tangiert und verändert werden.

Es sind schon mehrere Versuche unternommen worden, die verschiedenen Varianten des Alkoholismus typologisch zu erfassen und damit eine für diagnostische und prognostische Zwecke brauchbare Gliederung zu schaffen. Auf einer abstrakten kulturellen Ebene unterschied Pittman (1967) eine Typologie der Trinkkulturen nach der Permissivität ihres Umgangs mit Alkohol. In einer solchen Typologie kristallisieren sich deutlich vier Kulturformen heraus, nämlich die Abstinenz-Kulturen, zu denen die islamischen Länder gehören, die Ambivalenz-Kulturen, in denen unterschiedliche Wertstrukturen für den Umgang mit Alkohol nebeneinander existieren (z. B. die Vereinigten Staaten), die Permissiv-Kulturen, in denen Alkoholkonsum erlaubt, der Exzeß jedoch tabuisiert ist, und schließlich die völlig permissiven Kulturen, in denen auch der Exzeß nicht unbedingt negativ sanktioniert wird. Zu diesen letzteren lassen sich Frankreich und Deutschland rechnen. Diese ganz abstrakte Unterscheidung liefert aber ja nur den kulturellen Hintergrund für jeweils gegebenes Trinkverhalten und erklärt allenfalls die Sanktionsstruktur, die Alkoholikern gegenüber zur Geltung kommt. Auf der individuellen Ebene ist der zweifellos berühmteste Versuch einer Typologie der von Jellinek (1946/47, 1952, 1968), der neben einem Phasenmodell des Trinkverhaltens mehrere, nach unterschiedlicher Motivation und Funktion und dem unterschiedlichen Trinkstil abgegrenzte Alkoholikertypen unterschied. Diese Typologie besticht zwar durch ihre diagnostische Einfachheit, ist aber empirisch nicht unumstritten (Park 1973). Von psychologischer Seite ist ebenfalls eine Fülle von Unterscheidungsmodellen erstellt worden (Antons u. Hampel 1977). In neueren Modellen wird mehr der Gesichtspunkt einer Unterscheidung von sozial konformem und problematischem Trinken berücksichtigt, wie etwa im Michigan Alcohol Screening Test (MAST; Selzer 1971). Als Weiterentwicklung in neuerer Zeit ist der im Max-Planck-Institut für Psychiatrie entwickelte Münchener Alkoholismus-Test (MALT) anzusehen (Feuerlein 1979), mit dem ebenfalls an

Hand der in Phasen gegliederten Konsumentwicklung eine frühe und valide Diagnose ermöglicht werden soll.

Die im folgenden vorgelegte Typologie von Alkoholiker-Karrieren soll die oben skizzierten bereits entwickelten Denkmodelle nicht ersetzen, sondern sie um in diesen Modellen nur am Rande angesprochene Faktoren ergänzen. Während die Kulturtypologie von Pittman auf einer ganz globalen Ebene angesiedelt ist, berücksichtigen die Typologien von Jellinek und Feuerlein zwar individuelle Faktoren, sind aber dominant konzentriert auf das Alkoholverhalten, seine begleitenden Verhaltensweisen und die psychischen und somatischen Folgeschäden. Entsprechend dem ganz anderen Ansatz der hier vorliegenden Untersuchung werden bei der Unterscheidung nach differenziellen Verlaufsmustern der Karriere zusätzlich zu den medizinisch-psychiatrischen gleichberechtigt auch Faktoren der sozialen Lebenswelt herangezogen.

Entsprechend der Untergliederung nach vier Bereichen der sozialen Lebenswelt, die das Grundmuster der Analyse darstellte, wurden zur Bestimmung differentieller Karrieremuster zentrale Variablen dieser Bereiche auf ihre jeweilige Diskriminationsfähigkeit bezüglich einer validen Prognose des Trinkverhaltens untersucht. Es wurden die folgenden Variablen herangezogen:

Demographie
 1. Alter
 2. Geschlecht
 3. Schulausbildung

Familie
 4. Veränderung der Familiensituation in der Kindheit
 5. Anamnestischer Familienstand
 6. Emotionaler Zustand der Familie
 7. Intensität der familiären Kontakte
 8. Konfliktaustragung
 9. Konfliktbewältigung
10. Hauptsächliche Freizeitbeschäftigungen

Arbeit
11. Berufsabschluß
12. Letzter ausgeübter Beruf
13. Beschäftigungsstand

Öffentlichkeit
14. Soziale Kontaktfähigkeit
15. Alkoholspezifische Veränderungen derselben

126

16. Trinkmenge relativ zu anderen
17. Sozialer Bereich der ersten objektiven Schwierigkeiten
18. Dauer der objektiven Schwierigkeiten
19. Sozialer Bereich der ersten subjektiven Schwierigkeiten
20. Dauer der subjektiven Schwierigkeiten
21. Dauer des Gefühls, daß es „so nicht mehr weiter geht"
22. Auslöser dieses Gefühls
23. Dauer des subjektiv auffälligen Trinkens
24. Erste ärztliche Behandlung wegen Alkohol
25. Selbstbild als Alkoholiker
26. Anzahl alkoholspezifischer Behandlungen in der Psychiatrie

Diese Variablen wurden einer multivariaten Analyse unterzogen, d.h. unter Einbezug mehrerer Merkmale auf ihre statistischen Zusammenhänge überprüft. Da wir hier mit Variablen aus dem sozialen Bereich arbeiten, die in aller Regel nur nominal oder ordinal zu skalieren sind, ist die Diskriminanzanalyse das mögliche und geeignete Verfahren, da andere Analyseformen ein Intervallniveau der Daten erfordern. Bei der Diskriminanzanalyse wird ein Satz diskriminierender Variablen bestimmt, von denen erwartet werden kann, daß sich die gebildeten Gruppen darin auf charakteristische Weise unterscheiden. Der dahinterstehende mathematische Grundgedanke ist der, die diskriminierenden Variablen so zu gewichten und linear zu kombinieren, daß die unterschiedenen Gruppen statistisch so präzise wie möglich bestimmt werden. Geometrisch lassen sich diese linearen Kombinationen – die Diskriminanzfunktionen – darstellen als Geraden, die so durch den Punkteschwarm (der die einzelnen empirischen Werte abbildet) gelegt werden, daß die Unterschiede zwischen den Gruppen maximiert werden (Cooley u. Lohnes 1971). Man kann damit – vereinfacht gesagt – Aussagen machen, inwieweit an Hand welchen Satzes von Variablen sich die Zugehörigkeit zu den unterschiedenen Gruppen am besten bestimmen läßt. Eingeschlossen ist dabei eine Aussage über die unterschiedlich große Diskriminationsfähigkeit verschiedener Variablen. In der Praxis der Sozialforschung wird man freilich kaum je diskriminierende Variablenkombinationen bestimmen können, die die Gruppen präzise voneinander unterscheiden.

Die Komplexität einer im Längsschnitt betrachteten sozialen Wirklichkeit läßt eine Reduktion auf eine quantifizierte Form nur unter großem Informationsverlust und einer Vergröberung der Aussage zu. So zeigte sich bei den verschiedenen Diskriminanzanalysen, die mit den oben angeführten 26 Variablen bzw. daraus entwickelten verkürzten Variablenlisten sowohl für die Gesamtheit der katamnestisch untersuchten Patienten wie auch für nach Geschlecht, Alter, Familien- und Beschäftigungsstand sowie den Kombinationen dieser Faktoren gebildeten Subgruppen durchgeführt wurden, daß sich zwar einerseits die auf den genannten Variablen basierenden Typen signifikant voneinander unterscheiden, d. h., daß die geschilderten prognostischen Unterschiede zwischen den einzelnen Typen nicht zufälliger Art sind. Andererseits zeigte sich dabei auch, daß die Überlappung zwischen den einzelnen Typen zu groß ist, um eine eindeutige Prognose erlauben zu können. Dieses Faktum beeinträchtigt indes keineswegs die Aussagekraft des vorgelegten Modells, dessen Ansatz sich ja nicht auf eine Prognose, sondern auf die Diagnose der gegebenen Karrierephase eines Patienten richtet. Aufgrund dieser Diagnostik läßt sich eine differenziertere Zuweisung an die unterschiedlichen Instanzen eines integrierten Versorgungssystems vornehmen.

Übergeordneter Gesichtspunkt der folgenden Typologie ist der Grad an Integration der Patienten in das soziale Leben und der Grad an sozialer Kompetenz zur Bewältigung ihrer Lebenswelt. Als die zentralen Variablen zur Messung dieser Fakten haben sich dabei mit Hilfe der Diskriminanzanalyse ergeben

- das Vorhandensein eines beruflichen Abschlusses, der entscheidend die Möglichkeit, Arbeitslosigkeitszeiten zu minimieren, bestimmt;
- die soziale Kontaktfähigkeit, die ausschlaggebend ist für die offenstehenden Möglichkeiten kommunikativer Integration in informelle Bezugsgruppen und damit den Grad an sozialer Isolation entscheidet;
- die subjektiv wahrgenommene Länge der Alkoholkarriere, die einerseits korreliert mit Länge und Schwere der objektiven Sanktionierung, andererseits das Selbstbild als Alkoholiker mitprägt;
- der Familienstand, der die Art der sozialen Primärkontakte bestimmt, auf die ein Patient zurückgreifen kann.

Bei der nachfolgenden Typologie handelt es sich um ideale Typen, d. h. es wird sich kaum je ein Patient finden, der alle einen Typ kennzeichnende Merkmale repräsentiert. Bei der konkreten Zuordnung von Patienten wird man feststellen, daß sie Mischtypen darstellen, die nach dominierenden typenspezifischen Zügen klassifiziert werden können.

7.1 Übersicht und Vergleich mit der Typologie Jellineks

Die im folgenden dargestellte Typologie stützt sich zur Unterscheidung der verschiedenen Typen auf Variablen aus dem sozialen Bereich, die als relativ objektiv gelten können. Es sind keine Variablen, die direkt etwas über die Psychodynamik der Persönlichkeit oder der Personen in ihrer Beziehung zum Suchtmittel aussagen. Die intrapsychischen Voraussetzungen oder Folgen des Alkoholismus waren nicht Gegenstand der Untersuchung und

128

konnten darum auch nicht in die Typologie eingehen. Aber das Ergebnis legt nahe zu vermuten, daß den verschiedenen Karrieremustern auch verschiedene Sozialisationsmuster zugrunde liegen. Und wenn dem so ist, wäre weiterhin anzunehmen, daß die Alkoholsucht ein Ausweg wäre, ungelöste intrapsychische Konflikte, die im Verlauf des Sozialisationsprozesses aufgetreten sind, zu lösen. Die hier vorgestellte Typologie kann so gedeutet werden. Jedoch haben wir eine solche Deutung nicht versucht. Sie würde den Rahmen dieses Buches sprengen.

Relativ zwanglos lassen sich die hier vorgestellten unterschiedlichen Karrieremuster als Ausprägung unterschiedlich schwer gestörter Individuationsprozesse im sozialen Bereich verstehen. Jedoch ist auch dies schon ein Interpretationsmuster, in das die dargestellte Typologie zwar paßt, das aber nicht zwangsläufig aus ihr folgt. Aber eine solche Interpretation wäre die notwendige Brücke, um die äußeren Schicksale der Alkoholiker mit einer Psychodynamik des Suchtverhaltens zu verbinden.

Typ A: Die Sozialisation ist nach den für unsere Kultur gültigen Kriterien gelungen. Der Alkoholismus stellt keine essentielle Bedrohung des erreichten Sozialisationsniveaus dar. Die Subtypen A_1 und A_2 bezeichnen die unterschiedliche Einstellung des Patienten, u. U. auch seiner näheren sozialen Umwelt, zum Problem Sucht.

Typ B: Die Sozialisation ist äußerlich gesehen zunächst gelungen. In Verbindung mit der Alkoholsucht kommt es jedoch zu schwerwiegenden Störungen der sozialen Anpassung und Rollenfunktion der Patienten. Die Subtypen B_1 und B_2 charakterisieren den unterschiedlichen Verlauf von Männern und Frauen.

Typ C: Die soziale Entwicklung der Patienten erscheint bereits in der Adoleszens gestört. Eine Verselbständigung vom Elternhaus findet nur manchmal statt. Die Patienten leben allein und können keine stabilen und dauerhaften Beziehungen aufbauen. Die Subtypen C_1 und C_2 charakterisieren das unterschiedliche Verhaltensmuster von Männern und Frauen.

Typ D: Diese Patienten haben den wichtigen Sozialisationsschritt aus dem Elternhaus nicht geschafft und kommen entweder in der Adoleszenz mit drastischen Konflikten in die Klinik (D_1) oder sie leben schon lange weitgehend isoliert bei den Eltern, die schließlich aufgrund zunehmender Belastung die Behandlung erzwingen (D_2). Die Weiterentwicklung des Subtyps D_1 und damit die sachgerechte Zuordnung ist unklar.

Typ E: Dies meint den Patienten, der sozial völlig entwurzelt ist und als Mitglied einer Randgruppe oft in Obdachlosenasylen oder Heimen lebt. Eigentlich stellt er einen Endzustand nach einer Karriere dar, die einer der anderen Typen zuzurechnen wäre.

Die hier gewählte Typisierung läßt sich nur partiell mit der Jellineks vergleichen, da sie nach anderen Einteilungskriterien vorgenommen wurde. Es ergeben sich jedoch einige Bezüge:

Beim Alpha- oder Konflikttrinker steht das Suchtverhalten auch für den Patienten noch in erkennbarem Zusammenhang mit seinen Schwierigkeiten im sozialen Bereich. Die Eigendynamik der Sucht überschattet noch nicht alles. Insofern findet sich der Alpha-Trinker häufig bei unserem jugendlichen Typ D.

Der Beta- oder Gewohnheitstrinker lebt ohne bewußte Kenntnis seiner persönlichen Schwierigkeiten sozial angepaßt. Er findet sich darum häufig bei unserem Typ A.

Der Gamma- oder Kontrollverlusttrinker hat einen Trinkstil, der zwischen Reue, Vorsatz der Besserung und erneutem Rückfall hin und her pendelt. Schon dies ist ein Verweis darauf, daß er sein Trinken als Ursache vieler sozialer Probleme erkannt hat. Er findet sich darum häufig bei unserem Typ B, C und D.

Der Delta- oder Spiegeltrinker lebt meist ebenfalls sozial ohne grobe Auffälligkeiten, es sei denn, er wird aufgrund der gesundheitlichen Folgen in seiner Rollenfunktion erheblich eingeschränkt. Wir finden ihn meist bei unserem Typ A.

Der Epsilon- oder periodische Trinker läßt sich nicht auf diese Weise zuordnen.

7.2 Typus A

Es handelt sich hier um Patienten, die mit ihrer eigenen Familie zusammenleben. Ihre Familienbeziehungen charakterisieren sie als spannungsfrei oder sogar als harmonisch. Konflikte können in der Regel gelöst werden, wobei es entweder zu einer gemeinsamen Lösung kommt oder der Patient eher nachgibt. Einseitige Lösungen oder als ungelöst erlebte Konflikte kommen kaum vor. Den wichtigsten und häufig ausschließlichen realen Konfliktstoff bietet das Alkoholverhalten des Patienten, das die Beziehungen manchmal empfindlich belastet. Allerdings gibt es hier auch Familien, für die der Alkoholkonsum überhaupt kein offenes Problem darstellt und erst anläßlich seiner somatischen Folgeschäden handlungsrelevant wird. Auch das berufliche Leben dieser Patienten erscheint intakt. Sie sind zum größeren Teil beschäftigt, und zwar oft über lange Zeit bei einer Firma. Ihrem Berufsstatus nach sind sie am ehesten angelernte oder Facharbeiter. Im Arbeitsbereich ist ihr Alkoholverhalten kaum aufgefallen oder hat zumindest nicht zu einschneidenden Sanktionen, z. B. der Entlassung, geführt.

Diesem Bild sozialer Integriertheit entspricht eine vergleichsweise kürzere Dauer problematisch hohen Alkoholkonsums. Diesbezügliche Schwierigkeiten sind vor etwa zwei bis drei Jahren erstmalig aufgetreten. Auch die Behandlungskarriere ist im Schnitt bei diesen Patienten deutlich kürzer; oft hat noch gar keine stationäre Behandlung stattgefunden, und niemand aus dieser Gruppe hat mehr als zwei stationäre Behandlungen aufzuweisen. Spezifische ambulante Behandlungen haben ebenfalls kaum stattgefunden. Allerdings scheint sich die oft doch schon notwendig gewordene Behandlung somatischer Folgeschäden unter einer Deckdiagnose vollzogen zu haben.

Die soziale Situation ist also noch recht günstig, und der Alkoholkonsum hat bisher kaum leidvolle Erfahrungen mit sich gebracht. Entsprechend entwickelt der Patient meistens keine spezifische Krankheitseinsicht in dem Sinne, sich selbst das zuzuschreiben, was er mit dem Bild eines Alkoholikers verbindet, und dies ist ihm auch von der Umgebung bis jetzt nicht nahegelegt worden. Diese mangelnde Krankheitseinsicht wirkt sich allerdings nicht nur negativ aus, weil der Patient die Sensibilität auch für die relativ leichten Auswirkungen seines Alkoholkonsums auf die Umgebung nicht verloren hat. Er kann also somatische Krankheitssymptome zum Anstoß einer Behandlung nehmen. Ebenso wirken bei ihm Vorhaltungen der Familie oder des Betriebes unter Androhung späterer Sanktionen mit, um Behandlungswilligkeit zu erzeugen. Typisch ist hier, daß Sanktionen in ihrer Berechtigung nicht zu leugnen versucht werden. Der Patient reagiert z. B. nicht derart, daß er etwa eine Scheidungsdrohung der Ehefrau ignoriert und es einfach darauf ankommen läßt oder im Betrieb Sanktionen vermeidet, indem er den Arbeitsplatz wechselt.

Der Alkoholkonsum dieser Patienten ist vom Stil her unauffällig und findet meistens im Kreise der Familie oder in einem ähnlich vertrauten Rahmen wie etwa in einer vertrauten Stammwirtschaft mit Bekannten statt. Der Wert, den sie der Auswahl ihrer Trinkgesellschaft beimessen, unterstreicht ihr von bürgerlicher Integriertheit bestimmtes Selbstbild.

Diese Patienten kommen weniger aus eigener Einsicht als durch Einfluß der sozialen Umgebung in die Klinik. Ausschlaggebend für den weiteren Krankheitsverlauf ist, wie schnell und inwieweit der Patient spezifische Krankheitseinsicht entwickelt. Im günstigsten Falle lernt der Patient ein neues Selbstbild als suchtkranker Alkoholiker und sieht von daher die Notwendigkeit einer spezifischen Behandlung ein (Variante A 1). Im anderen Falle entwickelt der Patient zwar keine Krankheits-, aber eine Problemeinsicht dergestalt, daß er sein Alkoholverhalten grundlegend ändern muß. Der Suchtcharakter wird nicht erkannt; von daher sieht der Patient in einer weiterführenden Therapie, die gerade darauf abzielt, für sich selbst keinen Sinn, sieht aber die Berechtigung der ärztlichen Forderung nach Aufgabe des Alkoholkonsums durchaus ein. Die Relevanz der Diagnose und der darauf begründeten ärztlichen Ratschläge wird dabei gewöhnlich unterstützt durch das wie ein Schock wirkende Erlebnis der geschlossenen Aufnahmestation und ihres sozialen Milieus (Variante A 2). Die zwei genannten Varianten entwickeln sich nachklinisch bis zum Zeitpunkt der Katamnese durchaus unterschiedlich.

Variante A 1

Diese Patienten haben sowohl von ihren sozialen Voraussetzungen wie auch von ihrer in der Klinik gewonnenen Krankheitseinsicht her die besten Voraussetzungen für eine günstige Prognose. Sie leben denn auch in der Folgezeit abstinent. Das verbessert ihre ohnehin noch recht gute Situation in Familie und Beruf. Diese Patienten sind zudem die einzigen, die in nennenswertem Umfang Selbsthilfeorganisationen besuchen und oft nicht nur darin für sich selbst eine Nachsorge sehen, sondern eine Möglichkeit altruistischer Hilfe an Leidensgenossen.

Biographisches Beispiel A 1

Herr S., 44 Jahre, ist seit 22 Jahren verheiratet. Er führt eine harmonische Ehe, und die Familie bedeutet ihm offensichtlich alles. Seit 31 Jahren arbeitet er im gleichen Betrieb wie sein Vater als Schlosser. Einer langen Phase sozialen Trinkens, hauptsächlich im Verein, folgte eine langsame Steigerung und Verlagerung des Trinkens nach Hause und zuletzt schließlich sogar auf die Arbeitsstelle. Sei Hausarzt hatte ihn schon einmal ermahnt, seiner Leber wegen weniger zu trinken, und seine Frau wie seine Söhne folgten dieser Ansicht. Zuletzt beobachtete sein Meister seinen Alkoholkonsum während der Arbeit und warnte ihn, er müsse etwas tun, um seinen Arbeitsplatz nicht zu gefährden.

In der Klinik machte er eine mittelfristige Therapie und lebt seit 15 Monaten abstinent. Hat seine Frau vorher „stumm gelitten", an Scheidung aber nie gedacht, weil sie ihren Mann nicht im Stich lassen wollte, so fühlt sie sich jetzt „wie neu geboren". Auch auf der Arbeit honoriert man seine Verhaltensänderung, und seine Arbeitssituation ist wieder völlig stabil. Herr S. hat das Selbstbild als Alkoholiker ganz übernommen und sich den Anonymen Alkoholikern angeschlossen, die er regelmäßig besucht. Frau S. begrüßt diese Nachsorgeaktivität ihres Mannes und besucht mit ihm öfter Sitzungen von Selbsthilfegruppen.

Variante A 2

Diese Patientengruppe hat eine gute Chance für Abstinenz; aber auch mit einer deutlichen Senkung des Konsumniveaus auf Dauer sind die Partner zufrieden. Diese Variante scheint am ehesten zu einem kontrollierten Trinken in der Lage. Bei diesen Patienten sind die familiären Verhältnisse und die Arbeitssituation unverändert stabil. Etwaige vorherige Spannungen in der Familie, die vorwiegend alkoholbedingt waren, sind jetzt aufgelöst, und es ist eine deutliche Verbesserung der Beziehungen zwischen den Partnern festzustellen.

Biographisches Beispiel A 2

Herr H., 57 Jahre, ist seit 31 Jahren verheiratet. Er hat keinen Beruf gelernt, arbeitet aber seit 27 Jahren in der gleichen Firma als Heizer. Die Existenz seiner Ehe war nie bedroht, obgleich seine Frau öfter Unzufriedenheit artikulierte. Diese konnte Herr H. jedoch auffangen, weil er durch viele Überstunden die Familie materiell immer zufriedenstellend versorgen konnte und außerdem häufig außer Hause war. Bedingt durch das Arbeitsmilieu war sein Alkoholkonsum schon immer hoch; erst in der letzten Zeit ist das an seiner Arbeitsstelle aufgefallen. Auf Alkoholkonsum zurückzuführende körperliche Beschwerden hat er jedoch schon seit etwa 6 Jahren, ohne daß jemals ein behandelnder Arzt den Zusammenhang thematisiert hätte. Seine Beschwerden haben sich inzwischen jedoch so verstärkt, daß er dem Vorschlag einer Entgiftung in der Landesklinik zustimmte. Er sieht den Klinikaufenthalt ausschließlich unter dem somatischen Aspekt eines körperlichen Wiederaufbaus, versteht aber immerhin, daß dieser nur bei einer Senkung des Konsumniveaus zustandekommen kann. Das Ansinnen, Alkoholiker zu sein, ist ihm um so ferner, als er diese für „Verrückte" hält. Er wird auf eigenen Wunsch nach einer Woche von der Aufnahmestation entlassen. Er hat die ärztlichen Mahnungen offensichtlich ernst genommen und trinkt jetzt entscheidend weniger als vorher, obgleich er in einer dafür ungünstigen Situation lebt, da er wegen seiner Staublunge häufig krankgeschrieben ist. Die Ehefrau ist mit dieser Entwicklung sehr zufrieden und betrachtet seinen jetzigen Alkoholkonsum als unproblematisch.

7.3 Typus B

Diese Patienten leben in einer noch bestehenden Familie, die aber sichtlich zu zerbrechen droht. Der Patient ist innerhalb der Familie deutlich isoliert, und seine Rollenverpflichtungen sind sukzessive an den Partner übergegangen. Er wird nur noch am Rande geduldet und übt lediglich eine Versorgungsfunktion aus. Meist läßt die Familie klar erkennen, daß sie sich auf eine endgültige Trennung eingestellt hat. Ähnlich prekär sieht die Arbeitssituation dieser Patienten aus. Zwar sind sie meistens noch beschäftigt, aber zunehmend weniger in der Lage, den Arbeitsanforderungen gerecht zu werden. Teilweise sind sie arbeitslos geworden, wenn auch erst vor kurzer Zeit.

Diese Patienten weisen eine Alkoholkarriere von beträchtlicher Dauer auf; sie sind deswegen auch seit längerer Zeit auffällig und vor ca. vier bis fünf Jahren zum ersten Mal sanktioniert worden. Solche Sanktionen kamen vor allem aus dem Kreis der Familie, zum Teil auch aus der näheren sozialen Umgebung. Das führt im außerfamiliären Bereich zu einer gewissen Isolation des Patienten und macht ihm damit den Arbeitsbereich als einzig stabilen Sektor des sozialen Lebens und als Rückzugsmöglichkeit um so wichtiger. Die Sanktionen hat der Patient zum Teil durch alkoholikerspezifische Verhaltensweisen aufgefangen, wie etwa heimliches Trinken, Verstekken seiner Flaschen etc. Zu spezifischen Behandlungen kommt es hingegen nur bei einem Teil, hauptsächlich bei den Frauen. Diese weisen denn auch gewöhnlich mehrere Behandlungen auf. Es handelt sich meistens nur um kurzangelegte Entgiftungen, die zu einer physischen Auffrischung führen, aber keine durchgreifenden Verhaltensänderungen zeitigen. Das Selbstbild dieser Patienten ist von der bedrückender werdenden sozialen und ihrer eigenen physischen Entwicklung beeinflußt, denn die dauernden Sanktionen lassen sich kaum in den Wind schlagen. Sie neigen daher dazu, Alkoholprobleme zuzugeben, halten sich aber nicht wirklich für Alkoholiker. Zu einer Klinikeinweisung kommt es erst dann, wenn die Situation in allen Bereichen unhaltbar zu werden droht, in familiärer, beruflicher und gesundheitlicher Hinsicht. Die Bereitschaft, eine stationäre Behandlung aufzunehmen, entsteht also unter beträchtlichem sozialen Druck und hat eine gewisse Entlastungsfunktion für den Patienten. Er dokumentiert damit seinen guten Willen, etwas zu tun. Auch während der klinischen Behandlung entwickelt sich bei diesem Typ selten die Einsicht, Alkoholiker zu sein. Deswegen wollen diese Patienten in der Regel auch keine längere spezifische Behandlung, sondern suchen nur eine kurzfristige Entgiftung. Immerhin erkennt der größte Teil dieser Patienten, daß ihr Alkoholverhalten in ursächlichem Zusammenhang mit ihrer momentanen Misere steht, und ist auch willens, sich entsprechend zu verhalten. Inwieweit das gelingt, hängt entscheidend von den gegebenen sozialen Umständen ab.

Variante B 1

Dieser Typus ist unter den Patienten des psychiatrischen Krankenhauses wohl der häufigste. Der Patient sieht ein, daß er sein Alkoholverhalten grundlegend ändern muß, und ist auch besten Willens dazu, so daß er nach der Entlassung tatsächlich abstinent zu bleiben versucht. Das verbessert seine Position innerhalb der Familie aber keineswegs; selbst positive Auswirkungen im Arbeitsbereich vermögen das völlige Unverständnis der Familie gegenüber den Schwierigkeiten des gerade abstinent gewordenen Alkoholkranken nicht auszugleichen. Familie und Umgebung sehen hier weniger die Veränderungsbemühungen des Patienten denn den Stigmatisierungseffekt des Etiketts „Alkoholiker". Der Patient hält diese Drucksituation nicht lange aus und flüchtet sich wieder in sein altes Konsumverhalten. Damit schreitet die Verschlechterung der Familienbeziehung rapide voran; die Trennung ist zum Zeitpunkt des katamnestischen Interviews bereits vollzogen oder in naher Zukunft abzusehen.

Mit der Trennung vom Ehepartner geht ein trotz aller Streitigkeiten immer noch wichtiger Stabilisierungsfaktor verloren. Das hat einerseits oft eine Erhöhung des Konsums zur Folge, bzw. die Aufgabe aller Versuche, ihn zu senken oder einzustellen, und andererseits entfällt jetzt der von der Familie ausgeübte Druck auf eine einigermaßen konstante Berufstätigkeit. Gleichzeitig taucht nun das zumindest für die Männer völlig neue Problem auf, selbständig einen Haushalt führen zu müssen. Mit dem Ehepartner verliert der Patient darüber hinaus einen sozialen Bezugsrahmen und büßt eine wichtige Sinngebung seines bisherigen Lebens ein. Häufig läßt die Scheidung ein Gefühl des Scheiterns zurück, als Symbol, wie weit es mit ihm gekommen ist. Dies um so mehr, als die meisten Patienten vorher bereits Scheidungsdrohungen erlebt haben, sie aber immer wieder abwenden konnten. Es mag sich dabei das Trinkmotiv wandeln: Tranken sie früher aus Gewohnheit mit einer Tendenz zum Kontrollverlust, so trinken sie jetzt zusätzlich aus Enttäuschung und Einsamkeit, also aus Problemen heraus.

Auch der Arbeitsbereich fällt mit steigendem Konsum und der Einbuße an sozialer Stabilität als Orientierungspunkt zunehmend aus. Arbeitslosigkeit bringt dann aber den völligen Verlust der Rahmenstruktur für eine eigene Lebensgestaltung mit sich. Besonders chronische Arbeitslosigkeit befördert diesen Prozeß sozialer Desintegration. Auf dem Hintergrund dieser bedrohlichen und zunehmend hoffnungslosen Lage entsteht bei den Patienten erstmalig eine Einsicht in die Tatsache, daß ihre Alkoholprobleme behandlungsbedürftig sind. Zwar haben sie eine oder manchmal schon mehrere Behandlungen hinter sich, diese kamen aber immer unter dem Druck und zur Beruhigung der Familie zustande. Diesmal erwarten sie jedoch eine grundlegende Verbesserung ihrer gesamten Problemsituation, nicht nur des Alkoholverhaltens, sondern auch der gesamten inzwischen entstandenen sozialen Schwierigkeiten, wie etwa Schulden, Verlust der Wohnung etc. Tatsächlich gelingt es oft im Verlauf der klinischen Behandlung, einen Überblick über die sozialen Schwierigkeiten zu gewinnen und eine Klärung zumindest in Gang zu setzen, etwa indem dem Patienten die Möglichkeit einer Schuldenregelung aufgezeigt wird o. ä. Das bringt ihm zumindest kurzfristig eine Entlastung und in deren Gefolge Stabilisierung. Gewöhnlich treten im Anschluß an die Behandlung Verbesserungen der Arbeitssituation und ebenso des Alkoholverhaltens ein, wenn diese Patienten auch nur selten abstinent sind. Inwieweit solche Festigungen von Dauer sind, hängt vor allem von der Fähigkeit des Patienten ab, eine eigene ihm gemäße Lebensstruktur zu entwickeln und Kontakte zu finden, die seine Isolation beenden. Gelingt das nicht, dann können solche Patienten zum Typus E werden.

Biographische Beispiele B 1

Herr M., 38 Jahre, ist seit 15 Jahren verheiratet und hat fünf Kinder. Er schildert seine Ehe als ziemlich konfliktfrei, die Familie führt ein zurückgezogenes häusliches Leben. Herr M. hat nie eine Lehre gemacht, lange Zeit in einer Gießerei gearbeitet und ist jetzt seit 7 Jahren auf dem Bau beschäftigt. Er wird geschätzt als stiller, fleißiger Arbeiter. Unter den Arbeitsbedingungen der Eisengießerei hat er sich das Vieltrinken angewöhnt. Später auf dem Bau hat er den Konsum dann mehr nach Hause verlegt. Der Konsum selbst führt deswegen auf der Arbeit auch nicht zu Schwierigkeiten, er fällt eher wegen seiner immer mehr nachlassenden Arbeitsfähigkeit auf. Weil er sich physisch unwohl fühlt und weil er die soziale Situation innerhalb der Familie nicht mehr aushalten kann, gibt er willig den bereits mehrfach gegebenen Ratschlägen seines Hausarztes, eine Behandlung zu beginnen, nach. Herr M. bleibt für eine sieben Wochen dauernde mittelfristige Therapie und bricht sie dann gegen seinen Willen ab, weil der Betrieb ihm mitteilt, er verlöre bei längerem Verweilen seinen Arbeitsplatz. Unsicher kommt er nach Hause und bleibt während einer gleich in den ersten Tagen stattfindenden Familienfeier noch trocken, obgleich ihn alle Verwandten bespötteln. Frau, Verwandte und Nachbarschaft machen ihm auch in der Folgezeit außerordentlich deutlich, daß er als Alkoholiker ein Stigmatisierter ist. Dennoch bleibt er zwei Monate trocken, beginnt aber wieder ohne erkennbaren Anlaß mit dem Trinken. Die vorherige Skepsis der Familie schlägt jetzt in unverhohlene Ablehnung und Marginalisierung um. „Du hast überhaupt nichts mehr zu sagen", macht ihm seine Frau klar. Sie verwirklicht jetzt die bereits angedrohte Scheidung. Er reagiert darauf außerordentlich verstört und denkt an Selbstmord. Daraufhin weist ihn sein Hausarzt wiederum in die Klinik ein.

Herr E., 39 Jahre alt, hat eine Lehre als Industriekaufmann absolviert. Nachdem er als Leistungssportler so erfolgreich war, daß er an der Olympiade teilnahm, professionalisierte er im Anschluß seine Sportart. Danach arbeitete er als Vertreter einer Exportfirma. In dieser Arbeit war er erfolgreich, sie brachte aber häufige Abwesenheit von zuhause mit sich. Dies und die großzügige Spesenregelung förderten seinen Alkoholkonsum. Dieser wurde zunächst positiv honoriert: Er erleichterte geschäftliche Kontakte und seine „Standfestigkeit" wurde anerkannt. Inzwischen hatte er geheiratet; auf Drängen seiner Frau, der er zu häufig abwesend von zuhause war, gab er seine Stelle auf zugunsten einer standortgebundenen Tätigkeit. Zeitweise macht er sich auch selbständig. Inzwischen war der Alkoholkonsum jedoch so hoch gestiegen, daß er damit scheiterte. Nach vergeblichem guten Zureden trennte sich seine Frau vor fünf Jahren von ihm. Er wohnte anschließend mit einer Frau zusammen, die aber „unter seinem Niveau" war, seitdem lebt er alleine mit wechselnden Bekanntschaften. Nach dem Scheitern seiner Tätigkeit als Kaufmann wechselte er über zu einer Tätigkeit als Schwimmeister. Er arbeitet „soviel wie er darf", weil er mit seiner Freizeit nichts rechtes anzufangen weiß und sie deswegen vorwiegend in Wirtschaften verbringt. Diese Lebensführung bedrückt ihn, zu einer Behandlung kommt es jedoch erst zwangsweise, als die Polizei ihn wegen groben Unfugs in angetrunkenem Zustand aufgreift und er anschließend deliriert. Nach einer Verwahrung von drei Wochen bleibt er immerhin anderthalb Jahre abstinent. Dabei helfen ihm offensichtlich seine regelmäßigen Kontakte zu den Anonymen Alkoholikern. Zum Rückfall kommt es durch die Animierung der Kollegen während einer Betriebsfeier. Sein Konsum steigert sich jetzt schnell, und nach einem halben Jahr ist sein Leidensdruck so groß, daß er von selbst an eine Entziehung denkt und freiwillig einen Arzt aufsucht, der ihn dann in die Dürener Klinik zur Behandlung einweist. Er bleibt jedoch nur kurz, damit sein Arbeitsplatz nicht in Gefahr gerät. In der Klinik lernt er eine Frau kennen, mit der er im Anschluß zusammenlebt. Bei einer gemeinsamen Reise nach Frankreich wird ihm im Hotel Paß und Geld gestohlen, worauf er ‚durchdreht' und einige Delikte begeht, für die er insgesamt sechs Monate im Gefängnis sitzt. Als er entlassen wird, findet er die Wohnung von seiner Bekannten nahezu ausgeräumt. Seine Stelle hat er natürlich inzwischen verloren, findet jedoch schnell eine neue. Obgleich diese Zeit also recht konfliktreich verläuft, lebt er seit der Entlassung aus der Klinik trocken. Dabei helfen ihm die Anonymen Alkoholiker, die er momentan fast jeden Abend besucht. Der Besuch solcher Gruppen hat also nicht nur einen therapeutischen Inhalt für ihn, sondern bildet darüber hinaus seine hauptsächliche Freizeitbeschäftigung. Als sein Hauptproblem sieht er immer noch das Alleinsein an.

Variante B 2

Es handelt sich hier vor allem um Frauen, die in einer Ehe mit dauerhaften Spannungen leben. Diese Beständigkeit erklärt sich aus lang andauernder Gewöhnung aneinander und dem Gefühl der Ehemänner, alleine nicht zurechtzukommen. Die Sanktionen reichen zwar bei einem auffälligen Alkoholkonsum bis zur Klinikeinweisung, sind aber nicht stark genug, um eine dauerhafte Abstinenzmotivation zu erzeugen. Da den Frauen eine außerhäusliche Berufsrolle fehlt, entfällt hier ein für Sanktionierungen wichtiger Bereich. Die Verbindung beider Faktoren trägt dazu bei, daß die Patienten dieser Variante zwar nie zu dauernder Abstinenz finden, aber auch nie eine familiäre Desintegration erfahren. Periodischer Konsum und gelegentliche kurze Entgiftung bei ansonsten unveränderter spannungsreicher sozialer Situation sind hier bezeichnend. Eine solche Konstellation findet sich bei Männern nur dann, wenn sie in abhängiger ökonomischer Beziehung zum Ehepartner stehen.

Biographisches Beispiel B 2

Frau L., 37 Jahre, kennt ihren Mann seit 20 Jahren und lebt seit 9 Jahren mit ihm zusammen. Er ist 14 Jahre älter als sie. Sie schildert ihre Ehe als sehr harmonisch, beide „vergöttern" einander. Seitdem Herr L. an einem Tumor erkrankt ist, hat sich diese harmonische Situation verändert: Beide reagieren gereizter aufeinander, er unter dem Einfluß seiner Krankheit, sie unter dem Einfluß von Alkohol, den sie nun zunehmend als Beruhigungsmittel nutzt. Seine häufigen Ermahnungen produzieren bei ihr nur heimliches Trinken; seine Vorschläge für eine stationäre Behandlung ignoriert sie. Vor einem Jahr schließlich läßt er sie kurzentschlossen in die Klinik einweisen, als sie unter Alkohol eingeschlafen ist. Ähnlich kommen in einem Jahr drei weitere Einweisungen zustande. Sie bleibt jeweils nur für kurze Entgiftungen – zwar wird seit einem Jahr eine längerfristige therapeutische Behandlung erwogen, scheiterte aber bisher an ihrem Widerstand. Das geschilderte Einweisungsmuster wiederholt sich unverändert im katamnestischen Zeitraum. Auch ihre soziale Situation ist unverändert die gleiche.

7.4 Typus C

Die Patienten dieser Gruppe leben seit dem Erwachsenwerden alleine, und zwar entweder ununterbrochen, d. h. sie haben noch nie in einer Partnerschaft gelebt, oder es gab zwar eine Partnerschaft, aber die blieb nur eine flüchtige Episode. Jedoch befindet sich ein Teil der Patienten durchaus noch in einem Alter, in dem Alleineleben nicht untypisch ist. Der größte Teil dieser Jugendlichen ist im Verlaufe eines normalen Ablösungsprozesses von den Eltern ausgezogen, wobei die Trennung manchmal im gegenseitigen Streit erfolgte. Die Initiative zur Trennung ging aber immer von den Jugendlichen selbst aus.

Gemeinsam ist allen der Leidensdruck am Alleinsein, allerdings ist der Grad an Hoffnungen, daß sich das jemals ändern werde, durchaus unterschiedlich. Jüngere Patienten betrachten subjektiv eine Partnerschaft als eine der Voraussetzungen zur Lösung ihres Alkoholproblems; auch die älteren Patienten setzen den Wert einer Partnerschaft für die eigene Stabilisierung hoch an, sehen aber meistens ihres Alters und ihrer gesamten sozialen Situation wegen keine Möglichkeit mehr für sich. Das Alleinsein wirkt sich deutlich negativ auf die Aufrechterhaltung einer geordneten Lebensführung aus. Den Frauen gelingt das aber immer noch besser als den Männern.

Es ist nicht verwunderlich, daß sie eher in der Lage sind, selbständig einen Haushalt zu führen; es gelingt ihnen darüber hinaus aber auch wesentlich besser, Regelmäßigkeit und Verläßlichkeit im Arbeitsleben zu bewahren. Insgesamt sieht die Arbeitssituation bei den Patienten dieses Typus recht ungünstig aus: Die jüngeren Patienten haben noch die Möglichkeit, durch Mobilität Arbeitsplatzverluste auszugleichen, bei den älteren Patienten sinkt diese Möglichkeit, und es zeigt sich bei ihnen eine deutliche Tendenz zu chronischer Arbeitslosigkeit, die teilweise in eine frühe Berentung ausmündet (Koester 1975).

Bei der Dauer der Alkoholkarriere ergeben sich ebenfalls geschlechtsspezifische Unterschiede. Insgesamt ist sie bei allen überdurchschnittlich lang, selbst bei den Jugendlichen, wenn man ihre Karrieredauer auf das Lebensalter bezieht. Allerdings haben die älteren Frauen erst vergleichsweise spät begonnen, viel zu trinken oder überhaupt erst zu trinken. Sie sind zu diesem Zeitpunkt immer schon über dreißig Jahre alt. Als Alleinlebende fallen diese Patienten vergleichsweise schnell auf, weil ihnen die Abschirmung und vor allem Stützung durch die Familie fehlt. Bei ihnen ist die Wahrscheinlichkeit, im öffentlichen Bereich aufzufallen, wesentlich höher, und damit steigt die Gefahr einer Einweisung ohne weitere Prüfung, ob diese wirklich notwendig ist. Ein Teil der Patienten gelangt nur auf diesem Wege, wider Willen ohne eigene Krankheitseinsicht, in die Klinik. Andererseits suchen manche Patienten dieses Typus eben aus dem Gefühl mangelnder sozialer Stützung bei kritischen Lagen die Klinik von selbst auf.

Variante C 1

Es handelt sich hier um Jugendliche im Alter bis Mitte Zwanzig. Die Beziehung zu den Eltern verläuft in der Kindheit unauffällig. Schwierigkeiten ergeben sich teilweise aus finanziellen Notlagen o.ä. Der Ablösungsprozeß vom Elternhaus setzt im üblichen Lebensalter ein, bringt aber durch die Umorientierung auf Peers einige Schwierigkeiten in der Beziehung zu den Eltern mit sich. Zum Teil deswegen kommt es zum Auszug aus dem Elternhaus, zum Teil auch verursacht durch die Ausbildung, wie etwa die Aufnahme eines Studiums in einer anderen Stadt. Die Jugendlichen planen ihren Auszug dann als notwendige Voraussetzung, künftig auf eigenen Füßen zu stehen. Es zeigt sich aber bald, daß sie sich damit übernommen haben: Sie haben weder die Fähigkeit zur Selbstorganisation erlernt, die ihnen einen in sich selbst gefestigten Lebensstil erlauben würde, noch finden sie Anschluß an einen Partner, der ihnen von außen eine Stütze vermitteln könnte. Entweder leben sie also total isoliert oder finden nur Anschluß an Cliquen, was sich auf ihr Alkoholverhalten und damit auf die Kontinuität ihrer Arbeitssituation eher ungünstig auswirkt. Sie arbeiten nie lange in ei-

138

nem Betrieb und haben zwischendurch immer wieder größere Unterbrechungen durch Arbeitslosigkeit. Insgesamt ist das Alleineleben dieser Jugendlichen ein mißglücktes Experiment. Das erkennen sie auch selbst, und von daher haben sie einen diffusen Leidensdruck. Obgleich Schwierigkeiten durch Alkohol inzwischen gehäufter auftreten (Schlägereien, kleinere Delikte und überhaupt die Schwierigkeit, wirtschaftlich zu überleben), entwickeln sie noch keine spezifische Krankheitseinsicht und entsprechend auch keine Behandlungswilligkeit. Sie kommen in die Klinik unter dem Druck äußerer Umstände, wie etwa gerade eingetretene Arbeitslosigkeit oder ein Wohnungsverlust. Zwar lassen sie sich oft zu einer langfristigen Therapie überreden, brechen diese aber häufig nach kurzer Zeit wieder ab (Greiner 1980). Gewöhnlich ist der Therapieerfolg nur minimal, was die Jugendlichen nicht unbedingt hindert, bald eine neue Therapie zu beginnen, die dann meistens den gleichen Ausgang und Erfolg hat. Solche Versuche erscheinen ihnen oft als Ausweg aus einer verfahrenen sozialen Situation, wobei mit der Therapie unverändert die Illusion einer grundlegenden Veränderung verbunden wird. Zum Zeitpunkt der katamnestischen Untersuchung haben sich diese Hoffnungen nicht erfüllt. Es ist weder eine Verbesserung des Alkoholverhaltens noch eine solche im weiteren sozialen Umfeld eingetreten. Verbesserungen sind auch vorläufig nicht absehbar.

Biographisches Beispiel C 1

Herr D., 22 Jahre. Er wächst zuerst bei einer Tante, anschließend bei seinen Eltern auf, in deren Wohnung jedoch wegen der fünf weiteren Geschwister Platzmangel herrscht. Auch die finanzielle Lage dieser Familie ist nicht rosig. Nach der Volksschule, die er ohne Abschluß verläßt, arbeitet er bei verschiedenen Firmen, nie für lange Zeit, weil er wegen seines Alkoholkonsums keine ausreichenden Arbeitsleistungen mehr erbringt. Diese Schwierigkeiten führen auch zur Trennung von seinen Eltern. Er lebt alleine, arbeitet unregelmäßig und verbringt den Großteil der Freizeit in Discotheken und Wirtschaften. Unter der Wirkung von Alkohol wird er schnell aggressiv und hat deswegen schon in einigen Wirtschaften Lokalverbot bekommen. Seine insgesamt desolate soziale Situation führt zur Therapie in einer offenen Fachklinik, die den Auftakt seiner Behandlungskarriere bildet. Die erste Behandlung bricht er ab, weil er in der Therapie eine Frau kennenlernt und mit ihr zusammen entlassen werden will; gleiches gilt für die hier erfaßte Behandlung, die insgesamt die sechste ist. Nach diesem Aufenthalt in der Klinik lebt er mit einer Bekannten zusammen, und diese Beziehung läßt sich anfänglich recht gut an. Er lebt zwei Monate trocken und arbeitet halbwegs regelmäßig. Sein erster Rückfall zu Silvester geht dann sofort einher mit einem Streit, in dessen Verlauf er seine Freundin schlägt; davon erholt sich die Beziehung nicht mehr. Die Freundin zieht zu ihren Eltern, er sitzt alleine in der Wohnung und trinkt mit steigender Tendenz. Als ihm die Lage zu unüberschaubar wird, kommt er – wie die vorherigen Male auch – freiwillig zur Aufnahme. Dennoch ist seine Einschätzung der Lage völlig unreflektiert optimistisch. Er meint, jetzt „die Einstellung dafür‘ zu haben, um trocken bleiben zu können. Den Besuch ambulanter Selbsthilfegruppen lehnt er ab: „Ich pack dat auch so.“ Im Verlauf der nächsten drei Monate kommt er noch zweimal freiwillig zur Aufnahme, und ein Ende dieser Rotation ist nicht abzusehen.

Variante C 2

Es handelt sich hier ausschließlich um Frauen im Alter um die fünfzig Jahre. Ihr Alkoholkonsum (der, wie erwähnt, in einem wesentlich höheren Alter als bei Männern erst beginnt) ist vor allem ein Konflikttrinken, das meist in häuslicher Isolation stattfindet. Auslösend für diesen Konflikt sind jeweils markante Ereignisse, in deren Folge mehr oder weniger abrupt der Alkoholkonsum überhaupt erst beginnt. Eine Phase langsam ansteigenden gewohnheitsmäßigen Alkoholkonsums fehlt also hier. Es gelingt diesen Patientinnen eine Zeitlang, durch die Isoliertheit ihrer Situation ihren Alkoholkonsum zu verbergen: Sobald sie aber damit auffallen, sind die Sanktionen ziemlich einschneidend. Ihre mangelnde soziale Integration bringt es mit sich, daß keine Stützungsversuche von seiten der Umgebung unternommen werden, sondern gleich spezialisierte Instanzen eingeschaltet werden. Nicht nur die Phase des Alkoholkonsums, sondern auch die Phase der Auffälligkeit ist bei diesen Patientinnen also relativ kurz. Die ersten Behandlungen erfolgen meistens gegen ihren Willen, und der Klinikaufenthalt wird als Schande empfunden. Sie sind therapeutischem Einfluß jedoch zugänglich und entwickeln relativ schnell sowohl Krankheitseinsicht wie Behandlungsbereitschaft. Das kann sich geradezu bis zu einer Anhänglichkeit an die Klinik weiterentwickeln. Sie nehmen also jeden Rückfall ernst genug, um ihn zum Anlaß einer Wiederaufnahme zu machen. Zum Teil gelingt es diesen Patientinnen, durch gelegentlich wiederholte Aufnahmen ein stabiles Lebensmuster aufrecht zu erhalten, bei dem Auffrischungsbehandlungen und trockene Phasen miteinander abwechseln. Dabei kann mit der Zeit auch ein Prozeß eintreten, der als „maturing out" bekannt ist: Das allmählich quasi herauswachsende Überwinden eines Problemverhaltens (Wikler 1961). Auch für diese Patientinnen bildet ihre Isolation ein gravierendes Problem, wobei die „Besuche" in der Klinik sicherlich auch eine Bedeutung als Kommunikationsmöglichkeit haben. Bei ihnen besteht also dauernd die Gefahr eines Rückfalls, aber nicht die Gefahr eines sozialen Abstiegs zum Typus E hin.

Biographisches Beispiel C 2

Frau V., 53 Jahre. Sie hat eine Lehre in der Verwaltung absolviert und bis vor vier Jahren beim Jugendamt gearbeitet. Seitdem ist sie arbeitslos und sieht einer Frühberentung entgegen. Im Alter zwischen 30 und 40 war sie verheiratet. Für die Scheidung spielte der Alkoholkonsum offensichtlich überhaupt keine Rolle; aus „Einsamkeit", „Verlassenheit" beginnt sie danach erst mit ihrem Alkoholkonsum. Bereits ein Jahr nach der Scheidung kommt es zur ersten stationären Behandlung, dieser ersten Behandlung folgen nahezu zwei Dutzend weitere stationäre Behandlungen. Sie kommen teilweise zwangsweise durch ihren Arbeitgeber zustande, der einen mit der Zeit immer strikteren Druck ausübt und schließlich die Initiative für eine Entmündigung ergreift. Eine fristlose Kündigung wird später wieder zurückgezogen. Ihre stationären Behandlungen dauern immer nur kurze Zeit, weil sie lieber selbst versuchen will, sich draußen „aufzubauen". Zu diesen Bemühungen gehört auch, daß sie selbst einmal eine AA-

Gruppe gegründet hat. Selbst solche Aktivitäten haben ihre Rückfälle nicht verhindert; sie hat aber inzwischen gelernt, nach buchstäblich dem ersten Glas sofort die Klinik aufzusuchen, um für einige Tage Distanz zu gewinnen. Nach der letzten dieser Behandlungen ist sie zum gegenwärtigen Zeitpunkt seit neun Monaten abstinent. Sie hat einen stabilen Lebensstil entwickelt, in dem ein Rückfall und die sofortige Behandlung danach keine desintegrierende Wirkung ausüben.

7.5 Typus D

Man kann diesen Typus pointiert „das Elternkind" oder, spezifischer, „den Muttersohn" nennen; denn es handelt sich hier fast ausschließlich um Männer. Diese Patienten leben bei ihren Eltern, oft auch nur bei einem Elternteil, nämlich der Mutter. Das Verhältnis zu den Eltern ist meistens recht gespannt, auch wenn sich oft ein Modus vivendi herausgebildet hat. Beide Teile haben eine Beziehung, in der sie sich zwar ständig aneinander reiben, in der es auch öfter zu wilden Ausbrüchen kommt, die aber der Gedanke Fürsorge zusammenhält: die Pflicht der Eltern zur Fürsorge auf der einen, das Recht zur Inanspruchnahme derselben auf der anderen Seite. Allerdings spielt hier das Lebensalter eine entscheidende Rolle, und dies sowohl für die Art der Beziehung wie auch für den Karriereverlauf. Unterscheiden lassen sich einmal jüngere Patienten bis zu ca. 26 Jahren, bei denen das Wohnen mit den Eltern zusammen nicht altersuntypisch ist (Variante D 1), zum anderen Patienten hoch in den Dreißigern oder schon über 40 Jahre, die ihr Elternhaus noch nie verlassen haben (Variante D 2). Sie sind im Rahmen der Familie eher isoliert und nehmen eine marginale Position ein. Die elterliche Fürsorge besteht vor allem darin, den Lebensunterhalt der Söhne zu garantieren. Das ist um so notwendiger, da ihre Arbeitssituation von langen Fehlzeiten und häufiger Arbeitslosigkeit gekennzeichnet ist. Alle diese Patienten weisen bereits eine lange Karriere auf, auch – relativ zu ihrem Lebensalter – die jüngeren. In der Regel sind sie bereits mehrfach mit Alkoholproblemen stationär behandelt worden. Die Intentionen dieser Behandlungen waren dabei je nach Variante durchaus unterschiedlich.

Variante D 1

Es ist zunächst einmal nicht ungewöhnlich, daß Jugendliche auch über die Zwanzig noch bei ihren Eltern wohnen (Allerbeck u. Rosemayr 1976), vor allem wegen der heute verlängerten Ausbildungszeiten und der dadurch ebenfalls verlängerten ökonomischen Abhängigkeit. Nun haben diese Jugendlichen aber keine längere Ausbildung, gewöhnlich nicht einmal eine abgeschlossene Lehre. Dennoch ist bei ihnen aufgrund ihrer desolaten Arbeitssituation eine ökonomische Abhängigkeit gegeben. Die Unterstützung der Eltern erstreckt sich nicht nur auf den Lebensunterhalt, sondern häufig nehmen sie auch die beruflichen Angelegenheiten ihrer Kinder selbst in die Hand. Es ist weit verbreitet, daß Eltern die Berufsfindung ihrer Kinder beeinflussen (Grieswelle 1978), aber hier geschieht das oft in einer die Hilflosigkeit der Kinder verlängernden Art und Weise. Die Kinder sind total auf ihre Eltern angewiesen, indem sie entweder im elterlichen Betrieb arbeiten oder nur auf elterliche Fürsprache hin überhaupt eingestellt werden. Die Bedürfnisse beider Seiten treffen sich so in unheilvoller Verschränkung: Die Abhängigkeit der Jugendlichen wird durch die elterliche Überprotektion unterstützt. Es ist für beide Teile fast unmöglich, aus dieser Konstellation ohne spezifische Hilfe herauszukommen. Der Alkohol hilft den Jugendlichen, die häuslichen Schwierigkeiten subjektiv zu bewältigen und dient ihnen darüber hinaus als Möglichkeit, ihre Kommunikationsschwäche mit Peers zu überwinden (Berger u. Legnaro 1980). Der Alkoholkonsum der Jugendlichen fällt relativ schnell auf, so daß sich die Eltern von ihrem Rollenverständnis her wie auch von der faktischen sozialen Lage (Arbeitslosigkeit des Jugendlichen, Gerede der Nachbarn etc.) recht frühzeitig zu Interventionen genötigt sehen. Die eingeleiteten Behandlungsmaßnahmen sind von therapeutischen Absichten der Eltern bestimmt, tragen daneben jedoch auch einen starken Akzent von verschärfter Erziehung oder gar von direkter Bestrafung in sich.

In der klinischen Behandlung gelingt es meistens, den Jugendlichen eine Einsicht in die Pathologie ihrer Lebensverhältnisse zu vermitteln. Die Bedeutung ihrer Konflikte mit den Eltern für das Alkoholverhalten wird ihnen zunehmend bewußt, und ebenso, welche Funktion der Alkoholkonsum in diesem Zusammenhang für sie hat. In aller Regel sind sie deswegen zu einer Verhaltensänderung bereit. Wir haben hier also eine Gruppe, die zwar ihr Alhokolverhalten ins Positive wendet, aber dadurch keine Vorteile für ihre gesamte soziale Situation gewinnt. Sind die Jugendlichen nach der Behandlung von den Eltern ausgezogen, dann besteht für sie verstärkt das Problem völliger Isoliertheit und das Gefühl, auf sich selbst zurückgeworfen zu sein; denn ihre Kontaktfähigkeit hat sich in aller Regel nicht gebessert. Hingegen hat der Jugendliche, der nach der Therapie weiter bei seinen Eltern wohnen bleibt, zumindest die Gegenwart der Familie als Schutz gegen das Alleinsein, und oft bringt seine Abstinenz oder sein geringer Konsum auch eine Verbesserung der Beziehung zur Familie mit sich. Die strukturellen Konflikte haben sich allerdings dadurch nicht verändert. Einer dieser Jugendlichen charakterisierte die Situation, er lebe jetzt „trocken aber sauunglücklich“. Nachsorgegruppen für Alkoholiker bringen ihnen keine Entlastung, da diese Gruppen mit einer ausschließlich auf Alkoholprobleme bezogenen Thematik ihrer Situation nicht angemessen sind. Diese Variante ist also für therapeutische Bemühungen durchaus ansprechbar, aufgrund ihrer gesamten sozialen Situation erscheint die Prognose jedoch höchst ungewiß.

Biographisches Beispiel D 1

Herr S., 25 Jahre alt, liegt mit seinen Eltern in dauerhaftem Streit. Zwar behandeln ihn die Eltern nach wie vor als Kind, dennoch sind sie seine einzigen Vertrauenspersonen, nach einer schwerwiegenden Enttäuschung durch die einzige Freundin seines Lebens. Nach einer Elektrikerlehre, deren Abschlußprüfung er dreimal nicht bestand, hat er dann erfolgreich eine KFZ-Schlosser-Ausbildung absolviert und als solcher bis zu seiner ersten stationären Behandlung gearbeitet. Zu trinken begonnen hat er während seiner Zeit bei der Bundeswehr, anschließend steigerte sich sein Konsum erheblich. Außerhalb der Familie kann er selbst unter Alkoholeinwirkung seine Kontaktschwierigkeiten nicht überwinden, aber gegenüber Familienmitgliedern wird er dann rabiat. Die Eltern helfen sich zuletzt, indem sie bei solchen Anlässen die Polizei zu Hilfe rufen. Schließlich schalten die Eltern auch das Gesundheitsamt ein, das ihm eine eigene Wohnung besorgt, in der er dann im letzten Jahr vor der ersten Behandlung alleine lebt. Er fühlt sich in dieser Zeit besonders einsam und unglücklich; die Eltern und seine Schwester sind nach wie vor seine einzigen Kontaktpersonen. Schließlich wird ihm seine gesamte Lebenssituation so unerträglich, daß er von selbst zum Gesundheitsamt geht, nicht des Alkohols wegen, sondern: „Mir gingen die Nerven durch." Er möchte zwar lieber ambulant behandelt werden, macht aber dennoch eine mittelfristige stationäre Behandlung in der Klinik mit. Nach darauf folgenden 14 Tagen Abstinenz steigert er sich innerhalb kurzer Zeit noch über das vorherige Konsumniveau hinaus und verliert im Anschluß sowohl die Arbeit wie seine Wohnung. In dieser Zeit demoliert er volltrunken Autos – seine ersten Delikte. Nicht zuletzt diese Ereignisse motivieren ihn zu einer Langzeitbehandlung in einer offenen Fachklinik. Nach dieser Behandlung kehrt er zu seinen Eltern zurück und ist zum Zeitpunkt des katamnestischen Interviews seit ca. 4 Monaten trocken. Das Verhältnis zu den Eltern ist gespannter denn je. Zwar erkennen sie seine Abstinenz an, halten ihm aber seine mangelnde Initiative bei der Arbeitssuche vor. Der diesbezügliche Kontakt mit dem Arbeitsamt und auch sonstiger Briefwechsel mit Behörden wird von der Mutter erledigt. Herr S. wirft seinen Eltern vor, sein Selbstbewußtsein völlig zu zerstören, macht aber dennoch keine Anstalten, selbständig zu leben. Beratende Gespräche beim Gesundheitsamt lehnt Herr S. ab, da er sie als Kontrolle versteht.

Variante D 2

Diese Patienten sind um die 40 Jahre alt und haben noch nie den Gedanken gehabt, geschweige denn den Versuch unternommen, ihr Elternhaus zu verlassen. Sie leben selten mit beiden Eltern, meistens mit der verwitweten Mutter zusammen. Das Verhältnis zu ihr ist bei weitem nicht so gespannt wie bei den jugendlichen Patienten. Hier hat sich sichtlich eine soziale Symbiose herausgebildet: Für die Mutter bedeutet die Versorgung des Sohnes noch eine Lebensaufgabe, der Sohn findet Unterkunft und Umsorgtwerden. Diese Konstellation ist also für beide Teile funktional und deswegen denken weder Mutter noch Sohn ernsthaft an eine Trennung, obgleich es genug Schwierigkeiten gibt. Die Probleme sind meistens durch den Alkoholkonsum des Sohnes verursacht, wie etwa eine angespannte finanzielle Lage, da die Söhne durch langdauernde Arbeitslosigkeit nur ein geringes Einkommen haben und die Kosten ihres Alkoholkonsums zumindest zeitweise über ihre Finanzkraft hinausgehen. Diese Patienten sind gelegentlich physisch oder psychisch gehandicapt, und dies erklärt auch, warum sie für ihr Alter unerwartet häufig bereits Rentner sind.

Ihr Alkoholkonsum stellt, zumindest anfänglich, den Versuch dar, Anschluß an die Welt der Normalen zu gewinnen, sowohl als direktes Kontaktmittel wie auch als Männlichkeitssymbol. Dieses Verhalten erscheint zunächst völlig unauffällig und wird unter Umständen auch altersspezifisch positiv gewertet. Bedenklich wird der Alkoholkonsum meistens dann, wenn sich abzeichnet, daß das Verhalten nicht eine Übergangsphase darstellt, die in ein „normales Leben" mündet, sondern die einzige Art der Kontaktfindung nach außen bleibt. Gewöhnlich sind die Patienten mit diesem Lebensstil selbst unzufrieden, finden aber nicht heraus und reagieren mit verstärktem Alkoholkonsum. Das belastet die familiären Beziehungen, besonders dann, wenn der Patient auch zu aggressiven Ausfällen unter Alkohol neigt. Spätestens hier wird der Konfliktcharakter ihres Trinkens deutlich. Die Eltern (bzw. die Mutter) reagieren lange Zeit nur mit Ermahnungen oder Überredungsversuchen mit dem Tenor, daß der Sohn „Kummer bereite". Selbst bei schlimmen Zerwürfnissen wird dem Sohn nicht gedroht, ihn vor die Türe zu setzen. Als Begründung dient hier eine „Ideologie der letzten Stütze": Wenn der Sohn aus der Familie ausgeschlossen würde, käme er völlig unter die Räder. Strafmaßnahmen allerdings kann man dennoch gegen ihn ergreifen. So sind die Söhne besonders bedroht von einer durch die Eltern initiierten Entmündigung, und auch die Einschaltung von Therapeuten geschieht eher unter erzieherischen Gesichtspunkten. Zur Einweisung in die Klinik kommt es vorwiegend dann, wenn die Eltern sich durch die Problematik der Situation überfordert fühlen und eine temporäre Entlastung vom Sohn suchen, wobei die Einweisung gleichzeitig auch noch einen disziplinarischen Effekt hat.

Die Patienten sind häufig völlig uneinsichtig und einer Therapie abgeneigt; eine solche erscheint mit nur alkoholspezifischer Zielsetzung auf dem Hintergrund der geschilderten Familienkonstellation auch wenig sinnvoll. Die hier angebrachte Familientherapie übersteigt die Möglichkeit der Klinik. Der therapeutische Erfolg bei diesen Patienten ist gering, obgleich ein Teil der Patienten unter dem Eindruck der durchaus als Strafmaßnahme verstandenen Klinikeinweisung seinen Konsum eine Zeitlang einschränkt. Das wird von der Familie auch anerkannt, da sie gewöhnlich nicht von der Vorstellung völliger Abstinenz ausgeht. Nach dem Verlust der sie versorgenden Eltern finden diese Patienten auch nicht mehr den Anschluß. In welcher Situation sie weiterleben hängt davon ab, wieweit und wie soziale Hilfsmaßnahmen wirksam werden.

Biographisches Beispiel D 2

Herr H., 36 Jahre alt, lebt mit seiner Mutter zusammen. Beide haben eine gespannte Beziehung: Er wirft seiner Mutter vor, sie habe ihn durch die Scheidung und folgende Wiederverheiratung mit einem Stiefvater konfrontiert, der ihn in seiner Kindheit gegenüber einem eigenen Kind zurücksetzte. Auch nach dem Tod des Stiefvaters konnte dieser Streitpunkt nicht ganz ausgeräumt werden. An einen Auszug aus dem Elternhaus hat er nie gedacht, wie auch für die Mutter selbstverständlich ist, daß er weiterhin zuhause bleibt. Beide leben als Flüchtlinge in dürftiger Umgebung relativ isoliert, und schon durch diese marginale Position sind sie aufeinander angewiesen. Verschärft wird dies Problem bei Herrn H. durch eine Schulterverkrümmung, die seine Kontaktfähigkeit negativ beeinflußt. Er ist sich seiner Kontaktschwäche besonders gegenüber Frauen durchaus bewußt, obgleich er sich im ganzen für kontaktstark hält. Allerdings hat er sich die Gegenwart anderer immer erkaufen müssen, etwa indem er in Kneipen einen Schwarm von Schmarotzern freihielt. Die Schulden, die er hierbei machte, belasteten das Verhältnis zu seiner Mutter außerordentlich.

Nach einer abgeschlossenen Lehre als Bürokaufmann hat er noch bis zuletzt in diesem Beruf gearbeitet, aber zunehmend Schwierigkeiten mit seinen Kollegen bekommen. Nach einem Streit mit ihnen kündigte er spontan und fand danach keine neue Stelle mehr. Das geschah kurz vor der Klinikeinweisung. Während der Arbeitslosigkeit steigerte er seinen Alkoholkonsum noch weiter und wurde, nachdem er im prädeliranten Zustand halluzinierte, von der Mutter veranlaßt, in die Klinik zwangseingewiesen. Die Mutter ist nur nach einer Therapie bereit, ihn wieder bei sich aufzunehmen. Unter diesem Druck bleibt Herr H. zu einer mittelfristigen Therapie in der Klinik, kommt aber nach deren Ende bereits wieder betrunken zuhause an. Beide betrachten den Klinikaufenthalt als ein zusätzlich stigmatisierendes Faktum und werfen sich das gegenseitig vor. Das beiderseitige Verhältnis schwankt nun zwischen Aggressionsausbrüchen und Mitleid. Die Isolation ist jetzt noch drückender geworden, weil er sich die Gesellschaft anderer nicht einmal mehr erkaufen kann: Einmal hat er zu wenig Geld dafür, und zum anderen traut er sich kaum mehr in eine Wirtschaft. Zwischendurch war Herr H. nochmals für drei Wochen in der Klinik. Ambulante Kontakte zu Selbsthilfegruppen lehnt er ab.

7.6 Typus E

Diese Patienten leben fast ausnahmslos alleine. Sie haben häufig nie einen konstanten Partner gehabt und oft lange mit den Eltern zusammengelebt, wobei dieses Verhältnis erst durch den Tod derselben endete. Zum Teil sind die Patienten auch einmal verheiratet gewesen, dies jedoch vor so langer Zeit, daß sie über das Faktum des Verheiratetgewesenseins hinaus eigentlich nichts mehr zu berichten wissen. Sie haben also bereits verschiedene der oben beschriebenen Karrierephasen durchlaufen. In jedem Falle ist jetzt das Alleinleben habitualisiert, und selbst wenn die Patienten es als unbefriedigend empfinden, haben sie jede Hoffnung auf Veränderung aufgegeben. Ihre Wohnsituation ist insgesamt ärmlich: Entweder haben sie ein möbliertes Zimmer, wohnen in Übergangshäusern oder sind auf gelegentliche Übernachtungen in Obdachlosenasylen angewiesen. Auch alle Patienten, die dauernd ohne festen Wohnsitz leben, finden sich in dieser Gruppe wieder. Ein festes Arbeitsverhältnis hat niemand dieses Typus. Man kann pointiert sagen, daß bei manchen das letzte Arbeitsverhältnis ebenso lange zurückliegt wie die Ehe. Sie leben von Gelegenheitsarbeiten, von der dauernden Unterstützung des Sozialamtes oder beziehen eine kleine Rente. Selbst wenn diese Patienten jünger – d. h. unter 40 Jahren – sind, lassen sie sich auf dem Arbeitsmarkt nicht vermitteln, und zwar wegen ihres Allgemeinzustandes, ihrer Arbeitsfähigkeit und auch ihres Arbeitswillens. Das bedeutet nicht unbedingt, daß diese Patienten jegliche Arbeit ablehnen, sie sind jedoch nicht zu einer konstanten Leistung in einem normalen Arbeitsverhältnis fähig. Angebracht und manchmal auch explizit gewünscht wären Arbeiten in „Garten und Feld" oder etwa handwerkliche Arbeitsplätze in beschützten Werkstätten. Zum Teil leben diese Patienten völlig isoliert, zum Teil sind sie allerdings auch in marginalen Gruppierungen integriert und anerkannt.

Sowohl die Krankheits- wie die Behandlungskarriere dieser Patienten ist überdurchschnittlich lang. Im Verlaufe dieser Behandlungen haben sie eine spezielle Art von Krankheitseinsicht erworben. Dies ist nicht die Einsicht in ihre eigene Alkoholproblematik, die es zu verändern gelte, sondern eine Einsicht in die Zuständigkeit und Funktionsweise von Sozialbehörden im weitesten Sinne, einschließlich der Klinik. Sie benutzen ihre Diagnose als eine Art Paß, um sich bei Bedarf die Aufnahme in die Klinik zu erzwingen. Gleichzeitig dient ihnen diese Diagnose als Rechtfertigung für ihren gesamten Lebensstil. Die Klinik wird für sie also häufig zum Asyl in Lebenssituationen, in denen sie einfach nicht mehr weiterwissen. Doch sind diese Patienten auch in besonderem Maße anfällig für Zwangseinweisungen, weniger aufgrund ihres Trinkverhaltens als aufgrund ihrer sozialen Exponiertheit und Vulnerabilität als Angehörige einer Randgruppe. Gegenüber einer spezifischen Therapie sind diese Patienten völlig resistent, denn sie haben sich in ihrer Lebenssituation eingerichtet. Sie bleiben deswegen in der Regel entweder nur auf der Aufnahmestation oder kommen auf die soziale Verwahrstation, wobei die Dauer der Behandlung abhängt von sozialen Bedingungen.

Biographisches Beispiel E

Frau W., 47 Jahre alt, war bei der Vertreibung aus Pommern 12 Jahre alt. Sie arbeitete danach in der Landwirtschaft, weil sie den gewünschten Beruf als Gärtnerin nicht lernen konnte. Sie bekam dann von dem Bauern, bei dem sie eingestellt war, ein Kind, das gegen ihren Willen in ein Heim überwiesen wurde. Sie mußte für den Sohn bezahlen, dieser hatte allerdings immer wenig Kontakt mit ihr, den er ganz abbrach, als er erfuhr, daß sie Alkoholikerin und mehrfache Klinikpatientin war. Sie arbeitete schließlich bei einem Weinhändler, bei dem sie überhaupt das erste Mal mit Alkohol in Berührung kam. Ihr Konsum steigerte sich in den nächsten 10 Jahren kontinuierlich bis auf eine erhebliche Höhe. Ärger hatte sie deswegen nicht, weil sie ihre Arbeit immer pünktlich ausführte. Diese Stelle verlor sie dann aber doch und kam sofort im Anschluß zum ersten Mal in stationäre Behandlung. Damit begann eine Kette oft wiederholter Behandlungen, nur unterbrochen durch eine zweijährige Pause, in der sie Antabus nahm. Die Behandlungen dauerten stets sehr lange und hatten reinen Verwahrcharakter, ihr Effekt war immer gering. Auch zwischen den Behandlungen war ihr Bewegungsspielraum minimal: Sie war in einem Frauenwohnheim untergebracht und stand unter Vermögenspflegschaft. In dieser Zeit übte sie gelegentlich Hilfstätigkeiten aus, immer zur Zufriedenheit ihrer

Arbeitgeber. Frau W. lebt ständig alleine, hatte jedoch ab und an flüchtige Männerbekanntschaften, die für sie ausnahmslos enttäuschend endeten und gewöhnlich einen heftigen Rückfall provozierten. Im Anschluß an solche Rückfälle kam sie dann immer wieder in die Klinik. Einmal wurde ihr ein Platz in einer beschützenden Werkstatt vermittelt, den sie dann wegen einer Bekanntschaft aufgab. Diese Bekanntschaft endete wie alle vorherigen.

Früher wurde sie immer mehr oder weniger unfreiwillig in die Klinik eingewiesen, inzwischen hat sie diese jedoch widerwillig als eine Art des Unterkommens akzeptiert. Eine therapeutische Bedeutung mißt sie solchen Behandlungen nicht bei. Auch von den Möglichkeiten ambulanter Nachsorge, mit denen sie durchaus Erfahrungen hat, hält sie überhaupt nichts, weil alles nur „Gerede" darstelle. Sie hält sich durchaus für alkoholkrank, hofft aber auf Veränderungen nicht durch eine Therapie, sondern dadurch, daß sie einen Platz findet, „wo sie hingehört". Ihre Suche nach einer sozialen Heimat spiegelt sowohl ihre Entwurzelung durch die Vertreibung wie auch das Leiden an der damit verbundenen Deprivation wider. Solange sie in diesem Bewußtsein lebt, erscheint eine soziale Stabilisierung, für die es ansonsten durchaus positive Ansätze gäbe, unmöglich.

8 Die therapeutische Versorgung von Suchtkranken

A. Legnaro und G. Zill

8.1 Allgemeine Voraussetzungen einer therapeutischen Versorgung von Suchtkranken

Im folgenden sollen zunächst die allgemeinen Voraussetzungen skizziert werden, die zu einer effizienteren psychiatrischen Versorgung von Suchtkranken führen könnten. Es sind dabei mehrere Bündel von Maßnahmen zu unterscheiden, die teilweise Verstärkung und Ausbau existierender Angebote, teilweise auch eine Umstrukturierung der gegebenen Versorgungslage betreffen. Diese Maßnahmen beziehen sich auf

- eine verstärkte und zielgerichtete allgemeine Aufklärung über die Probleme des Alkoholismus;
- einen konsequenten Ausbau des Angebots an gemeindenahen psychiatrischen Anlauf- und Versorgungsmöglichkeiten, wie dies bereits 1975 in der im Auftrag der Bundesregierung entstandenen Enquête zur Lage der Psychiatrie vorgeschlagen worden ist;
- eine zügige Dezentralisierung der vorhandenen Beratungsstellen, um eine Anlaufstelle für ambulante Versorgung bereitzustellen;
- eine gezielte Fort- und Weiterbildung der Ärzteschaft, um die hier gegebenen diagnostischen Möglichkeiten sinnvoller zu nutzen;
- einen Ausbau der rehabilitativen Einrichtungen.

8.1.1 Aufklärung und gezielte Information

Das Bild des Suchtkranken in der Öffentlichkeit ist immer noch von Vorurteilen bestimmt; eine negative Bewertung seines Verhaltens als ‚willenlos‘ dominiert. Diese verbreiteten sozialen Mechanismen der Pathologisierung machen es demjenigen, der an Alkoholproblemen leidet, schwer, ein Selbstbild als Alkoholiker zu entwickeln; da auch Alkoholiker oft die Stereotypen gegenüber Alkoholikern teilen, verursacht solch ein Selbstbild schwerwiegende kognitive Dissonanzen und zwingt zu mannigfachen Rationalisierungstechniken, um es subjektiv akzeptabel zu machen (Legnaro 1980). Nicht zuletzt deswegen braucht es oft lange Zeit und manchmal mehrere klinische Behandlungen, ehe Patienten ein Selbstbild als Alkoholiker für sich als verbindlich erachten (der erwähnte ‚Anwärmeffekt‘). Erste Voraussetzung überhaupt, um die Möglichkeiten der Früherkennung zu erhöhen und bei den Betroffenen die Bereitschaft zu stärken, ihr Alkoholverhalten als problematisch zu begreifen, ist deswegen eine verstärkte Aufklärung der Bevölkerung über Genese und Verlauf des Alkoholismus unter Betonung der Tatsache, daß es sich hierbei um eine Erkrankung handelt. Ungeachtet der wissenschaftlichen Auseinandersetzung um die Frage, ob Alkoholismus im psychiatrischen Sinne eine ‚Krankheit‘, ein erlerntes Fehlverhalten (Knox 1971) oder nur ‚bad habit‘ ist, wie Szasz behauptet (Szasz 1972), scheint das Krankheitsmodell der einzige Erklärungsansatz, der sowohl dem Verständnis der Mehrheit der Mediziner Rechnung trägt wie auch das Erklärungsbedürfnis der Bevölkerung auf eine möglichst neutrale Weise strukturiert.

Die Betonung des Krankheitscharakters darf jedoch nicht unberücksichtigt lassen, daß Alkoholismus ein Symptomverhalten darstellt, dem psychische Verhaltensschwierigkeiten und soziale Beziehungsstörungen zugrunde liegen. Aufklärungsmaßnahmen müssen die Darstellung solcher Konstellationen einsichtig und verstehbar machen, also z.B. Beziehungsschwierigkeiten zwischen Partnern, eine schwach ausgebildete soziale Kontaktfähigkeit, mangelndes Selbstvertrauen und Durchsetzungsvermögen.

Es sind prinzipiell zwei Arten von Aufklärung zu unterscheiden, nämlich die der allgemeinen Bevölkerung und die der Betroffenen selbst. Was die erstere Art angeht, so sind die bisherigen Bemühungen Schritte in die richtige Richtung, es fehlt ihnen jedoch die Breitenwirkung.

Aufklärende Fernsehspots und Broschüren, die in Arztpraxen, Behörden und Apotheken ausgelegt werden, Unterrichtung in den Schulen, können eine vielleicht nicht direkt meßbare, aber auf Dauer doch einstellungsverändernde Wirkung ausüben. Solche Maßnahmen haben zunächst keine bestimmte Zielgruppe, sondern sind auf Breitenwirkung angelegt.

Die zweite Art notwendiger Aufklärungsmaßnahmen muß betroffene Angehörige ansprechen. Der wirksamste Multiplikator hierfür scheinen die Ärzte zu sein. Sie werden mit großer Konstanz in einer relativ frühen Phase konsultiert und wenn auch lange eine adäquate Behandlung nicht möglich sein sollte, kommt ihnen die Aufgabe zu, früher eine ausreichende Beratung der Kranken und ihrer Familien durchzuführen.

8.1.2 Zur Funktion gemeindenaher Beratungsstellen

Es ist oben darauf hingewiesen worden, daß eine isoliert betriebene Aufklärung ohne Erfolg bleiben muß. Erst ein gemeindenahes Angebot an ambulanter und stationärer Therapie wird die Versorgungssituation auf eine solche Weise verändern, daß auch die herrschenden Vorurteile der Bevölkerung an Bedeutung verlieren können.

Das Prinzip gemeindenaher Versorgung bedeutet dabei zweierlei: einmal die Dezentralität des therapeutischen Angebots, also eine kleinräumige Streuung auf die verschiedenen Gemeinden eines Kreises, zum anderen die Versorgung der ortsansässigen Bevölkerung. Große stationäre Einrichtungen versorgen von ihrer strukturellen Anlage her große Gebiete und weit entfernte Gemeinden, isolieren den Patienten damit aus seinem vertrauten Lebensfeld und lockern die Kontinuität seiner sozialen Bezüge. Vorurteile der Bevölkerung werden schon durch die Tatsache, daß nicht aus der eigenen Gemeinde stammende Patienten versorgt werden, eher geschürt. Je kleinräumiger Versorgung aber stattfindet, desto eher läßt sich auch an die persönliche Mitverantwortung der Bevölkerung appellieren. Wenn man die durch räumliche Trennung notwendig gegebene Desintegration vermeidet, stellt sich die Frage der Re-Integration nicht mehr so problematisch dar wie bisher. Es ist eine Voraussetzung für den therapeutischen Erfolg, daß den Patienten die kontinuierliche Teilnahme an ihren Lebensverhältnissen ermöglicht wird. Eine solche gemeindenahe Versorgung könnte zumindest teilweise die kostenintensive Behandlung in den offenen Fachkliniken ersetzen. Auch das Problem der Drehtür-Psychiatrie gewinnt dann einen anderen Stellenwert, nämlich eher den einer zeitlich begrenzten Auffrischung therapeutischer Lernprozesse oder den einer Krisenintervention.

Wesentliche Voraussetzung für eine optimale psychiatrische Versorgung von Suchtkranken ist damit der Ausbau ortsnaher öffentlicher Beratungsstellen. Deren Existenz ist, wie gezeigt, dem Patienten selten bekannt und kann es bei ihrer Seltenheit auch gar nicht sein. Beratungsstellen, die zentral beim Gesundheitsamt eines Kreises angesiedelt sind, werden schon ihrer Zentralität wegen nur wenig frequentiert. Sie haben zudem zwei weitere Nachteile, die sich beseitigen ließen: ihre Benennung und das Fehlen von ambulanten Gruppenangeboten. Alkoholiker und ihre Familien sind für Beratungsstellen, die als ‚Drogenberatung' ihre Dienste anbieten, nicht ansprechbar. Zum einen halten sie – wie die Mehrheit der Bevölkerung – Alkohol nicht für eine Droge, zum anderen nehmen sie ihre Probleme nicht unbedingt primär als alkoholbedingte Schwierigkeiten wahr (Matakas u. Forst 1980). Die Umbenennung in ‚Lebensberatung' würde vielen Betroffenen erst deutlich machen, daß sie hier eine Möglichkeit der Beratung haben. Außerdem liegt eine Schwierigkeit traditioneller Beratungsformen darin, daß sie individuell stattfindet. Zwar muß diese Möglichkeit gegeben sein, sollte aber ergänzt werden durch Angebote von Gruppen. Deren Ausrichtung wiederum darf sich nicht orientieren an den existierenden Selbsthilfegruppen. In diesen Gruppen sollte vielmehr Alkohol nur ein Thema unter anderen sein; es scheint auch nicht unbedingt notwendig, nur Suchtkranke in diesen Gruppen zusammenzufassen. Die Funktion solcher Gruppen ist es primär, ein Forum der Aussprache über persönliche Schwierigkeiten zu sein: Solche Schwierigkeiten ergeben sich für den Alkoholiker weit über sein Alkoholverhalten hinaus. Die Teilnahme der Angehörigen wäre therapeutisch erwünscht, und dies sollte den Klienten auch deutlich gemacht werden; solche Teilnahme wird sich freilich nicht immer ermöglichen lassen. Es ist andererseits denkbar, daß der Patient selbst seine Teilnahme verweigert, seine Angehörigen aber Interesse zeigen. Solche Bereitschaft müßte aufgefangen und therapeutisch nutzbar gemacht werden. All dies setzt nicht nur einen Ausbau des Netzes an Beratungsstellen, sondern auch einen personellen Ausbau der existierenden voraus. Es wäre dabei möglich, mehrere Beratungsstellen eines Kreises von einem Team bedienen zu lassen, wenn man die Öffnungszeiten sinnvoll aufeinander abstimmt. Sinnvoll erscheint es zudem, die Beratungsstellen unabhängig von den Gesundheitsämtern zu führen. Wie gezeigt, haben viele Patienten mit Gesundheitsämtern nur die Erfahrung bürokratischer Verwaltung gemacht, die statt ambulanter Therapie oft nur eine zwangsweise Einweisung beinhaltet. Jeder Verdacht, daß sich dies bei den Beratungsstellen wiederholen könnte, senkt die Bereitschaft, sich an sie zu wenden.

8.1.3 Die Rolle von Ärzten und Allgemeinkrankenhäusern

Wie aufgezeigt haben die Patienten zu ihrem Hausarzt eine vertrauensvolle und kontinuierliche Beziehung. Die dadurch gegebenen Möglichkeiten früher Diagnostik und Überweisung an spezialisierte Institutionen werden jedoch oft durch das Verhalten der Ärzte konterkariert. Notwendig erscheinen deswegen Maßnahmen der ärztlichen Fortbildung.

Neben allgemeinen Kenntnissen über die somatischen und sozialen Begleitumstände des Alkoholismus sollte der niedergelassene Arzt detailliert über die örtlichen Voraussetzungen für eine spezifische Therapie informiert sein. Es empfiehlt sich von daher, auf lokaler Ebene dafür zu sorgen, daß alle Instanzen, die für die Erkennung und Behandlung in Frage kommen, eine größtmögliche Koordination in der Behandlung des Alkoholkranken gewährleisten. Es wird vorgeschlagen, daß die Gesundheitsämter in dieser Hinsicht initiativ werden.

Um die ärztliche Behandlung derart zu verändern, ist neben einer zielgerichteten Fortbildung der Mediziner jedoch auch eine finanzielle Neubewertung ihrer beratenden Dienste notwendig. Gegenwärtig werden Maßnahmen ‚technischer‘ Medizin immer noch relativ viel höher entlohnt als Gespräche mit dem Patienten. Der alkoholkranke Patient ist aber auf das Gespräch mit dem Arzt dringlicher angewiesen als etwa auf eine Serodiagnostik seiner Leberfunktion, an der sich ohne die Beratung nichts ändern wird. Die gegebenen Möglichkeiten der Abrechnung ärztlicher Dienste erlauben es den Ärzten jedoch nicht, für solche Gespräche Zeit aufzuwenden. Erst wenn sich auch Beratungsgespräche mit dem Patienten zu vertretbaren

Sätzen abrechnen lassen, werden die hier liegenden Chancen genutzt werden können.

Solche Gespräche stellen nicht eine spezifisch psychotherapeutische Behandlung dar, sondern eine Aufklärung und Beratung. Dafür ist der niedergelassene Arzt auch deswegen die richtige Instanz, weil er ohne Verpflichtung gegenüber bürokratischen Institutionen ist und durch das Vertrauen, das ihm entgegengebracht wird, eine Rolle als Koordinator und Wegweiser bei der Inanspruchnahme der hier vorgeschlagenen therapeutischen Einrichtungen übernehmen kann.

Für die gemeindenah konzipierte psychiatrische Versorgung spielen die Allgemeinkrankenhäuser eine wichtige Rolle. Sie können unter Umständen sowohl die somatische Entgiftung übernehmen wie auch in zu schaffenden psychiatrischen Abteilungen stationäre Therapien durchführen. Erst eine solche Verteilung der bisher von den Großkrankenhäusern zentral wahrgenommenen Funktionen auf kleine dezentrale Einheiten läßt die notwendige Verkleinerung der Landeskliniken zu.

8.1.4 Notwendige Maßnahmen der langfristigen Rehabilitation

Eine effiziente Versorgung bestimmter Patientengruppen ist nur dann möglich, wenn für sie sowohl Wohn- wie Arbeitsmöglichkeiten geschaffen werden. Es erscheint notwendig, kleine beschützende Heime zu gründen, die jeweils für ein kleineres Gebiet die Versorgung jener Patienten übernehmen, die ansonsten ohne festen Wohnsitz leben, öfter straffällig werden und nicht in der Lage sind, einer kontinuierlichen Beschäftigung nachzugehen. Solche Heime sollten nicht mehr als 15 Plätze umfassen, so daß ein persönlicher Kontakt zwischen den Betreuern und den Patienten gewährleistet ist. Ihr Ziel ist langfristig die Rehabilitation der Insassen, wobei dieses Ziel nur geduldig verfolgt werden kann. Jede zeitliche Begrenzung, wie sie bei Übergangsheimen schon im Namen anklingt, muß vermieden werden. Die Klientel solcher beschützenden Heime ist weitgehend unfähig, ein selbstverantwortliches Leben zu führen, und ihre diesbezüglichen sozialen Fähigkeiten müssen in einem langwierigen Prozeß behutsam gefördert werden. Daraus ergibt sich, daß die Heime nicht nur ein Wohn- und Gesprächsgruppenangebot für ihre Insassen bereitstellen müssen, sondern auch angeschlossene Möglichkeiten sinnvoller Arbeit. Darunter sind sowohl handwerkliche Tätigkeiten ohne strikten Effizienzdruck wie Tätigkeiten im Garten zu verstehen. Die Eigeninitiative der Bewohner ist aufzugreifen und in die Planung der täglichen Handlungsabläufe miteinzubeziehen. Es muß auf jeden Fall vermieden werden, die Patienten auf eine verwahrende Weise zu verwalten (Legnaro 1979). Erst solche Heime würden auch für diese Problemgruppe an Patienten, die einen großen Teil der Drehtür-Population

152

ausmachen, Chancen der Rehabilitation eröffnen oder, wenn eine Entlassung unmöglich erscheint, immerhin ein beschützendes Lebensfeld bieten, das ihnen die Karriere zwischen dauernden Aufenthalten in Landeskliniken, der Übernachtung in Asylen und gelegentlichen Gefängnisaufenthalten erspart.

8.2 Klinische Voraussetzungen eines integrierten Versorgungsangebots

Die gegenwärtige stationäre Psychiatrie zeichnet sich aus durch

- Großkrankenhäuser, die oft ein lediglich administrativ bestimmtes Einzugsgebiet zu versorgen haben, ohne daß dabei Rücksicht genommen würde auf die sozio-ökologische Integration der betreffenden Gebietsteile und die existierenden verkehrstechnischen Möglichkeiten;
- Isolierung der therapeutischen Ansätze auf die Person des Patienten, ohne daß sein soziales Umfeld in die Bemühungen einbezogen werden könnte; damit hängt die nahezu ausschließliche Beschränkung der therapeutischen Verfahren auf alkoholspezifische Problematiken zusammen, die die unter Umständen viel gravierenderen anderen Probleme des Patienten unberücksichtigt läßt;
- eine ausschließlich stationär vorgenommene therapeutische Versorgung, die kaum ambulant begleitende noch ambulant nachsorgende Therapie ermöglicht.

Diese Bedingungen gegenwärtiger psychiatrischer Versorgung gelten für alle Diagnosen und sind nicht alkoholspezifisch. Sie machen sich aber je nach Diagnose in unterschiedlichem Maße als Nachteil bemerkbar. Der hier vorgelegte Entwurf eines integrierten Versorgungsangebotes bezieht sich nur auf Alkoholiker und ist deswegen nur mit Einschränkungen übertragbar auf Patienten mit anderen psychischen Problematiken. Der generelle therapeutische Ansatz dürfte aber für alle Patienten vergleichbar sein.

8.2.1 Verkleinerung des Einzugsgebiets

Dringlich ist also eine Verkleinerung der Einzugsgebiete der psychiatrischen Großkrankenhäuser: Es ist aus anderen Untersuchungen bekannt, daß die geographische Entfernung des Patientenwohnorts von der Klinik und die Verweildauer des Patienten positiv korrelieren, d. h. je weiter entfernt von der Klinik ein Patient wohnt, desto länger ist in der Regel seine

Verweildauer (Finzen 1975). Schon aus diesem Faktum ergibt sich, welche Bedeutung eine gemeindenahe Versorgung für eine psychiatrische Therapie besitzt, die Chronifizierungen zu vermeiden sucht. Eine zentrale wohnortferne Versorgung befördert zudem die soziale Isolation eines Patienten, wenn seine Angehörigen Besuche des weiten Weges wegen scheuen bzw. diesen zurückzulegen kaum in der Lage sind. Das gilt für das Einzugsgebiet vieler psychiatrischer Krankenhäuser. Die bestehenden Grenzen der Einzugsgebiete sind oft ohne jede Rücksicht auf gegebene verkehrstechnische Verhältnisse gezogen worden.

Eine Re-Allokation der psychiatrischen Ressourcen im beschriebenen Sinne erscheint unumgänglich, wenn die seit der Enquête zur Lage der Psychiatrie allgemein als richtig anerkannte Bedeutung einer gemeindenahen psychiatrischen Versorgung in die Tat umgesetzt werden soll.

8.2.2 Zur Funktion der Landesklinik als Clearingstelle

Gegenwärtig stellt sich die Lage so dar, daß Patienten von Therapeuten versorgt werden müssen, die die Wohn- und Lebenssituation des Patienten lediglich aus seinen Erzählungen kennen können. Es fehlt jede Möglichkeit, die Lebensumstände des Patienten mit ihm zusammen in persönlichen Augenschein nehmen zu können, d. h. also einen intensiven Kontakt mit all jenen Personen und Instanzen aufzunehmen, die im persönlichen Umfeld des Patienten eine unter Umständen krankheitsfördernde, in jedem Falle aber krankheitsetikettierende Rolle spielen. Die Sozio- und Psychodynamik, die zu abweichendem Verhalten und zu einer Einweisung in eine psychiatrische Klinik führt, läßt sich nicht nachvollziehen, wenn man gezwungen ist, lediglich mit dem Patienten selbst eine Anamnese zu erheben. Bei einer Vielzahl von Patienten erscheint es erforderlich, bereits während der Zeitdauer der stationären Behandlung Kontakte mit seiner Familie bzw. anderen relevanten Personen seines sozialen Umfeldes aufzunehmen, um sowohl die Genese seines Verhaltens kontextuell eruieren wie auch die konkreten Notwendigkeiten stationärer und eventuell nachfolgender ambulanter Therapie bestimmen zu können. Nur so ist es auf dem Hintergrund der hier vorgelegten Typologie unterschiedlicher Alkoholikerkarrieren möglich, die gegenwärtige Phase der Karriere zu erkennen und daraus die notwendigen therapeutischen Schlüsse zu ziehen.

Bei einer solchen Konzeption stellt die Klinik eine dem Hausarzt nachgeordnete Clearingstelle dar, in der unter Berücksichtigung der sozialen Situation des Patienten in Zusammenarbeit mit ihm eine Entscheidung darüber gefällt wird, ob eine stationäre Behandlung überhaupt notwendig ist. In manchen Fällen mag eine stationäre Behandlung als Therapie ganz unsinnig sein, weil nicht psychiatrische, sondern allgemein-soziale Probleme im Vordergrund stehen und auch entsprechend als solche angegangen werden müssen. In anderen Fällen mag sich eine stationäre Behandlung erübrigen, weil ambulante Formen viel effizienter sein könnten und dem Patienten erheblich mehr Handlungsspielraum belassen.

Davon getrennt zu sehen ist die Notwendigkeit einer ambulanten Behandlung nach vollzogener stationärer Therapie. Die katamnestischen Hausbesuche haben immer wieder gezeigt, daß Patienten geradezu dankbar sind für ein nachsorgendes Interesse von seiten der Klinik. Oft entwikkeln sich solche nachsorgenden Kontakte zu Formen ambulanter Familientherapie, die dem Patienten und seiner Familie erlauben, auf eine metakommunikative Weise miteinander zu sprechen und die Psychodynamik ihres Zusammenlebens besser zu verstehen. In anderen Fällen sind die ambulanten Kontakte notwendig, weil den Patienten andere Formen sozialer Selbstdarstellung unmöglich sind; für sie bildet die ambulante Nachsorge fast die einzige Möglichkeit, sich aussprechen zu können. Welche Funktion auch immer solche Kontakte haben, für eine effiziente Gestaltung der Therapie sind sie unumgänglich und durch vorhandene Selbsthilfegruppen auch nicht substituierbar.

8.3 Bereichsspezifische Möglichkeiten der Früherkennung und Therapie

Entsprechend der analytischen Aufgliederung der Darstellung wird auch im folgenden nach den Bereichen des sozialen Lebens unterschieden. Im Vordergrund stehen dabei Familie, Arbeit und Gesundheit. Der öffentliche Bereich ist seiner Komplexität und der für ihn bezeichnenden Interaktionsstruktur wegen kaum in die Strukturierung einer therapeutischen Versorgung miteinzubeziehen.

8.3.1 Familie

Wie bereits in den allgemeinen Voraussetzungen dargestellt, bildet die Familie einen der wichtigsten Ansatzpunkte für frühzeitiges therapeutisches Handeln. Dies gilt in besonders hohem Maße für den Ehepartner; die folgenden Ausführungen betreffen also nur die in der Typologie unterschiedenen Alkoholikertypen A und B. Um die Familie sinnvoll in einen Prozeß der Früherkennung miteinzubeziehen, ist es allerdings unumgänglich, ihre jeweilige Psychodynamik zu kennen. Nach wie vor ist wissenschaftlich nicht eindeutig geklärt, welche Persönlichkeitsstrukturen die Ehepartner in Alkoholikerfamilien aufweisen. So kann das Trinken des einen Ehepartners

durchaus den symbiotischen Bedürfnissen des anderen Partners entgegenkommen, etwa, wenn zwischen Alkoholiker und versorgender Ehefrau
frühkindliche Abhängigkeiten wiederholt werden. Es ist aber auch denkbar,
daß die spezifische Dynamik in Alkoholikerfamilien beim nichttrinkenden
Ehepartner reaktiv neurotische Verhaltensstörungen hervorruft (zur Problematik der Ehefrauen von Alkoholikern Bailey 1961; Edwards et al. 1973).

Welche Hypothese auch gilt, der Leidensdruck beider Partner bietet eine Chance für therapeutische Interventionen. Dies läßt sich aber nur erreichen, wenn die Familie ihre Beobachtung des Alkoholverhaltens nicht aus
Scham oder Unwissenheit, welche Instanz der richtige Ansprechpartner sei,
für sich behält oder wenn die Besprechung mit dem Hausarzt ohne Folgen
bleibt. Beide Faktoren, die die größten Hindernisse in der frühen Phase der
Entwicklung des Alkoholismus darstellen dürften, sind nur zu überwinden,
indem die Beratungsstellen sich öffentlicher darstellen, d.h. ihre Bekanntheit erhöhen und im Bewußtsein von Betroffenen und Hausärzten überhaupt erst als Anlaufstelle wahrgenommen werden.

In der frühen Phase des Alkoholismus mag sich eine stationäre Behandlung in vielen Fällen noch erübrigen; sie ist weder immer notwendig, um
den Patienten somatisch zu entgiften, noch braucht er einen sozialen Abstand von seinen Lebensverhältnissen, wie eine stationäre Behandlung ihn
bietet. Daraus läßt sich aber nicht schließen, daß die existierenden Selbsthilfegruppen in der Lage wären, die notwendige Aufarbeitung von Verhaltensweisen zu leisten. Sie setzen ja das Selbstbild als Alkoholiker voraus,
werden also von demjenigen, der in einer frühen Phase erstmals entweder
anhand der Vorhaltungen seiner Umgebung oder schon durch subjektive
Beschwerden seine Alkoholprobleme realisiert, nicht immer als für ihn in
Frage kommende Instanz wahrgenommen. Hier macht sich das Fehlen von
Gesprächsgruppen bemerkbar, die weder auf eine bestimmte subkulturelle
Ideologie wie etwa die der Anonymen Alkoholiker fixiert sind noch ausschließlich alkoholzentrierte Gespräche anbieten. Solche Gruppen werden
nur vereinzelt von engagierten Mitarbeitern der freien Wohlfahrtsverbände
oder der Gesundheitsämter angeboten. Eine sinnvolle Ausnutzung des therapeutischen Potentials, das sie bieten, wäre aber nur dann möglich, wenn

- jede Beratungsstelle mehrere solcher Gruppenangebote machte, wobei
  darauf zu achten ist, daß diese Gruppen nicht alle zentral stattfinden,
  sondern dezentral in den wichtigsten Gemeinden;
- eine enge Zusammenarbeit mit den niedergelassenen Ärzten derart etabliert wäre, daß potentielle Teilnehmer solcher Gruppen auch darauf
  aufmerksam gemacht werden.

Solche Gruppen sind primär so zu konzipieren, daß sowohl der Alkoholiker
wie auch seine Angehörigen daran teilnehmen können. Je nach der innerhalb der Familie vorherrschenden Psychodynamik werden sich dabei ganz

unterschiedliche Probleme ergeben: Ehegatten, für die das Alkoholverhalten des Partners ein Komplementärverhalten darstellt, werden weitaus eher zu Abwehrstrukturen neigen als solche, die einen bewußten Leidensdruck damit verbinden. Im ersteren Falle sind oft sicherlich auch vermehrte Einzelgespräche mit dem Ziel angebracht, den Ehepartnern ihre Interaktionsstrukturen deutlich zu machen.

Während in der Frühphase des Alkoholismus die Umgebung des werdenden Alkoholikers eher als er selbst zu motivieren wäre, therapeutische Schritte zu unternehmen, ändert sich das mit der Phase der Problematisierung und der subjektiven Auffälligkeit. Im Gegensatz zur frühen Phase, in der das Verhalten des Patienten noch primär von Leugnung bestimmt ist und alle Versuche, ihn zu motivieren, deswegen auch nicht alkoholspezifisch sein dürfen, sondern von den allgemeinen Lebensumständen ausgehen müssen, gerät ihm jetzt sein Alkoholkonsum als eigenes Problem in den Blick.

Wie berichtet, erkennt die Mehrheit der Patienten die Problematik des Alkoholkonsums an seinen physischen Folgeerscheinungen. Bedeutendste Instanz für Diagnostik und Motivation wird damit jetzt der Hausarzt (s. u.). Es kommt darauf an, die Zusammenarbeit zwischen diesem und der Familie zu verstärken, d. h. die Ärzte dazu zu bewegen, nicht nur patienten- und symptomzentriert zu behandeln, sondern auch die Familie in den Behandlungsprozeß einzubeziehen, sie beide an andere Instanzen zu überweisen, etwa an einen niedergelassenen Psychiater oder eher noch an eine der oben skizzierten Beratungsstellen.

Auch in der nachklinischen Phase ist die Bereitschaft der Familie, die Alkoholproblematik eines ihrer Mitglieder zu berücksichtigen und in ihre Verhaltensweisen einzubeziehen, von entscheidender Wichtigkeit. Im Verlauf der klinischen Therapie muß einerseits die Bereitschaft der Familie und die Notwendigkeit zu einer nachklinischen ambulanten Familientherapie geprüft werden, andererseits die Familie mit dem notwendigen Wissen versehen werden, um sich entsprechend verhalten zu können. Nicht in allen Fällen wird sich eine weitergehende ambulante Familientherapie als sinnvoll und notwendig erweisen. Sie ist es aber besonders in jenen Familien, deren Psychodynamik kausal am Alkoholismus beteiligt ist, so daß die reibungslose Integration auch eines abstinenten Patienten nicht unbedingt erwartet werden kann. Es bereitet fast immer Schwierigkeiten, wenn der Patient mit neuen Verhaltensmaßstäben ausgestattet in die Familie zurückkehrt und dann an frühere familiäre Konstellationen anzuknüpfen sucht. Nicht immer sind Familien ohne Hilfe fähig, die Geschehnisse der Zwischenzeit kommunikativ aufzuarbeiten und eine neue dynamische Balance zu erreichen.

Daneben ist es für einen erfolgreichen Verlauf der klinischen Therapie bedeutsam, gegenüber der Familie den Krankheitscharakter des Alkoholismus und die Notwendigkeit von Abstinenz zu betonen und schon antizipatorisch vor der Entlassung des Patienten Verhaltensstrategien zu besprechen, die allen Beteiligten die Zukunft strukturieren. Hinweise auf die Selbsthilfegruppen, die oft auch Angehörigengruppen unterhalten, sind unerläßlich, damit sich nicht der Eindruck verfestigt, die Behandlung sei mit ihrem klinischen Teil völlig abgeschlossen.

Etwas anders stellt sich die Lage für bei ihren Eltern lebende Patienten dar (Typus D). Die Möglichkeiten der Früherkennung erscheinen besonders dann gering, wenn es sich um solche familiären Konstellationen handelt, in denen die Ablösung des Kindes nie in Betracht gezogen wurde und sich eine Eltern-Kind-Symbiose entwickelt hat, die oft bis zum Tode beider Elternteile Bestand hat (vgl. Variante D 2). Ein therapeutischer Ansatz, der von Persönlichkeitsdefiziten und einer Pathologie der Beziehung ausgeht, ist schwierig, da er im Bewußtsein der Familie die Konstanz einer ungetrübten Eltern-Kind-Beziehung zu gefährden droht. Formen ambulanter Kontakte, bei denen behutsam die Eigenheiten der familiären Konstellation thematisiert werden, scheinen hier geeignet. Darüber hinaus ist gerade bei diesen Patienten eine Vielzahl anderer Hilfestellungen angebracht, so etwa im Arbeitsbereich. Das Therapieziel völliger Abstinenz ist bei diesen Patienten oft unrealistisch; ein reduzierter Konsum ließe sich dann erreichen, wenn es gelingt, den Eltern ihren Anteil an der Unmündigkeit des (in der Regel erwachsenen) ‚Kindes‘ begreiflich zu machen und beim Patienten autonome Verhaltensweisen zu stärken.

Das konfliktgeladene Zusammenleben der jüngeren Patienten mit ihren Eltern bietet dagegen andere Ansatzpunkte. Zum einen ist auch hier die Aufklärung und Information der Familie über die Dynamik des Alkoholverhaltens unerläßlich: Zum anderen ist die Wahrscheinlichkeit nicht gering, daß solche Eltern Beratungsstellen aufsuchen, wenn sich diese als die geeignete Institution für solche Probleme darstellen. Für die Jugendlichen selbst wird sich, besonders in der Frühphase, oft eine ambulante Form von Therapie als sinnvoller erweisen als der Beginn einer klinischen Karriere. Es macht sich gerade bei dieser Problemgruppe der eklatante Mangel an Therapieangeboten bemerkbar, die speziell auf die Probleme und die Lebenswelt von Jugendlichen zugeschnitten sind. Unter Übernahme der hierfür theoretisch vorliegenden Modelle (Feldhege 1980) wäre es aber mit vertretbarem Aufwand möglich, solche ambulanten Gruppenangebote zu machen, wobei sie sinnvollerweise nicht bei Behörden (denen Jugendliche ein unspezifisches Mißtrauen entgegenbringen), sondern bei den Drogen- und Lebensberatungsstellen angesiedelt werden sollten. Es ist dabei freilich darauf zu achten, daß junge Alkoholiker und solche Jugendliche, die des Konsums illegaler Drogen wegen Beratungsstellen aufsuchen, nicht zusammen dieselben Gruppen besuchen müssen. Wenn auch die therapeutischen Konzepte für beide Problemgruppen ähnlich sein können, so unterscheiden sie sich doch in Weltanschauung und Gehabe zu sehr; behandelt man sie zusammen, steht zu befürchten, daß Alkoholiker etwa fixerspezifische Verhaltensweisen übernehmen, um sich anzugleichen.

8.3.2 Arbeit

Der Arbeitsbereich bietet zwar nur einige wenige, aber bedeutsame Ansatzpunkte für eine verbesserte Früherkennung. Es hat sich in den vorliegenden Untersuchungen immer wieder gezeigt, daß das Alkoholverhalten eines Beschäftigten in aller Regel nur dann einen Anlaß für Sanktionierungen durch den Betrieb bildet, wenn es schon zu verminderter Arbeitsleistung und häufigen Fehlzeiten geführt hat. Das bedeutet, daß der Alkoholkonsum über eine lange Zeit hinweg, wenn Alkohol nämlich noch fördernd oder zumindest stabilisierend auf die Arbeitsleistung des Alkoholikers wirkt, im Betrieb ignoriert wird. Dieser langen Phase der Toleranz stehen sehr rigide Sanktionierungen gegenüber, wenn die physischen und/oder psychischen Ausfallerscheinungen die Interessen des Arbeitgebers berühren. Er reagiert dann oft unvermittelt und ohne Vorwarnung mit der schärfsten Maßnahme, die ihm zur Verfügung steht, nämlich der Entlassung. Diese Reaktion vieler Betriebe setzt für die Patienten einen unheilvollen Zirkel in Gang: Einmal eingetretener Arbeitslosigkeit folgt erhöhter Alkoholkonsum, der dann zu weiteren Belastungen des Familienlebens führt und oftmals eine neue Phase in der Alkoholkarriere beginnen läßt. Besonders in Zeiten rezessiver Konjunktur ist es nahezu unmöglich, aus diesem Zirkel wieder auszubrechen, da auch die Arbeitsämter selten eine Möglichkeit erneuter Arbeitsvermittlung haben. Wenn man berücksichtigt, daß das Arbeitsverhältnis gerade für Alkoholiker nicht nur eine Bedingung materieller Reproduktion, sondern auch in einem gegenüber der allgemeinen Bevölkerung wesentlich ausgeprägterem Maße nahezu die einzige Chance psychischer Reproduktion ist, die Arbeit also eine enorme Bedeutung für das eigene Selbstwertgefühl und damit für die weitere Alkoholkarriere hat, dann ergeben sich daraus einige Forderungen an ein verändertes Verhalten der Arbeitgeber. Mahnungen von Kollegen und Vorgesetzten und unter Umständen die deutlich ausgesprochene Warnung, mit seinem Alkoholkonsum gefährde der Patient seinen Arbeitsplatz, werden durchaus als Signal verstanden und führen manchmal schon dadurch zu Anstrengungen des Patienten, sein Alkoholverhalten zu ändern. In wenigen Fällen, in denen der Arbeitgeber die Patienten vor die Alternative: Therapie oder Entlassung stellte, haben die Patienten eine Therapie gewählt. Dies geschieht dann zwar nicht freiwillig, sondern unter konkretem Druck, muß deswegen aber nicht wirkungslos sein. Die Arbeitgeber haben durchaus ein Potential zur Motivation der Patienten, nutzen es aber nicht aus, sondern tragen mit ihrem erst toleranten, dann aber rigiden Verhalten zur Verschlechterung seiner gesamten sozialen Situation bei.

Es wäre sinnvoll, die Betriebsräte der Betriebe in die Möglichkeiten der Früherkennung miteinzubeziehen. Auch die Vertrauensleute, besonders im Zusammenhang gewerkschaftlicher Schulungskurse, sollten in die Lage versetzt werden, potentielle Patienten auf eine Beratungsstelle hinweisen und ihnen die weiteren Folgen eines unveränderten Verhaltens vor Augen halten zu können. Hier wird sich oft ein erster Ansatz ergeben, der dem Betroffenen sein eigenes Alkoholverhalten problematisiert.

Bis jetzt ist nur von den ungenutzten Möglichkeiten die Rede gewesen, die bei den Firmen der freien Wirtschaft liegen. Es läßt sich jedoch nicht übersehen, daß manche Patienten (dabei ist vor allem an Typus C und E zu denken) in solche Beschäftigungen nicht vermittlungsfähig sind, weil ihre Fähigkeiten zu sozialer Kontinuität dies nicht mehr zulassen. Solche Patienten werden dann oft gegen ihren Willen frühberentet, weil es keinerlei Möglichkeiten gibt, sie zu beschäftigen.

Sinnvoll wäre hingegen, einzelne Arbeitsplätze staatlich derart zu subventionieren, daß sie auch von solchen Patienten mit verminderter Leistungsfähigkeit eingenommen werden können. Das setzt eine enge Kooperation nicht nur mit den Firmenleitungen, sondern auch mit den örtlichen Organisationen der Gewerkschaften und den betrieblichen Vertrauensleuten voraus. Es gibt Erfahrungen auch in der Bundesrepublik, daß es durchaus möglich ist, in irgendeinem Sinne Behinderte an normalen Arbeitsplätzen zu integrieren. Dies kann jedoch nur gelingen, wenn die Kollegen die Bereitschaft zur Integration und zur Nachsicht mit jemandem entwickeln, dessen Arbeitstempo langsamer ist als das ihre. Gerade für jene Patienten, deren soziale Kompetenz nur schwach entwickelt ist, liegen in solchen Versuchen der Arbeitsintegration große Chancen einer begrenzten Nachsozialisierung.

8.3.3 Gesundheit

Es ist oben mehrfach darauf hingewiesen worden, daß alkoholbedingte somatische Beschwerden und Ausfallerscheinungen häufig die ersten Anhaltspunkte für Alkoholismus sind, selbst wenn dies dem Patienten bis dahin noch nicht bewußt ist. Gerade diese Beschwerden führen ihn zum Arzt. Von daher kommt den Ärzten – sowohl den niedergelassenen Allgemeinmedizinern wie auch den Krankenhausärzten – eine Schlüsselrolle in der Früherkennung zu.

Die Chance, den Alkoholismus in seiner Frühphase bereits zu erkennen und dem Patienten gegenüber auch zu benennen, wird gerade von den Allgemeinmedizinern jedoch häufig vertan. Meist behandeln sie die Patienten unter internistischen Diagnosen oder verschreiben sedierende Psychopharmaka, die entweder bloß der Symptombehandlung dienen, oder der Alkoholproblematik noch eine Medikamentenproblematik hinzufügen. Auch Krankenhausärzte können wichtige Hinweise für eine bestehende Alkoholkrankheit liefern, wenn sie zumindest ansatzweise den Ursachen der somatischen Erkrankung, derentwegen der Patient ins Krankenhaus eingeliefert wird, nachgingen. Mit der ausschließlichen Diagnostizierung der somatischen Beschwerden kommt der Arzt anfänglich durchaus den Erwartungen des Patienten entgegen, der seiner gesundheitlichen Probleme wegen in die Behandlung kommt. Die Tabuisierung des Alkoholismus als Krankheit ist schließlich sowohl bei Arzt wie bei Patient anzutreffen, die sich jedoch im Endeffekt ungünstig und verzögernd auf eine Früherkennung auswirkt.

Über die somatischen Begleiterscheinungen hinaus verdeckt der Alkoholmißbrauch sehr häufig psychische Grundstörungen, die der Patient mit seinem Alkoholkonsum zu behandeln sucht (Matakas et al. 1981).

Vor diesem Hintergrund versteht sich, daß der Allgemeinmediziner wohl nur in wenigen Fällen eine im engeren Sinne therapeutische Rolle einnehmen kann; er ist aber immer mitverantwortlich dafür, wie lange Früherkennung und angemessene Therapie hinausgeschoben werden. Auf dem Hintergrund der faktischen Rolle des Hausarztes wie auch des Konzepts einer gemeindenahen psychiatrischen Versorgung der Alkoholkranken ergeben sich die nachfolgenden Schlüsse für eine effizientere Behandlung des Alkoholismus.

Die somatischen Befunde, die auf Alkohol hinweisen, müssen mit den sozialen Begleitumständen des Patienten in Zusammenhang gebracht werden. Da dem Arzt die somatische Krankheitsgeschichte des Patienten in der Regel bekannt ist, wenn man von der Konstanz des Arztes für den Patienten ausgeht, so ergibt zusätzlich die Kenntnis auch des sozialen Umfelds nicht nur Anhaltspunkte für eine bestehende Krankheit selbst, sondern darüber hinaus auch Hinweise auf die jeweilige somatische und soziale Karrierephase im Sinne der Typologie von Alkoholismuskarrieren (Matakas et al. 1981).

„Eine Früherkennung der Alkoholkrankheit und der Alkoholgefährdeten ist nur möglich, wenn man sich an die beschriebenen Symptome hält. Dabei spielen für den Kranken subjektiv in der Regel die psychischen Probleme die größte Rolle. Eine Behandlung im Frühstadium kann ebenfalls, wenn überhaupt, nur in der Behandlung dieser Störungen bestehen" (Matakas u. Forst 1980).

Auf diese Weise gewinnt der niedergelassene Arzt die Funktion einer Clearingstelle, eine Funktion, die nicht nur im Hinblick auf eine frühere Erkennung notwendig ist, sondern sich auch aus dem Konzept der gemeindenahen Versorgung des Alkoholkranken ergibt. Bisher ist die Diagnose und

Behandlung in der Regel Sache der psychiatrischen Kliniken gewesen. Bei Realisierung der empfohlenen organisatorischen und institutionellen Veränderung fällt diese Aufgabe weg und geht auf niedergelassenen Arzt und gemeindezentrierte psychiatrische Versorgungsstation über. Im Idealfall gelingt es also dem Arzt, die Diagnose aufgrund der gegebenen somatischen und sozialen Gegebenheiten zu stellen und eine Überweisung an die zuständige Stelle zu veranlassen.

Auch die Allgemeinkrankenhäuser sollten von den verbesserten Möglichkeiten der Diagnostizierung weitgehend Gebrauch machen. Für die behandelnden Krankenhausärzte gilt zunächst das für die niedergelassenen Ärzte Gesagte. Die frühzeitige Diagnostizierung resultiert hier weniger aus der langen Kenntnis des Patienten, sondern vorrangig aus den Erfahrungen, die sich aus der Behandlung diagnostizierter Alkoholiker ergeben. Wenn man das Konzept zugrundelegt, daß akute Entgiftung mit anschließender „An-Therapierung" in Zukunft nicht mehr ausschließlich Aufgabe der Landeskrankenhäuser, sondern vorrangig in den Zuständigkeitsbereich der örtlichen Allgemeinkrankenhäuser eingegliedert sein sollte, so ergibt sich von selbst deren Mitwirkung bei Diagnostizierung und Behandlung.

8.4 Abschließende Bemerkungen

Die im vorhergehenden präsentierten Ansätze für ein integriertes Therapieangebot für Alkoholiker knüpfen ausschließlich an die oben geschilderten Karriereprozesse von Alkoholikern an, ohne daß dabei die Frage nach den Gründen dieses Verhaltens gestellt würde. Suchtprophylaktische und präventive Maßnahmen erfordern dagegen eine systematische Erforschung von Ursachen, die nicht Ziel dieses Projekts gewesen ist. Eine wirkungsvolle Behandlung des Alkoholikers muß deshalb immer die individuelle Genese des Verhaltens in Betracht ziehen. Das hier konzipierte integrierte Therapieangebot bildet die allgemeine dingliche Voraussetzung, um auf optimale Weise den jeweiligen individuellen Problematiken des Alkoholikers gerecht zu werden.

Literatur

Allerbeck A, Rosemayr L (1976) Einführung in die Jugendsoziologie. Quelle & Meyer, Heidelberg

Antons K (1970) Empirische Ergebnisse zur Aggressivität von Alkoholkranken. Br J Add 65:263–272

Antons K, Hampel R (1977) Ein Weg zur differentiellen Therapieindikation. In: Antons K, Schulz W (Hrsg) Normales Trinken und Suchtentwicklung. Hogrefe, Göttingen Toronto Zürich. Bd. 2. S. 87–114

Antons K, Schulz W (1976, 1977) Normales Trinken und Suchtentwicklung. Hogrefe, Göttingen Toronto Zürich

Antons K, van Eimeren W, Selbmann KH (1973) Vorsorgeuntersuchung – Auswertung zu speziellen Fragenkomplexen: Alkoholismus. Materialien der Abteilung für Medizinische Dokumentation, Statistik und Datenverarbeitung der Universität Ulm

Armor DJ, Polich IM, Stambul HB (1976) Alcoholism and treatment. CA Rand-Corporation, Santa Monica

Bahr HM (1971) Birth order and failure. QJSA 32:669–682

Bailey M (1961) Alcoholism and marriage. QJSA 22:81–79

Battegay R (1974) Alkoholismus: aus psychiatrischer Sicht. Suchtgefahren 19:52–58

Becker HS (1963) Outsiders. The Free Press, New York

Berg C, Neulinger J (1976) Alcoholics' perception of leisure. QJSA 37:1625–1632

Berger H (1972) Die Therapie und soziale Reintegration männlicher Alkoholiker. Diplomarbeit, Universität Köln

Berger H (1980) Entwicklungsverläufe nach stationärer Therapie: Ergebnisse einer katamnestischen Untersuchung. In: Berger H, Legnaro A, Reuband KH (Hrsg) Alkoholismus und Alkoholabhängigkeit. Kohlhammer, Stuttgart, S 147–149

Berger H, Legnaro A (1977) Die Entwicklung von Jugendlichen zum Alkoholiker. Forschungsbericht einer qualitativen Pilot-Studie im Auftrag des Bundesministers für Jugend, Familie und Gesundheit, Bonn

Berger H, Legnaro A (1980) Die Karriere von Jugendlichen zum Alkoholiker. In: Berger H, Legnaro A, Reuband KH (Hrsg) Jugend und Alkohol. Kohlhammer, Stuttgart, S 115–137

Berger H, Legnaro A, Reuband KH (Hrsg) (1980) Alkoholkonsum und Alkoholabhängigkeit. Kohlhammer, Stuttgart

Blohmke M (1978) Morbidität. In: Studienbegleitbrief 3, Funkkolleg Umwelt und Gesundheit – Aspekte einer sozialen Medizin, Weinheim

Bochnik JH (o.J.) Bedürfnis, Rausch und Sucht. Heft 10 der Schriftenreihe zum Problem der Suchtgefahren. Hoheneck, Hamm

Brammer HFW (1979) Epidemiologische Untersuchung einiger Aspekte des Alkoholismus. ZFA 55:2017–2022

Busche P, Marg E, Knittel HJ (1970) Zum Problem des chronischen Alkoholismus. Psychiatr Neurol med Psychol 22:418–423

Ciompi L, Eisert M (1971) Etudes catamnestiques de longue durée sur le vieillissement des alcooliques. Soc Psychiatry 3:129–151

Cooley W, Lohnes PR (1971) Multivariate data analysis. Wiley, New York

Coppo M, Manenti F, Carulli N (1970) Klinik der Alkoholfettleber. In: Alkohol und Leber. Kongreßbericht Dr. Falk Nr. 1, S 145–153

Costello RM (1977) Programing alcoholism treatment: historical trends. In: Madden JS (ed) Alcoholism and drug dependence. Plenum, New York London, pp 104–163

Daheim HJ (1967) Der Beruf in der modernen Gesellschaft. Kiepenheuer & Witsch, Köln
Dietrich H, Herle L (1963) Über Alter, Sozialschicht, Mobilität und Wohnort chronischer Alkoholiker. Kölner Z Soziol Sozialpsychol 15:277–295
Edwards P, Harvey C, Whitehead PC (1973) Wives of alcoholics. QJSA 34:112–132
Emrick CD (1974) A review of psychologically orientated treatment of alcoholism I. QJSA 34:112–132
Enquête (1975) Anhang zum Bericht der Sachverständigenkommission über die Lage der Psychiatrie in der Bundesrepublik Deutschland. Bonn, Drucksache 7/4201
Fahrenkrug H (1980) Zur Integration von Alkoholtrinken in das Alltagsleben: Theorie und Methode einer interpretativen Alkoholsoziologie – dargestellt an einer explorativen Studie zum studentischen Trinkverhalten. In: Berger H, Legnaro A, Reuband KH (Hrsg) Alkoholkonsum und Alkoholabhängigkeit. Kohlhammer, Stuttgart, S 53–72
Feldhege F (1980) Entstehungsbedingungen und Behandlungsmöglichkeiten des Jugendalkoholismus aus verhaltenstherapeutischer Sicht. In: Berger H, Legnaro A, Reuband KH (Hrsg) Jugend und Alkohol. Kohlhammer, Stuttgart, S 175–196
Feuerlein W (1972) Behandlung der Alkoholiker in der ärztlichen Praxis. Sozialpsychiatrie 7:36–46
Feuerlein W (1974) Der Alkoholiker im Betrieb. Arbeitsmedizin, Sozialmedizin, Arbeitshygiene 9:199–202
Feuerlein W (1975 a) Katamnestische Untersuchungen an ambulant und stationär behandelten Alkoholikern. In: Anhang zum Bericht der Sachverständigenkommission über die Lage der Psychiatrie in der Bundesrepublik Deutschland. Bonn. Drucksache 7/4201. S 506–520
Feuerlein W (1975 b) Alkoholismus – Mißbrauch und Abhängigkeit. Thieme, Stuttgart
Feuerlein W (1975 c) Sucht und Suizidhandlungen. MMW 117:197:200
Feuerlein W (1979) Diagnose der Alkoholkrankheit. Psychiatrische Aspekte. Münchener Alkoholismustest (MALT). Monatskurse für die ärztl Fortb 29:209–217
Feuerlein W, Kunstmann G (1973) Die Häufigkeit des Alkoholismus. MMW 115:1991–1996
Finzen A (1975) Die Bedeutung der geographischen Lage psychiatrischer Krankenhäuser für Aufnahmeraten und Verweildauer. Nervenarzt 46:591–599
Forslund M (1970) Influence of peers and parents and sex differences in drinking by high school students. QJSA 31:868–875
Forster B, Joachim H (1975) Blutalkohol und Straftat. Thieme, Stuttgart
Garfinkel H (1956) Conditions of successful degradation ceremonies. Am J Sociol 61:420–424
Gerchow J (1981) Kriminalität und Sucht. In: Feuerlein W (Hrsg) Sozialisationsstörungen und Sucht. Akademische Verlagsanstalt, Wiesbaden, S 95–10
Gerchow J, Schrappe O (1980) (Hrsg) Alkoholismus. Deutscher Ärzte-Verlag, Köln
Goebell H, Singer MV (1978) Wirkungen von Alkohol am menschlichen und tierischen Pankreas. Leber Magen Darm 8:304–314
Goffman E (1961) Asylums. deutsch: (1972) Asyle. Suhrkamp, Frankfurt
Goffman E (1967) Stigma. Über Techniken der Bewältigung beschädigter Identität. Suhrkamp, Frankfurt
Goodwin DW (1973) Alcohol in suicide and homicide. QJSA 34:144–156
Greiner I (1980) Der junge Alkoholkranke und seine Behandlung im Fachkrankenhaus. In: Berger H, Legnaro A, Reuband KH (Hrsg) Jugend und Alkohol. Kohlhammer, Stuttgart, S 159–174
Grieswelle D (1978) Jugendliche Arbeitslose und Jungarbeiter. Minerva, München
Grünberger J (1977) Psychodiagnostik des Alkoholkranken. Maudrisch, Wien
Händel K (1961) Die Persönlichkeit alkoholbeeinflußter Verkehrsteilnehmer. In: Hoff H, Händel K (Hrsg) Verkehrsunfall und Persönlichkeit. Schriftenreihe zum Problem der Suchtgefahren Nr. 8. Hoheneck, Hamm, S 25–68
Havard JDJ (1975) The drinking driver and the law: Legal countermeasures in the prevention of alcohol-related road traffic accidents. In: Gibbins RJ, Israel Y, Kalant H, Popham RE, Schmidt W, Smart R (eds) Research advances in alcohol and drug problems, vol 2. Wiley and Sons, New York London Sidney Toronto, pp 123–145
Heinen J, Welbers G, Windszus B (1972) Lehrlingsausbildung. Erwartung und Wirklichkeit. v. Hase & Koehler, Mainz
Helmchen H (1972) Befunde und Anamnesen von klinisch aufgenommenen Alkoholikern. Dtsch Med J 23:505–509

Herud WF, Nickolai W, Schmidtobreick B (1975) Erhebung über Gebrauch und Mißbrauch von Schlaf- und Beruhigungsmitteln. Suchtgef 21:56–61

Hillen M (1978) Ambulante Behandlung Alkoholkranker. Der niedergelassene Arzt. 30:123–133, 31:75–85, 32:54–67

Hochenegg L (1979) Alkoholismus und Selbsttötung. Mat Med Nordm 31:208–213

Huber G (1976) Psychiatrie, 2. überarb. Aufl. Schattauer, Stuttgart New York

Hull J (1979) Psychiatric referrals in general practice. Arch Gen Psychiatry 36:406–408

Jahoda M, Lazarsfeld P, Zeisel H (1975) Die Arbeitslosen von Marienthal. Suhrkamp, Frankfurt

Jellinek EM (1946/47) Phases in the drinking history of alcoholics. QJSA 7:1–88

Jellinek EM (1952) Phases of alcoholic addiction. QJSA 13:673–684

Jellinek EM (1968) The disease concept of alcoholism, 4. Aufl. Yale University Press, New Haven

Katschajev AK (1979) Zur Abgrenzung der einfachen Trunkenheit vom pathologischen Rausch. In: Szewczyk H (Hrsg) Der Alkoholiker. VEB Gustav Fischer, Jena, S 196–201

Keeler M, Taylor J, Miller W (1978) Diagnostic criteria for depression among alcoholics – In: Seixas FA (ed) Currents in alcoholism, vol IV. Grune & Stratton, New York San Francisco London, p 205–221

Keller M (1972) On the loss-of-control phenomenon in alcoholism. Br J Addict 67:153–166

Keller M (1977) A lexicon of disablements related to alcohol consumption. Genf, WHO Offset Publication No. 32, pp 23–60

Kish GB, Herman HT (1971) The Fort Mead alcoholism treatment program. QJSA 32:628–635

Knox W (1971) Attitudes of psychiatrists and psychologists toward alcoholism. Am J Psychiat 127:1675–1679

Koch W, Pusch HJ, Gerhardt KH, Mössner J (1980) Chronischer Alkoholkonsum – Diagnostische Hinweise. Umweltmedizin 1:8–10

Koester H (1975) Frührentner. In: Anhang zum Bericht der Sachverständigenkommission über die Lage der Psychiatrie in der Bundesrepublik Deutschland. Bonn, Drucksache 7/4201, S 400–403

Kruse W (1978) Der Alkoholkranke aus der Sicht des Allgemeinarztes. DÄ 75:1747–1750

Kutsch T, Wiswede G (Hrsg) (1978) Arbeitslosigkeit. II. Psychosoziale Belastungen. Anton Hain, Königstein

Kuypers U (1976) Vier Thesen zur Suizidverhütung in der praktischen Arbeit mit Suchtkranken. In: Ringel E, Sucht und Suizid. Lambertus, Freiburg, S 108–109

Laermann K (1978) Kommunikation an der Theke. Über einige Interaktionsformen in Kneipen und Bars. Kölner Z Soziol Sozialpsychol Sonderheft 20:420–430

Landis C, Cushman JF (1944) The relation of national prohibition to the incidence of mental disease. QJSA 5:527–534

Leevy C, Kanagasundaram M (1978) Alcoholic hepatitis. Hospit Practice 13:115–123

Legnaro A (1973) Soziologische Aspekte des Alkoholismus. Kölner Z Soziol Sozialpsychol 25:403–419

Legnaro A (1979) Zur Funktion psychiatrischer Kliniken als Menschendeponie. In: Neumann L (Hrsg) Sozialforschung und soziale Demokratie, Festschrift für Otto Blume. Neue Gesellschaft, Bonn, S 175–182

Legnaro A (1980) Aspekte des Rationalisierungsverhaltens bei Alkoholikern. Drogalkohol 2:3–15

Lemert EM (1960) The occurrence and sequence of events in the adjustment of families to alcoholism. QJSA 21:679–697

Lindner H (1971) Alkoholmißbrauch – Eine häufig nicht erkannte Ursache innerer Erkrankungen. Arbeitsmedizin Sozialmedizin Arbeitshygiene 6:31–35

Lisansky ET (1975) Why physicians avoid early diagnosis of alcoholism. NY State J Med 75 (10):1788–1792

Lohse U (1975) Aspekte der Behandlung Alkoholkranker durch niedergelassene Ärzte. Neuland-Verlagsgesellschaft, Hamburg

Ludwig AM, Wikler A (1974) „Craving" and relapse to drink. QJSA 35:108–130

Lukash WM (1971) The family physician and confrontation in alcoholism. Cancer Res 711:2834–2835

Lungershausen E (1980) Zur Nosologie suizidaler Handlungen. Neurol Psychiatr 7:336–339
Matakas F, Forst H (1980) Diagnostik und Früherkennung bei Alkoholgefährdeten und Alkoholkranken. Rheinisches Ärzteblatt 12:365–369
Matakas F, Spahn M (1980) Stationäre Therapie von Alkoholikern. In: Berger H, Legnaro A, Reuband KH (Hrsg) Alkoholkonsum und Alkoholabhängigkeit. Kohlhammer, Stuttgart, S 135–146
Matakas F, Berger H, Legnaro A (1981) Sozialisationsstörungen bei chronischem Alkoholismus. In: Feuerlein W (Hrsg) Sozialisationsstörungen und Sucht. Akademische Verlagsanstalt, Wiesbaden, S 113–119
McAndrew C, Edgerton R (1969) Drunken comportement. Aldine, Chicago
McCord J, McCord W (1960) Origins of alcoholism. Studies in Sociology, vol I. Stanford University Press, London
Menzel A (1961) Alkoholmißbrauch bei Männern. Multifaktorielle Analyse klinischer Erfahrungen zwischen 1935 und 1958. Med. Dissertation, Universität Hamburg
Miller WR, Caddy GR (1977) Abstinence and controlled drinking in the treatment of problem drinkers. QJSA 38:986–1003
Moser T (1970) Jugendkriminalität und Gesellschaftsstruktur. Suhrkamp, Frankfurt
Mühlemann R (1979) Betriebliche Prävention von Alkoholismus in schweizerischen Bundesbetrieben. In: Suchterkrankung am Arbeitsplatz. Früherkennung und Behandlung. Schriftenreihe zum Problem der Suchterkrankungen. Nr. 21. Hoheneck, Hamm, S 176–186
Murray RM (1977) Screening and early detection instruments for disabilities to alcohol consumption. In: Alcohol related disabilities. Genf, WHO Offset Publication No. 32, pp 23–60
Noelle-Neumann E (1977) Allensbacher Jahrbuch der Demoskopie 1976–1977. Saur, Wien München Zürich Innsbruck
Observer M, Maxwell A (1959) A study of absentism, accidents, and sickness payments in problem drinkers in one industry. QJSA 20:302–311
Orford J (1975) Alcoholism and marriage. QJSA 36:1537–1563
Orford J, Edwards G (1977) Alcoholism. Oxford University Press, Oxford
Park (1973) Developmental ordering of alcoholic experiences. QJSA 34:473–488
Pittman DJ (1967) Alcoholism. Harper & Row, New York
Pittman DJ, Tate RL (1973) A comparison of two treatment programs for alcoholics. Intern J Soc Psychiatry 18:183–193
Pokorny AD, Miller BA, Cleveland SE (1968) Response to treatment of alcoholism. QJSA 29:364–381
Prokop H (1977) Depressionen in der Abstinenzphase bei Alkoholikern und Medikamentensüchtigen. Suchtgef 23:111–112
Rathod NH, Gregory E, Blows D, Thomas GH (1966) A two-year follow-up-study of alcoholic patients. Brit J Psychiatry 112:683–692
Remmer H (1981) Die Wirkungen des Alkohols. DÄ 51:2429–2440
Remy D (1973) Die internistischen Komplikationen des Alkoholismus. Allgemeinmedizin 49:955–958
Reuband KH (1980) Life histories. Problems and prospects of longitudinal designs. In: Clubb J, Scheuch EK (eds) Historical social research. Klett-Cotta, Stuttgart, pp 135–163
Rieth E (1968) Indikation, therapeutische Zielsetzung und Erfolg von Entziehungskuren in offenen Heilstätten. Deutsche Rentenversicherung 5 (Sonderdruck)
Roschlau G (1977) Zur Diagnostik, Klassifikation und Häufigkeit alkoholischer Lebererkrankungen aus bioptischer Sicht. Tongue EJ, Moos I (Hrsg) Papers presented at the 23rd International Institute on the Prevention and Treatment of Alcoholism. ICAA Dresden, S 374–377
Rotter H (1967) Die Rehabilitation Alkoholkranker. Luchterhand, Neuwied
Sack F, König R (Hrsg) (1968) Kriminalsoziologie. Akademische Verlagsanstalt, Frankfurt
Salzmann B (1967) Einige soziale Bedingungen zur Entstehung des Alkoholismus. Diplomarbeit, Universität Köln
Scheuch EK (1973) Das Interview in der Sozialforschung. In: König R (Hrsg) Handbuch der empirischen Sozialforschung, Bd 2. Enke, Stuttgart, S 66–152
Schmidt L (1971) Interne Folgekrankheiten durch chronischen Alkoholismus und ihre Behandlung. In: Alkoholismus, Bedingungen, Auswirkungen, Behandlung. Schriftenreihe zum Problem der Suchtgefahren Nr. 16. Hoheneck, Hamm, S 40–48

Schmidtobreick B (1980) Suicidversuche bei Suchtkranken – Umfang und Bedingungsgefüge: Ergebnisse einer Untersuchung. In: Keupp W (Hrsg) Folgen der Sucht. Thieme, Stuttgart New York S 118–126

Schulte W (1975) Mißbrauch und Sucht als therapeutisches Problem für den praktischen Arzt. In: Steinbrecher W, Solms H (Hrsg) Sucht und Mißbrauch, 2. Aufl. Thieme, Stuttgart, S VI, 116–129

Seixas FA (Hrsg) (1978) Currents in alcoholism, vol IV. Grune & Stratton, New York San Francisco London

Selzer ML (1972) The Michigan alcoholism screening test. Am J Psychiatr 127:1653–1658

Smail P, Stockwell T, Canter S, Hodgson R (1984) Alcohol dependence and phobic anxiety states I. A prevalence study. Brit J Psychiat 144:53–57

Statistisches Bundesamt (Hrsg) (1977) Statistisches Jahrbuch 1977 für die Bundesrepublik Deutschland, Kohlhammer, Stuttgart Mainz

Steinbek J (1950) Tortilla flat. Penguin books, Harmondsworth

Stumme W (1975) Psychische Erkrankungen im Urteil der Bevölkerung. Urban & Schwarzenberg, München Berlin Wien

Sykes G, Matza D (1968) Techniken der Neutralisierung: Eine Theorie der Delinquenz. In: Sack F, König R (Hrsg) Kriminalsoziologie. Akademische Verlagsanstalt, Frankfurt, S 360–371

Szasz T (1972) Bad habits are not diseases – a refutation of the claim that alcoholism is a disease. Lancet II:83

Thefeld W (1979) Aufgaben und Erfolge der Vorsorge chronischer Leberkrankheiten und deren Zusammenhang mit Alkohol- und Arzneimittelkonsum. Kassenarzt 19:3749–3751

Weishaupt WR (1979) Ambulante Behandlung alkoholkranker Patienten. DÄ 76:807–811

Werkman SL, Mallory L, Harris J (1976) The common psychiatric problems in family practice. Psychosomatics 17:119–122

Wessely P, Huber G, Kryspin-Exner K (1973) Analyse der im Rahmen der Alkoholkrankheit auftretenden Anfälle aus dem Formenkreis der cerebral gesteuerten Anfälle. Wien Z Nervenheilk 31:63–89

Weyerer S, Dilling H (1984) Prävalenz und Behandlung psychischer Erkrankungen in der Allgemeinbevölkerung. Nervenarzt 55:30–42

Wieser S (1963) Die Persönlichkeit des Alkoholtäters. Kriminalbiologische Gegenwartsfragen. Vortr. XII Tagung der kriminalbiologischen Gesellschaft. Heidelberg. (Zit. n. Feuerlein W (1979) Alkoholismus – Mißbrauch und Abhängigkeit), 2. überarb. Aufl. Thieme, Stuttgart, S 127

Wieser S (1966) Alkoholismus III: Katamnesen und Prognosen. Fort Neurol Psychiat 34:565–588

Wieser S (1968) Über das Trinkverhalten der allgemeinen Bevölkerung und Stereotype des Abstinenten und Trinkers. Fort Neurol Psychiat 36:485–509

Wieser S (1972) Familienstruktur und Rollendynamik der Alkoholiker. In: Kisker KP, Meyer JE, Müller M, Strömgren E (Hrsg) Psychiatrie der Gegenwart Bd II, Teil 2. Springer, Berlin Heidelberg New York, S 407–432

Wieser S (1973) Das Trinkverhalten der Deutschen. Nicolaische Verlagsbuchhandlung, Herford

Wieser S, Kunad E (1965) Katamnestische Studien beim chronischen Alkoholismus und zur Frage von Sozialprozessen bei Alkoholikern. Nervenarzt 36:477–483

Wikler A (1961) On the nature of addiction and habituation. Brit J Add 57:73–81

Wilken M (1973) Hospitalisationsmuster und Gemeindestruktur. Kölner Z Soziol Sozialpsychol 25:319–335

Winter E (1980) Früherkennung und Prophylaxe von Medikamenten- und Alkoholmißbrauch. Ärztl Fortb 74:132–134

Zwerling I (1959) Psychiatric findings in an interdisciplinary study of forty-six alcoholic patients. QJSA 20:543–554

Sachverzeichnis

F. Strian

Angst

Grundlagen und Klinik

Ein Handbuch zur Psychiatrie
und medizinischen Psychologie

Unter Mitarbeit von M. Berger, H. Bürke,
F. Caspar, V. Irrgang, C. Klicpera, W. Ladisich,
R. Maurach, E. Rüther, R. Schandry

1983. 80 Abbildungen, 28 Tabellen.
XVIII, 609 Seiten
Gebunden DM 148,-. ISBN 3-540-12404-7

Inhaltsübersicht: Psychologie der Angst. –
Psychophysiologie der Angst. – Neuroendokrinologie der Angst. – Neuropsychologie der Angst. –
Neurophysiologie der Angst. – Klinik der Angst.
– Angsttherapie. – Anhang: Neuroanatomische
und sonstige Abkürzungen. – Literaturverzeichnis. – Sachwortverzeichnis.

Angst wird dann behandlungsbedürftig, wenn sie
sich in organischen Störungen niederschlägt oder
zur Beeinträchtigung des seelichen Wohlbefindens führt. Dieses Handbuch erklärt die psychologischen, sozialen, neurophysiologischen und
neuroendokrinologischen Hintergründe der
Angst. Vorteilhaft gegenüber bisherigen Veröffentlichungen ist das Zugrundeliegen eines
einheitlichen Konzeptes, nach welchem die
Autoren Symptomatik, Differentialdiagnose und
Therapiemöglichkeiten darstellen. Für Psychologen sowie Ärzte aller Fachrichtungen, die
Patienten mit Angstsyndrom zu behandeln
haben, bedeutet dieser Band ein bisher einzigartiges, umfassendes Manual und Nachschlagewerk
zur Information über den derzeitigen Stand der
Angstforschung, zur Diagnosefindung und
Therapie.

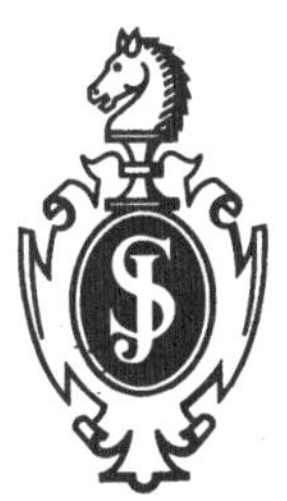

Springer-Verlag
Berlin
Heidelberg
New York
Tokyo